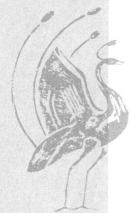

中医之学与道

何清湖 编著

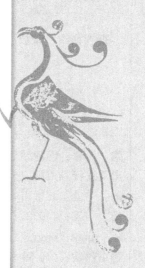

（第2版）

人民卫生出版社

图书在版编目（CIP）数据

中医之学与道/何清湖编著 . —2 版 . —北京：
人民卫生出版社，2017

ISBN 978-7-117-24337-7

Ⅰ.①中… Ⅱ.①何… Ⅲ.①中医学—研究 Ⅳ.
①R2

中国版本图书馆 CIP 数据核字(2017)第 080584 号

| 人卫智网 | www.ipmph.com | 医学教育、学术、考试、健康，购书智慧智能综合服务平台 |
| 人卫官网 | www.pmph.com | 人卫官方资讯发布平台 |

中医之学与道
第 2 版

编　　著：何清湖

出版发行：人民卫生出版社（中继线 010-59780011）

地　　址：北京市朝阳区潘家园南里 19 号

邮　　编：100021

E - mail：pmph @ pmph. com

购书热线：010-59787592　010-59787584　010-65264830

印　　刷：北京铭成印刷有限公司

经　　销：新华书店

开　　本：710×1000　1/16　印张：22

字　　数：348 千字

版　　次：2015 年 9 月第 1 版　2017 年 5 月第 2 版
　　　　　2021 年 4 月第 2 版第 4 次印刷(总第 6 次印刷)

标准书号：ISBN 978-7-117-24337-7

定　　价：46.00 元

打击盗版举报电话：010-59787491　E-mail：WQ @ pmph. com

质量问题联系电话：010-59787234　E-mail：zhiliang @ pmph. com

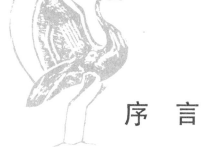

序　言

　　时光荏苒，有如白驹过隙。不经意间，我已在中医药领域求索、奔走三十余年。相较于中医学源远流长的发展历程，以及博大精深的深刻内涵，几十年的孜孜努力不过滴水入海般了无声息。但作为一个中医人，一名立志为百姓健康事业鞠躬尽瘁的医学者，即使望中医学渊深之洋而自觉肤浅，也务必要勉励自己，以愚公移山、精卫填海之志，心无旁骛地求索终身。

　　回溯中医药发展的漫漫历程，我们可以看到，这门学问早在春秋战国以前便破土成苗，历经先秦两汉、魏晋南北朝、隋唐两宋、金元明清、民国至今各代，它不仅深扎广植于中华文化的沃土，更经由代代名师反复验效、百炼成金；既经历过强势外学的屡屡冲击，又接受过先进人士的救亡改造，新中国成立后更有无数仁人志士进行着前赴后继、见仁见智的探索努力。时至今日，尽管为数不少的学界人士、平民百姓依然对中医中药有着不同见解和各种疑惑，但这些是各类学科普遍存在的现象。不可否认的是，长期以来探讨声、质疑声、否认声不绝于耳，而中医学依然代代传承发展，在世界范围内，传统医学技术有如是历程者可谓仅中医药一者耳。中医学之所以能够源远流长、永葆生机，乃源自于社会、人民的自发需求，源自于这门学科的自然生命力和价值体现。

　　反观中医药发展的当代价值，我想至少可以在以下五个方面加以体现。文化上，作为中华传统文化孕育出的优秀医学，中医学的整体观念、辨证论治、未病先防等理论思想汲取了传统文化的天人合一思想、阴阳平衡观念、统一变易理念；中医学崇尚医德，追求"大医精诚"则是传统文化义利相济、仁者爱人的德质体现；中医的养生讲究"调和适度"、治疗强调"中病即止"等正是源自传统文化里执中致和的核心精神，可以说中医药的理论体系、表达方式、思维模式无不凝聚着中华传统文化的思想精髓，是中华传统文化在现实应用中的优秀体现，在中华传统文化日渐受人瞩目的今天，中医学也必将成为中国文化的代表者绽放强光。临床上，面对日益恶劣的生态环境，医源性、药源性疾病的激增，各类慢性病侵扰所带来的健康难题，现代医疗手段亦捉襟见肘，也倒逼西方医学模式做出改变；但作为一直以崇尚自然、掌控宏观为思维特点的中医学从一开始就有着应对复杂健康形势的先天条件。同时，面对人们对于预防、养生等更高的健康要求，素来以"治未病"作为医学追求的中医中药更是独具优势，中医学在未来医学领域中必将扮演不可替代的重要角色。科研方面，陈可冀院士的"血瘀研究"、科学家屠呦呦的"青蒿素提取"等种种突破进展无不源自他们对中医典籍的深入钻研，中医药浩瀚典籍中孕育着这门学科得天独厚的原创资源，昭示着后人在中医药科研领域的广阔前景。产业方面，仅就湖南省而言，目前得以上市的医药公司其支撑产品竟无一例外全是中医药产品，为一方经济做出巨大贡献；窥一斑而知全豹，可以预想中医药产业未来在市场中还能够爆发出怎样的惊人潜力。政策方面，自 2003 年起国家便颁布了《中华人民共和国中医药管理条例》推动了中医药的法治进程；而党的十八届三中全会《中共中央关于全面深化改革若干重大问题的决定》提出"完善中医药事业发展政策和机制"则从根本上确立了中医药在中国特色社会主义卫生发展道路中的地位和作用；2016 年，《中医药发展战略规划纲要（2016—2030 年）》和《中医药法》双双出台，成就中医药发展史上具有里程碑意义的一年。与此同时，国家还在致力着手建立中医中药独立的标准和疗效评价体系，为中医药争取国际合法地位做着积极努力。凡此种种，显示着中医药在政府推行的各类政策支持下正步步抬升学科地位并逐步走向国际。

　　展望中医药发展的广阔前景，我时常体会到任重道远、时不我待的使命感和责任感。尽管个人力量微不足道，但仍怀着"细流汇江河、土壤累泰山"的良好愿望，带领着由自己的学生组成的中医药研究团队，对中医学的各个方面展开了积极的思考和钻研，因此也就有了《中医之学与道》第一版的面世。该书于 2015 年 5 月由人民卫生社出版，包括了"解读中医""人才培养""学科探索""学术争鸣""未来视角""中医百态"六个板块，共计 23.3 万字。近两年来，我对中医药的思考和探索始终没敢有半丝怠慢，尤其当前中医药教育、研究、传播中呈现的"过度碎片化""过度专业化""过度西化”的苗头更令我忧心不已、伏案沉思，由此便有了“中医＋思维”这一旨在重新树立中医药学“整体观念”，推动回归学科本色的方法论的诞生。而我所带领的研究团队，始终葆有扎实的学术作风和饱满的研究热情，他们深入文化人类学、中医亚健康学、中医药文化传播等多个领域深耕细作，取得了一批新的思想成果。思想如果不进行传播、分享，就不可能从碰撞的火花中获得新生。正是怀着这样一种求新、求真的念头，我着手对《中医之学与道》的第一版进行修订，意图将近两年来我和我的研究团队沿着已有的轨迹形成的一些全新的思考和更深的探索纳入到这本书中，以便与所有中医药事业上的思享者同行、共勉。

　　《中医之学与道》第 2 版包括八个部分，共计 34 万字。其中，“解读中医”论述了个人对中医药一些内涵概念、发展传承、探索研究、文化传播等方面的理解与思考，希望能够与同道及中医药行业以外的有识之士共同探讨。“人才培养”囊括了我在多年中医药教育过程中形成的经验之谈、理念想法，期盼能够在中医药教育教学领域激起一些共鸣和声响。“湖湘中医”是我和我的研究团队多年来在围绕湖湘中医文化展开的理性探讨，意欲展现以马王堆养生文化为代表的湖湘中医文化的地域特色和优势，以期鼓呼更多志同道合之士共促学科发展。“学科创建”记录了我和我的研究团队从无到有，创建“中医亚健康”学科的求索过程，旨在抛砖引玉，激发同道共同研究、创新和发展中医药理论体系。“学术争鸣”中我想表达一种不惧质疑、敢于批判和接受批判的信念，意图鼓舞中医药界能有更多的批判精神展现而刺激学科进步。“‘中医＋’思维”中凝聚了我近年来针对制约中医药学术和产业发展的几大核心瓶颈问题而形成的一种全新的方法论思考，希望能够提供一个回归学科本质的宏观视角，激发广大仁人志士共同关注、突围中医药发展困境和难题。“未来视角”中多是我近年来对中医药发展进行的预判展望和建言献策，希望能为学科的未来发展提供些许积极导向。“中医百态”则汇集了历年来我在接受访谈过程中针对当时一些中医药的热点问题发表的评述观点，在今天看来，其中的许多问题仍值得我们当代中医人关注并思索。总而言之，“思想性”是我在本书中力图贯穿和体现的。思想——即便不是成熟的智慧果实，但仍能以旺盛的生命力昭示着希望和未来。

　　我特别喜欢三句话：一句是国学大师陈寅恪为大师王国维题写的墓志铭

"自由之思想，独立之精神"；一句是著名思想家、文学家伏尔泰说的"我可能不同意你的观点，但我誓死捍卫你说话的权利"，还有《论语·子路》中有句"君子和而不同"。作为一个中医人，我希望能够通过自己的思想和声音激发中医学界更多不同的声音，启发更多人不同的思考。往往学术的进步在很多时候也需要矛盾与争辩，我们中医人也应拿出做靶子的勇气，不惧风暴才会格外茂盛。

何清湖

2017 年 5 月

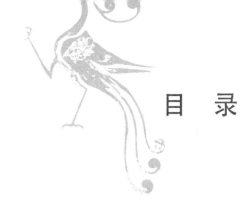

目　录

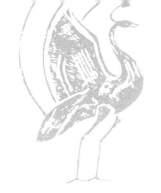

第一章 解读中医

一 五种属性决定中医本质

观点采撷

• 不同的学科，应该有着不同的标准、规范、范畴，故而科学不应是死板僵化的，应当是灵活多变而实事求是的。要评价一个学科的科学与否，一是看它有没有依据，有没有道理；二是看它有没有用、能不能用。

• 中医讲究读经典、拜名师之外，最重要的就是早临床、多临床、反反复复的临床。读经典是学习前人的经验，拜名师是学习今人的经验，而多临床则是积累自己的经验。所以说，中医是一门经验性极强的学科。

• 中医界一直致力于使中医"现代科技化"，以适应现代中国人观念的转变，却忽略了使中医学真正融入现代社会的另一条途径——普及中国传统文化与中医知识。

• 地方乃至国家如果不能够积极主动地对中医药宝库的产业潜能进行发掘，很可能会造成重大的经济损失。

• 中医的伟大恰恰在于它的原创性，原创性造就了中医学既传统又现代的特点，也说明了想要进行创新首先要有传承作为基础。没有传承，创新就无从谈起，就会变成"无源之水，无本之木"。

论及中医本质，或许会涉及一些由来已久的话题与争议。但是学术的讨论应该允许不同的甚至是针锋相对的话题共存，只有这样才能够呈现百花齐放、百家争鸣的学术气象。笔者学习中医有30余年，对于中医的本质有如下的理解，即中医的科学性、经验性、文化性、产业性、原创性决定了中医的本质，而这五个属性同时也是中医学的五大优势，我们应当正视并重视、发掘并发扬它们。

关于中医的科学之辩——中医的科学性

中医究竟科学不科学？这是一个争议已久的老话题，如今依旧是争论的焦点，将来也不可避免地会受到争议。关于中医是不是科学，我想反问三个问题：是不是一切事情都可以靠科学解决，科学是万能的吗？科学的准确定义又是什么？怎样完整可靠地评判一个学科是否科学，评价的标准是什么？对于这三个问题，我查阅了许多资料，也求教过许多学者，至今没发现完整而令人信服的答案。

在论及中医的科学性问题上，我认为有两种观点较为偏激。

一种观点认为中医根本就是伪科学、假科学，充其量就是一个"潜科学"。这个观点以民国时期的余云岫为代表，现代也有部分学者主张告别中医药。否定中医科学的专家往往认为，科学必须遵守科学的范畴，而科学有三个范畴：一是一定要有原理解释，能够用数学的方法进行演示证明，并用物理化学式的公式代表学科的基本理论，中医不具备这些；二是必须有表达准确、言之有物的科学概念进行表述，而中医的阴阳、五行、气血等概念十分抽象；三是要遵循循证的原理，中医一直以来以经验医学为主，理论依据往往来自医案，自然达不到循证的高度。

对于这种认为中医不科学的观点，笔者认为，作为中国独特的医学体系，中医所采用的是我国传统的思维方式，因此具有了独树一帜的医学理论体系，有了别具一格的诊疗方式，也有了诊治处方的特色和方法，五千年前这些理论和方法有用，现在有用，将来还会有用，所以在中国思维的科学体系之中，中医毫无疑问地具备科学性。科学讲究方法，也讲究范畴，还讲究科学的精神和思维体系，但到底科学是什么？没有人讲得清楚。不同的学科，应该有着不同的标准、规范、范畴，故而科学不应是死板僵化的，应当是灵活多变而实事求是的，我们应该要看到不同科学体系的存在。当遇到否定中医科学的专家，我们应该首先看看他的知识结构，因为知识结构的偏差而得出不同的结论很正常，但不能据此就否定一门学科的科学性。

还有一种观点认为中医"太科学了"，很伟大，是超科学。持这种观点的人普遍持有这些看法：从《黄帝内经》开始，就建立了中医的基本理论体系，这个古老的体系不用怎么变化就能沿用至今而包治百病；张仲景著成《伤寒杂病论》，其时没有艾滋病肆虐，也不见 SARS 横行，可按照仲景的思维，就能够完全治愈艾滋、SARS 等现代医学束手无策的疾病；计算机的理论是中医的阴阳理论打下了基础的；中医能上看天文、下晓地理、中通人事，许多自然科学的理论都是中医奠定的基础。对于这些看法笔者不敢苟同。中医伟大，但没有那么无所不能。每一个学科都有自己的局限性，我们不能把自己的学科看得一文不值，更不能把自己的学科看得至高无上，这样学科就不可能得到发展。我认为，一般来讲，自然科学之上的学科是哲学，哲学之上是宗教，而宗教之上就是神学。如果把中医上升到科学之上，称之为超科学，就是把它看作为单纯的哲学、神学了，这样一来中医就失却了它应有的价值。中医是具有中国本土特色的一门医学学科，有自身构建的科学体系，有自身的思维体系，有研究对象，有理有据而且有用，这就使其成为一个医学学科。而任何一个医学学科从古至今乃至未来都不可能解决人类所遇到的所有医学问题。中医学就是一门医学，医学的目的就是在于减少疾患、延长寿命，把中医当做超科学，实际上是抹杀了中医的科学性。

要评价一个学科的科学与否，我个人认为，一是看它有没有依据，有没有道理；二是看它有没有用、能不能用。从这个意义上来讲，中医是一门科学。

中医传承的关键一环——中医的经验性

中医是一门传统医学，因此传承对于这门学科显得格外重要。而中医传承中关键的一环就是经验传承。中医是十分注重经验性的一门学科，我们许多国医大师已经九十高龄，但来往求诊的患者不仅没有因为他们年事已高而不再求医，反而患者人数与大师们的年龄成了正比，形成了中医越老越吃香的局面。

为什么会这样？为什么人们往往寻诊于名老中医，而不是名老西医？这就是中医与西医的区别。首先，中医自古以来就讲究学术流派，而学术流派的差异性往往是这门学科讲究因时、因地、因人制宜的方法不同而造就的，也因此衍生出不一样的思维方法、学术体系。故而对于地域不同的学术流派而言，名老中医的经验性就显得格外重要。其次，在对中医知识的理解和掌握上，更加需要前辈的指点教授了。比如中医的脉诊，描述弦脉时会说如

"端直而长，指下挺然，如按琴弦"，描述滑脉时会说"往来流利，应指圆滑，如珠走盘"，这些形容不像西医一样能够通过准确的数值表达，因此往往形容切脉为"心中了了，指下难明"，而这就是中医，强调"医者意也"，强调抽象思维，强调靠悟性去感悟。在这种较难把握的情况下，老中医们口传心授的经验就会显得无比珍贵。再其次，中医不是机械的开药，不是靠机器诊断，更不是绝对的标准化，所以我们中医传人更应当早临床、多临床，在反反复复的临床中积累大量经验才能够有能力应对临床的各种症状。

所以我们可以看到，在各个不同的学科里，中医的成才周期相对较长。中医讲究读经典、拜名师之外，最重要的就是早临床、多临床、反反复复的临床。读经典是学习前人的经验，拜名师是学习今人的经验，而多临床则是积累自己的经验。所以说，中医是一门经验性极强的学科。

技术依傍的深厚基础——中医的文化性

中国自古时起，任何一项技术的诞生都被先贤赋予浓郁的人文特性，我们的祖先善于给冰冷的科技注入温热的人文灵魂，从而令一项单纯的技术身着道德和哲学的甲胄而能够在岁月流逝中生存发展，这就是中国文化的先进性、前瞻性。中医便是受惠于此的一门医学技术，她的魅力不仅仅体现在能够治病救人上，更体现在养生保健、衣食住行、精神调摄等方面。

为什么中医特别讲究文化？试想中医是怎么发展传承的。首先它是在技术落后、生产力不发达的年代依靠中国先贤的哲学思维建立了基本的理论体系，而后经过几千年历代医家反反复复临床经验总结而来的，是一门强调思想、强调经验的医学，因而在传承和发展的过程中，中医学就必然受到中国主流思想文化以及时下社会主流意识形态的影响。所以，不了解中国传统文化的人就不能掌握中国传统的思维模式，也就不可能把握中医学的理论。故而，在快餐式医学教育的模式下，我们的中医理论在后辈的眼中变得艰涩难懂，究其原因，可以说：中医界一直致力于使中医"现代科技化"，以适应现代中国人观念的转变，却忽略了使中医学真正融入现代社会的另一条途径——普及中国传统文化与中医知识。

中医药文化深深地植根于中国古代哲学思想，是应用古代哲学思想获得最佳效果的学科之一。同时，中医药学又在具体实践运用中折射和升华出不少宝贵的哲学思想，它既体现了中国传统哲学的内涵，又在很大程度上丰富了中国传统哲学的体系，因此中医学是中国传统文化应用于实际、应用于科技的典范。所以说，中医的文化性是这门学科极其重要的建构基础。

中医产业的巨大潜能——中医的产业性

我常常跟朋友们开玩笑说："北京是我们祖国的首都，而长沙是我们祖国的'脚都'。"玩笑归玩笑，但长沙足浴产业的发达值得一提。有人可能会觉得：不应把下里巴人的洗脚行业和我们宝贵的中医联系起来，但我认为，足浴就是源自我们中医的足底按摩和穴位按摩技术而被开发成了巨大产业，可以说这就是中医为当代经济发展做出巨大贡献的一个缩影。

时代在变化，社会在进步，当代的中医已经与过去的中医大不相同了。当代中医人在传承祖国医学的同时，因为现代生产力的发达和科学技术的飞跃而具备更多、更广、更强的能力对祖国医学的宝库进行发掘并进一步发扬光大。以我们湖南省为例，2008 年整个长沙市足浴产业产值 23 亿多，而湖南省所有县级、地市级中医院加起来的产值也不过 22 亿；九芝堂、紫光古汉集团等上市公司为地方经济贡献巨大，湖南省 40 多个医药公司，上市产品全部是中医药产品。再比如广东的凉茶品牌，2012 年居然达到了产值 200 个亿，令人咋舌。这些产业的成功，足以说明中医药产业化的巨大潜能。几乎立足中医药行业中的某个点进行开发，其产出的巨大经济效益就不可估量。

所以我们可以这样认为，地方乃至国家如果不能够积极主动的对中医药宝库的产业潜能进行发掘，很可能会造成重大的经济损失。同样，我们当代中医人在中医行业领域如果不注重自身的产业化发展，就失去了中医学发展的一个巨大支柱。这就是中医药具备的产业性。

原始创新的宝贵优势——中医的原创性

在常人的眼中，中医往往是原始的、传统的。但为什么中医能够流传至今而依旧可以在健康领域发挥作用呢？就是因为中医具有原始创新的优势，不是模仿或借鉴来的"二手医学"，扎实的原创基础为后人的传承发扬提供了不竭的灵感源泉，也是中医生命力常青的重要保障。

2004 年，国家科技进步一等奖颁发给陈可冀院士的"血瘀证与活血化瘀研究"，而这一理论的来源是清代医家王清任《医林改错》里的活血化瘀理论，通过陈可冀院士求真务实的科学研究验证了活血化瘀理论并实践于临床，获得巨大成就，据此研究研制的多种活血化瘀及芳香温通药物至今已在心脑血管疾病的临床治疗中不可或缺。2011 年 9 月 23 日，81 岁的中国科学家屠呦呦发现并用乙醚提取了治疗疟疾的特效药——青蒿素，获得了世界上最有影响的生物医学奖——拉斯克奖，这是迄今为止，中国生物医学家获得的世界级的最高奖项。屠呦呦在获奖后宣布，她的灵感来自于晋代著名医家葛洪的《肘后备急方》，其中"青蒿一握，以水二升渍，绞取汁，尽服之"这句话激发了她采用低沸点溶剂提取青蒿有效成分的想法，并最终获得成功。这些实例充分展现了中医学的宝贵原创优势。所以我认为，中医的伟大恰恰在于它的原创性，原创性造就了中医学既传统又现代的特点，也说明了想要进行创新首先要有传承作为基础。

我曾在一本书的序言中写道：任何一门学科都讲究传承，中医发展需要创新，但更强调的是传承。在整理湖南省名中医熊继柏老师的医案时，我发现其实他个人特殊的学术思想并不多，其最大的特色就是做到了较好的传承，因而造就了他较高的临床造诣。学科发展依靠创新，但作为一门原创性极佳的学科，没有传承，创新就无从谈起，就会变成"无源之水，无本之木"。

（文章来源：何清湖，孙相如．五种属性决定中医本质．中国中医药报，总第 3933 期）

二　中医："和"文化孕育的"和"医学

观点采撷

· 我不反对医学上的标准化、规范化，但我更尊重的是中医学历史本身的思维方式和它与生俱来独特的学科体系。不同的理念、不同的追求产生了不同的医学，只有拥有了这种理念，理解了这门学科的思维方式，才有运用它、传承它的能力。

· 先哲定义中的"和谐"没有否定变化和矛盾，更不提倡绝对统一和静止不变，而是认为万事万物只有在不断的动态变化中把握尺度、掌握适中，不能太过，亦不能不及，才能保证事物的正常发展。而这种动态平衡的"和谐"思想，在中医学的观念中被体现得淋漓尽致。

· 中国传统文化的灵魂与精髓就是"和"。而在"和"文化背景下产生的中医学，其生理、病理、诊断、治疗、养生各方面就围绕"和"与"不和"树立了医学观念。当我们能读懂中华传统的"和"文化意义，再透过"和"文化看中医，中医就会更好理解，也更富有魅力。

释名解义浅析"中医"

"中医"一词，最早出现在《汉书·艺文志·经方》中，曰："以热益热，以寒增寒，不见于外，是所独失也。故谚云：'有病不治，常得中医'。"指的是，庸医害人，得病的时候不如选择不治疗，便相当于得到了中等水平的医疗。在这里，"中医"意味着中等水平的治疗。当然，许多人对这句话还有不同的理解。因为在中国文化中，一直强调一字多义。打开《辞海》，"医"可以表示医疗、医生、医术、医学、医德等十几种含义，理解如果不同，含义也就不会相同。同样，中医两个字在不同的语境中也有不同的意义。

从英文译文看中医内涵

中医，是两个字，在国际上通用的翻译"TCM"是"traditional Chinese medicine"的缩写。这一翻译尽管是直白简单的，却也比较贴切。中文翻译回来以后就是"中国传统医药学"。这一称谓，就决定了中医具有四个内涵。

第一个内涵：它的来源是中国，说明这一门技术可以传播出去、走出国门，但它的身上被深深地打上了中国烙印，不论如何发展变化，这门学科的主体、起源属于中国。第二个内涵：中医是传统的，其一是这门学科的成长和发展离不开中国传统的思维方法，故而学习中医必须有中医的传统思维作为基础；其二就是传统讲究传承，故而传承对于中医学是尤为重要的。第三个内涵，说的是医与药，中国的传统医学是医药不分家的，故而中医学包含了针灸、推拿、按摩等技术服务以及草药学，古代的医林圣贤不仅能诊善断，也同样见多识广，精通药物学，比如明代李时珍，不仅一生医患无数，还著成巨作《本草纲目》，令人叹服。最后一个内涵，落实在一个"学"字上，它既是一门学问，需要我们学习，也代表了一个学科，因为这个学科而诞生了我们的专业院校，也从而对其进行了学科的建设，由我们不断研究、探讨、完善；如若不能成为一个学科而仅仅是经验，中医学便很难生存和壮大。

这四个内涵实际上涵盖了中医的全部内涵，从文字表面的意义上来说，第一，中医属于中国，这不仅表明了这门学科鲜明的地域特色，也同时表明中医学是中国科学文化的分支之一；第二，中医是讲究传统的，故而想要完整地传承这门学科，就需要掌握中国传统思维方式作为基础；第三，中医学是一门医药不分家的学科，从某种程度上来讲，尽管"医"与"药"都可以作为中医的代表，但只有二者结合起来才可以被称为真正的中医；第四，中医是一门学科，不仅在学校里有了完善的教学体系、学科分类，在医院里也被越来越细地划分为各个专科。总起来说，通过中医学的英文译文，我姑且"望文生义"，却也能看到"中医"二字在如今所承载的内涵和意义。

上医、中医与下医

中医的含义，最初并非指的是中国医药，这个词曾出现在这样一句话中："上医治国，中医治人，下医治病。"（孙思邈《备急千金要方·诊候第四》）简单从意思上理解，上医治国指的是最好的医生是治理国家的，中等的医生是针对人进行治疗，而下等的医生只是对病进行治疗。乍一看，似乎只有中医与下医才和我们所认识的医学息息相关，上医治国似乎放在这里略显牵强。实则不然，恰恰是这句话彰明了中医学博大精深的医学理念，不仅体现了中医的思维方式，同样道出了中医学所蕴含的哲学道理，更是一语点破了世世代代中医人至高的医学追求。

上医治国，体现的就是中医天人合一的思想观念。中医治疗病患，从不简单着眼于病，更不仅仅局限于个人，它总是在不厌其烦、事无巨细地探讨、关注和总结与人息息相关的物质条件、自然环境以及社会环境。作为一个合格的中医，首先应当具备的就是宽大宏观的整体思维。因此，我想，上医治国，其所指实际上应该说是最高明的医生通过治理国家，使每一位百姓能在物质上丰衣足食、社会生活上安居乐业，同时拥有有益健康的生态环境，从而人人身心舒适而能不生疾患、延年益寿。中医治人，体现的是中医以人为本的医疗观点。而下医治病，就是指下等的医生对病患只进行针对治疗，而忽略病人本身的特质。

还有如《鹖冠子·世贤第十六》中有一个关于神医扁鹊的典故：魏文王问扁鹊曰："子昆弟三人孰善为医？"扁鹊曰："长兄最善，中兄次之，扁鹊最为下。"魏文王曰："可得闻邪？"扁鹊曰："长兄于病视神，未有形而除之，故名不出于家；中兄治病，其在毫末，故名不出于闾；若扁鹊者，镵血脉，投毒药，副肌肤，闲而名出闻于诸侯。"这个故事是战国时的合纵家庞煖向赵国悼襄王传授治国之道时做的比喻。

以上两个关于"上医、中医、下医"的描述，不是在说中医学有多么高深莫测，而是表明在中国传统文化中，不论是医学、军事还是政治，都有一个共同的至高理念——《周易·既济》有语曰："君子以思患而豫防之。"正是在这种理念的感召下，我们的中医学有了"古人善为医者，上医医未病之病，中医医欲病之病，下医医已病之病"（孙思邈《备急千金要方·论诊候第四》）这样的古训，也为中医千百年来的医学追求标明了境界。在这样的理念、这样的追求之下，中医就形成了强调整体观念、强调天人合一、强调个体差异的医学特点，而不会过分强调客观化、标准化、规范化。

我不反对医学上的标准化、规范化，但我更尊重的是中医学历史本身的思维方式和它与生俱来独特的学科体系。不同的理念、不同的追求产生了不同的医学，只有拥有了这种理念，理解了这门学科的思维方式，才有运用它、传承它的能力。

中和之医

相较于中医的其他意义，我更愿意强调中医是一门中和之医学。四书五经中有本书叫做《中庸》，不偏谓之中，不倚谓之庸，世人多有误解其为明哲保身的处世之道，实则它所阐释的中庸之道是中华文化中尤为重要的一种"致中和，天地位焉，万物育焉"的中和精神。而中医的学术基础就是建立在这种中和之道上。故而可以释中医为"中和之医"。

在中医的学科内涵中，与西医很大的差别之一，就在于它与传统文化的息息相关。中国传统文化中，儒道文化的核心就是一个"和"字，故而植根于文化之中的医学也就讲究和谐之道。也因此，在中医的观点中，凡事讲一个度，保持适当的度才是健康之道，而太过或者不及打破了和谐状态，就会导致疾病。比如风、寒、暑、湿、燥、火，本都是很自然的现象，但这些现象一旦太过猛烈侵袭人体而致病的话，就成为中医概念中的外感六淫。再如怒、喜、忧、思、悲、恐、惊，本来是人们对于外界事物的正常情志反应，但当这些情绪太过的时候，超过了人体承受能力就会造成中医概念中的七情内伤。包括饮食讲究"食饮有节、五味调和"，作息讲究"起居有常、不妄作劳"等，都是在强调一个"和"字。中医可以说就是一门和谐医学，关注人自身的和谐、人与人之间的和谐，以及人与自然之间的和谐几乎就构成了这门学科的全部内容。

从"和"文化看中医

中医作为一门技术、文化杂糅一体、浑然天成的学科，要求我们要从多个角度、多个层面来解读它、剖析它、研究它。在众多研究方向中，我认为对于中医的文化研究尤为重要。何为文化？《周易·贲卦·象传》有云："刚柔交错，天文也。文明以止，人文也。观乎天文，以察时变；观乎人文，以化成天下。"文化最大的作用就是以文化人、教化天下。换句话说，文化是一座桥梁，是沟通人与学科知识体系的通道，通过学习文化才能掌握思维模式，才能理解并掌握学科知识。那么对于传承千年的本土医学，文化的重要性自然不言而喻。而在浩瀚的中国文化中，"和文化"几乎涉及渗透在中国传统文化的各个领域中，这种对于"和"的追求也映射在中医学的观念之中。

中华文化以和为贵

"和"，一直以来都是我们中国传统文化所提倡尊崇的。我们的先哲圣贤在著书立说的过程中高频的使用"和"字，让中国各个领域的文化在字里行间都透露出"和贵亨达"的气息。也让中国历代的学者前辈们深深感染上"和谐"情节。直至今日，这种和文化的影响依旧深远，大到远国外交，近到治国理政。

可以这么说，"和"就是中国传统文化的灵魂。《论语·学而第一》就明确语曰："礼之用，和为贵。"指的是礼的应用，要以能够斟酌损益，从容中和最为可贵。礼在古代是典章制度或道德规范的意思，故而从这句话我们看到圣人孔子把"中和"作为道德规范中的最高标准。而《礼记·乐记》以音乐为喻论述治国安民之道，其中有"其声和以柔""乐以和其声"等语句，意为"乐以和为美""音和而成乐"，是在通过音乐之和比喻人际关系之和再到表达国家政事之和。这些是儒学所要表达的治世之和。而在《道德经》中有这样一段话："道生一，一生二，二生三，三生万物。万物负阴而抱阳，冲气以为和。"则表明阴阳二气激荡交融达到和谐状态才可以使万物得到发展且生生不息。而比孔子、老子还要早出现 200 年的哲学家周太史伯阳父是第一个对"和"进行理论提升，使之成为事物之本和天地法则的人，他的一句名言记载于《国语·郑语》中："和实生物，同则不继。"意为实现了和谐，则万物即可生长发育，如果完全相同一致，则无法发展、继续。

纵观历史，我们可以看到古代圣贤对和谐思想推崇备至。然而值得一提的是，许多人因为不了解传统文化而误读"和谐"的真正含义，认为"和"是一种谦卑退让的处世姿态或是一种不求进取的静止退化。这显然是错误的，先哲定义中的"和谐"没有否定变化和矛盾，更不提倡绝对统一和静止不变，而是认为万事万物只有在不断的动态变化中把握尺度、掌握适中，不能太过，亦不能不及，才能保证事物的正常发展。而这种动态平衡的"和谐"思想，在中医学的观念中被体现得淋漓尽致。

中医观念以"和"为本

在以"和"为贵的传统文化思想指导下，以中国古代哲学作为学科构建基础的中医学围绕"和"与"不和"形成了独特的医学观念，我把它们总结为：中医的生理观为"和"；病理观为"不和"；中医的诊断观为"察其不和"；治疗观为"调其不和"；中医的养生观则是"顺应自然，因人而异；动态平衡，维持和谐"。

首先，中医的生理观或说健康观就是"和"。中医学注重整体观念，然而整体观念分为三个层次：一是人与外部自然环境和社会环境是一个整体，即为天人合一；二是人的生理和心理是一个整体，即为形神合一；三是人体生理上的脏腑、气血、经络是一个整体。故而，中医学以这三个层次的和谐状态作为评判健康的标准。《素问·六节藏象论》曰:"天食人以五气,地食人以五味。"《素问·宝命全形论》亦曰:"夫人生于地,悬命于天,天地合气,命之曰人。"充分说明了人与外部环境的息息相关,故而"天人和"则健康。而形为神之体,神为形之用,无形则神无以生,无神则形不可活,形与神即为人体的生理和心理,只有"形神和",即生理与心理和谐舒适才称得上是一个健康的人。人体内部脏腑、经络、气血津液之间在生理上相互联系,病理上相互影响,因此它们之间的和谐亦决定着人体的健康。

以"和"作为生理观,那么"不和"就是中医的疾病观。这种不和,往往被概括为阴阳的失和,如《素问·生气通天论》有曰:"阴平阳秘,精神乃治,阴阳离决,精气乃绝。"这句话表明当阴气平和,阳气固密,阴阳平和协调保持相对平衡,则身体健康,精神愉快。然一旦因为人与自然发生冲突,或情志内伤、饮食不节、劳逸失常等因素破坏了阴阳平和的局面,则生命受损而疾患丛生。针对机体阴阳不和而产生的疾患,中医通过望、闻、问、切的手段,综合实际情况运用八纲、脏腑、六经、气血津液、卫气营血等辨证方法进行诊断,这种诊断观就可以概括为"察其不和"。治疗上,中医以人为本对阴阳、气血、脏腑等进行调治达到平和状态。如《素问·至真要大论》曰:"谨察阴阳所在而调之,以平为期。"故而中医的治疗观可概括为"调其不合"。中医重视养生,主张未病先防,故而在养生方面有着较为成熟、先进、全面的医学理念。所以我们看到:中医提倡"春夏养阳,秋冬养阴"以顺应四时,提倡"谨和五味"的食饮有节;告诫人们只有情志和畅才能"精神内守,病安从来",不可"以妄为常""起居无节",运动既不可过少也不能过量,动静结合才可"流水不腐,户枢不蠹"等。我们可以总结中医的养生观就是"顺应自然,因人而异;动态平衡,维持和谐"。

中国传统文化的灵魂与精髓就是"和"。而在"和"文化背景下产生的中医学,其生理、病理、诊断、治疗、养生各方面就围绕"和"与"不和"树立了医学观念。当我们能读懂中华传统的"和"文化意义,再透过"和"文化看中医,中医就会更好理解,也更富有魅力。

(文章来源:何清湖,孙相如.中医:"和"文化孕育的"和"医学.中国中医药报,总第 3945 期)

三　中医药因需要而存在

观点采撷

• 中医学的模式在本质上与现代生物—心理—社会医学模式几乎不谋而合。毫无疑问，立足于整体观念对人体身心及外部环境进行全面考量的中医学在解决人类健康问题上具有强大优势。

• 我们在应对疾病的过程中，调和与对抗作为不同的医疗手段应该像DNA的双链螺旋一样交织进步、互促共稳，才可以尽量全面地维系健康。

• 医学理当侧重养生保健而非治疗恢复。但现代人的做法却通常本末倒置，也正是因为这样而造成了医疗上资源无穷无尽的浪费和健康上抗病永无止境的博弈。

• 中医中药与现代医学并非一个是过去式，一个是现代式，不是一个取代另一个的关系，而是包含关系。中医中药是传统的，却也是现代的，它源远流长，而且生机无限，它因为需要而存在，也必将会因为存在而更为伟大。

中医中药是我国宝贵的文化科技遗产之一，早在新中国成立之初，党中央就制定了一系列方针政策："团结中西医，正确地发挥中医的力量，为人民健康事业服务"，"要大力号召和组织西医学习中医，整理祖国医学遗产"。1982年全国人大更将《发展我国传统医药》载入《宪法》第21条。从此，任何试图或妄想通过不正当途径抹杀中医药、取缔中医药的行为，皆可被视作有违宪法。1985年，中央书记处在《关于卫生工作的决定》中指出："要把中医和西医摆在同等重要的地位，一方面，中医药学是我国医疗卫生事业所独具的特点和优势，中医不能丢，必须保存和发展；另一方面，必须积极利用先进的科学技术和现代化手段，促进中医药事业的发展。要坚持中西医结合的方针，中医、西医互相配合，取长补短，努力发挥各自的优势。"2003年国务院正式颁布了《中华人民共和国中医药条例》，体现了党和政府对中医药事业的高度重视和支持，标志着中医药从此走上了全面依法管理的新高度。政策上对于中医中药的保护是深思熟虑、科学考量的结果。中医药

13

在漫长的历史上一次又一次拯黎元于水火之中，护佑华夏子孙健康强盛地繁衍生息几千年之久，在许多流行病、慢性病以及保健预防方面的优势可谓举世共睹。因此，在环境日益复杂、健康形势愈发扑朔迷离的今天，现实对于中医药的需要性不容置疑。

现实环境需要中医药医学模式

随着社会的发展，诸如环境污染，生态平衡失调，医源性、药源性疾病激增，人口老龄化，疾病谱改变等一系列威胁人类生态的问题日益凸显，形势紧迫。在如此恶劣的情形下，美国罗彻斯特大学医学院精神病学和内科教授恩格尔（O. L. Engel）在1977年《科学》杂志上发表了题为"需要新的医学模式——对生物医学的挑战"的文章，批评了现代医学即生物医学模式的局限性，指出这个模式已经获得教条的地位，不能解释并解决所有的医学问题。为此，他提出了一个新的医学模式，即生物—心理—社会医学模式。而在生物医学模式向现代新的医学模式转变的过程中，人们发现中医学的模式在本质上与现代生物—心理—社会医学模式几乎不谋而合，它十分明确地强调和包含了作为完整的人的健康和疾病的各个基本方面。毫无疑问，立足于整体观念对人体身心及外部环境进行全面考量的中医学在解决人类健康问题上具有强大优势。也因此，越来越多的人把目光瞄准了象征着"和谐、绿色"的中医学。

现代医学需要中医药填补缺憾

历史上，现代医学曾有过辉煌的战绩。20世纪，随着一系列抗生素的发明，"现代医学三剑客"维生素、抗生素、激素似乎无坚不摧，它们携手为人类健康打下过一片碧海蓝天。这一振奋景象曾被世界著名医学家兼科普作家刘易斯·托马斯在其名著《水母与蜗牛》（1979年）中动情描绘："现在，细菌可以用抗生素杀死，病毒可以用疫苗预防，癌症可以用手术、化疗、放疗，而且不久将攻克。享有完善的医疗保健福利的美国人民，所面临的'恼人事儿'，只是如何对付慢性病例，例如关节炎的折磨，和考虑人生百年之后怎样无疾而终。"这样的话令现代医学界振奋不已。

然而，就在现代医学界欢欣鼓舞之时，1980年美国境内出现的第一例艾滋病就将狂傲的人类打回原形。时至今日,艾滋病已然席卷全球;各种新老传染病依旧四处奔袭兵不血刃;而癌症仍坐拥头号杀手的称号傲视群雄;慢性疾病亦对人类紧咬不放。在这种情形下,单纯对抗的治疗医学越来越像一场毫无意义的拉锯战,大量的人力物力消耗于抗病的饕餮之腹,而无法换来长治久安。我们在应对疾病的过程中本就不应该方式单调、手段单一,现代医学所缺少的恰恰就是中医药学所讲究的调和观念。调和与对抗作为不同的医疗手段应该像 DNA 的双链螺旋一样交织进步、互促共稳,才可以尽量全面地维系健康。

医疗任务需要中医药防治优势

就医学来讲,本就应该执行"保健"和"恢复"两个方面的医疗任务;而从解决人类健康问题的角度来说,医学理当侧重养生保健而非治疗恢复。但现代人的做法却通常本末倒置,也正是因为这样而造成了医疗上资源无穷无尽的浪费和健康上抗病永无止境的博弈。与其追逐疾病被动挨打,不如固本培元主动预防,这是显而易见的道理,做起来却并不容易。所幸越来越多的寻常百姓乃至专家、学者已经开始认识到这点并逐步转变医学观念、改进医学模式,甚或直接全盘接受中医。只有重视养生保健的医学,才是能够可持续发展的完整医学,才不会陷入"伤敌一千,自损八百"的内耗中。中医学崇尚未病先防,据此进行了长达千年的学科发展,故其在养生保健方面的优势毋庸置疑,在此思想指导下所具备的宏观全面的保健优势将是未来执行医疗任务过程中必须而首选的,故而中医中药必将在未来的健康领域中大放异彩。

总而言之,中医中药的存在是人民健康的需求体现。首先它在临床中确实在某些疾病上取效过人,其次其医疗模式较为先进、全面,还在养生保健方面颇具优势。这些决定了它的存在必要。笔者曾经不止一次地说:中医中药与现代医学并非一个是过去式,一个是现代式,不是一个取代另一个的关系,而是包含关系,现代医学应当接受并拥有中医中药的内容,很多情况下甚至应当把中医中药的内容作为主导。中医中药是传统的,却也是现代的,它源远流长,而且生机无限,它因为需要而存在,也必将会因为存在而更为伟大。

(文章来源:何清湖,孙相如.中医药因需要而存在.中国中医药报,总第 3929 期)

四　中西医当相互促进和补充

┌─ 观点采撷 ─

• 中医与西医应当通过对比优劣、互通有无不断地完善自己的学科，而并不是一种医学取代另一种医学。

• 中西医体系各有长短，需互相学习，互相吸收彼此优点，才能使中医学继续发展和提高到一个新的阶段。

• 没有任何一种医学可以解决人类遇上的所有健康难题，因此需要结合各种医学的优势为人类健康保驾护航，有时可能不只是中西医结合，还可能需要结合到其他种类的医学。

• 中医与西医的结合，不是牵强附会的形式结合，更不能是泯灭各自学科本性而强迫结合形成另类的医学体系。在各自保持学科特色、学科思维方式的基础上，坚持"病证结合，优势互补，求同存异"，将二者顺其自然相结合，以追求在临床过程中最大化地发挥两种医学的优势。

　　历史的推手让中医与西医在人类文明的长河中不期而遇。作为一个医学专业的老师，我经常会被问到这样一个问题："到底是中医好还是西医好？"我往往会做出这样的回答："人体是一个极其复杂的系统，人类到目前为止依然没有探索清楚人体的全部奥秘，更没有找出方法解决人类健康所遇到的全部问题，不论是中医还是西医，都不可能解决所有疾患。但中医有中医的优点，西医有西医的长处，二者没有优劣之分，只是方法不同、理念相异，无从可比。只能说在某些病的治疗上某种医学会更有优势。"我想，通过中医与西医的比较以及对二者关系的探讨，能带给我们更多关于中医发展的思索。

从西学东渐到中西汇通

　　每每提到西医，许多中医行业的铁杆粉丝总会觉得西医对我们中医一直抱以嗤之以鼻、不值一哂的态度。但事实上，我们中医行业有许多专家学者看待西医也是横眉冷对甚至咬牙切齿。一提到西医，许多老中医会表现得伤感而愤恨；再一提到中西医结合，部分老中医们就会愈发的悲愤不已。我觉得这是十分没有必要的，作为一个学者不应该这么没有胸怀。有人喜欢把中医比作"羊"，把西医比作"狼"，认为狼来了就必定要把羊吃掉。我常喜欢开玩笑说："狼有时不一定会吃羊，羊也不一定害怕狼，在如今这个时代，羊其实是可以爱上狼的。"从现实来讲，这个世界需要狼与羊的共存，羊讲究调和，狼讲究侵犯，羊要比狼跑得更快，狼也要追赶越来越快的羊，狼和羊就是在互相促进、不断赶超对方的情况下各自强壮着自己的族群。这个比喻或许不甚恰当，但中医与西医就应当通过对比优劣、互通有无不断地完善自己的学科，而并不是一种医学取代另一种医学。

谈到中医与西医，就不得不提西学东渐的历史，西学东渐是指近代西方学术思想向中国传播的历史过程，通常而言指在明末清初以及晚清民初两个时期欧洲及美国等地学术思想的传入。这段时期，中国人对西方事物的态度由最初排斥到逐渐接受甚至要求"全盘西化"。西学东渐的过程中，借由来华西人，出洋华人，各种报刊、书籍，以及新式教育等作为媒介，以澳门、香港、其他通商口岸以及日本等作为重要窗口，西方的哲学、天文、物理、化学、医学、生物学、地理、政治学、社会学、经济学、法学、应用科技、史学、文学、艺术等大量传入中国，对中国的学术、思想、政治和社会经济都产生了重大影响。

1605年利玛窦辑《乾坤体义》被收于《四库全书》为"西学传入中国之始"。当时对中国的影响主要在天文学、数学和地图学方面，但只在少数的士大夫阶层中流传，大部分深藏皇宫，未能很好普及。而到了19世纪中叶前后开始，西方人再度进入中国，以各种媒介带来西方新知识。其时由于鸦片战争及英法联军的刺激，促使清朝政府在1860年开始推行洋务运动，同时促使西方的科技再次广泛地传入中国。而当时的洋务人士主要采取"中学为体，西学为用"的态度面对西学，其主要的注意力放在了西方的先进武器以及相关器械运输等上，并未试图对西方的学术思想加以学习，因此在这期间学术思想方面的传入主要借由西方传教士创办的媒体，以及洋务机构中为军事目的顺便翻译的书籍。而在19世纪的中后期西方医学也开始大量涌入中国。西方列强获得自由出入中国各通商口岸的特权后以教会为主体兴办了一些医院、医学校、药厂；传入包括基础医学和临床医学在内的各种西医书籍，吸收留学生，派遣传教医士来华。

甲午战争以后，由于中国当时面临着国破家亡的命运，许多有识之士开始更积极全面地向西方学习，出现了梁启超、康有为、谭嗣同等一批思想家。他们向西方学习大量的自然科学和社会科学的知识，政治上也要求改革。这一时期的西方知识海量涌入中国，影响极其广泛。许多人转译日本人所著的西学书籍来接受西学。进入民国时期，由于对政治的极度不满进一步导致知识分子们提出全盘西化的主张，在"五四"时期这种思想造成了很大的影响。这一波的西学东渐，一直持续到当代而未止。在西学东渐的历史背景下，中医不可避免地受到舶来品的冲击。在冲击之下，有医人毅然抗拒，不闻亦不问；有学者则遽然西化，坚决诋毁中医。然而时下亦有许多医林贤者，以兼容并包之姿决然积极地寻求中西医合璧之道，开创了中医历史上又一个新的局面，这就是中西汇通学派，主张将中西医学汇聚沟通。在中西汇通的医学主旨下，有医家试图从理论上汇通；有的则在临床上综合使用中西药物；也有主张借之改进中医或中医科学化者。该派的学者们在一个时期内，致力于兴办学校，创立期刊，旨在通过学新而取长补短发展中医，在当时的历史情况下起到了培养中医人才和传播中医学术的作用。

可以说，汇通学派实是中西医结合之先声。两种医学体系的思维方法、理论体系和研究方法的迥异，必然会影响到传统医学的发展前景。由于不同的理念、不同的方法，中西医汇通派也有着不同的思潮和方法，在汇通的进程上也产生了不同的深度和广度。

以唐容川为主要代表的思潮认为中医传统的体系已经较为完善，优于西医体系。但是，又不能不承认西医体系中有值得学习之处，学习这些东西，是为了保持中医固有体系，以免其湮没于西方医学的冲击之中。他曾说过"西医亦有所长，中医岂无所短"，希望"不存疆域之见，但求折衷归于一是"，但他始终认为中医已发展到"气化"的阶段，超越解剖学阶段。这种汇通比较初级，实是貌合神离。

而以朱沛文、恽铁樵、杨则民和张锡纯等人为代表的思潮则认为，中西医体系各有长短，需互相学习，互相吸收彼此优点，才能使中医学继续发展和提高到一个新的阶段。其中还有人认为可以贯通两者之长，形成一个新的体系。这种思潮在中国近代医学发展史上占主导地位，他们在不同程度上深入学习研究了西医的知识。朱沛文主要从生理解剖学的角度出发，认为两个体系各有短长，他说："各有是非，不能偏主，有宜从华者，有宜从洋者。大约中华儒者精于穷理而拙于格物，西洋智士长于格物而短于穷理。"他反对"空谈名理"，重视"察脏腑官骸体用"，主张结合二者。但他并没有深入理论到实践之中。恽铁樵深入地学习研究西医，从理论上阐明了中西医汇通的重要意义。他一方面在著作中与全盘否定、消灭中医的谬论开展论战，维护中医的生存权益；另一方面又主张"欲昌明中医学，自当沟通中西，取长补短"，"吸取西医之长，与之化合，以产生新中医"。张锡纯不仅从理论上进行中西医学汇通的尝试，更进一步从临床上，尤其是中药与西药的结合方面身体力行，付诸实践，创制出一些中西药结合的治疗方剂。其代表作是《医学衷中参西录》。杨则民《内经哲学之检讨》则主要从哲学的高度探讨中医理论之提高、中西医辨证和辨病之互通。汇通派的理论，形成了近代中医发展史上一股强劲的、不容忽视的医学思想潮流。

中医西医大不相同

眼界禁锢于学科之内，很难评判其优劣。但事物之间相互比较，就可以使二者的优缺点较为直观地展现出来。对比中医与西医，我认为至少在7个方面二者存在很大的不同。

第一，学科来源不同。中医可以说是一门经验医学，几千年来历代医家反反复复临床得出的经验构成了其基本的学科体系，在发展进程中一直依靠经验不断完善、得到充实，是一个从临床总结为理论再应用于临床的学科。而西医的学科更多的是来源于实验，可以说是一门实验医学。在西医的学习过程中，它的解剖、生理、生物理化、分子生物学等理论大多是在实验室里得到验证的理论，是一个由实验得出理论再用于临床的学科。

第二，理论体系不同。中医理论体系的两大特点是整体观念和辨证论治。总的来说就是以患病的人为关注对象，并仔细考察与人相关的一切内外条件，把它们作为一个整体考量以指导诊治，并充分考虑个体之间的差异。而西医更强调局部、微观、客观，所针对的是人所得的病。西医研究人是从系统到器官，再到组织，再进一步细化到细胞，现在已到达分子水平的研究。这种研究立足局部、微观，并充分信任客观观察结果，却因此而忽视了整体联系，忽略了机体的复杂性。

第三，诊断思维不同。中医的诊断思维类似于"黑箱思维"，故而中医看病强调审证求因，善于透过现象看本质，通过司外揣内处理病、证、症之间的关系。西医的诊断思维就是一种"白箱思维"，病人患的什么病，病位在何处，病灶是什么，病理性质是什么等等一定要通过现代的仪器设备检测出来，过分依赖仪器，导致有时当病理检测呈阴性时，西医会不承认疾病的存在。

第四，治疗思维不同。中医治疗讲究"调和"。调整人与自然的关系，调整生理与心理之间的关系，调整脏腑经络、精气血津液之间的关系，最终使人达到"阴平阳秘"的状态。而西医更强调对抗治疗，用直达病所、直击病原、直除病灶的方式治疗疾病。两种治疗思维各有优劣，不能绝对地一分高下。

第五，优势病种不同。中医的优势更多地体现在慢性病的调治、多因素疾病的应对以及未病亚健康状态的预防康复上。西医则在急性病、感染性疾病以及手术治疗方面有着较为突出的优势。

第六，在性价比方面，中医总体来讲具有简、便、廉、验的特点。

第七，在治学的精神上还有很大不同。从某种程度上说，中医的治学相对保守自闭，因为中国尊经崇古的学术习惯，故而其治学偏好自圆其说，一方面这样有益于传承，另一方面又不可避免地阻碍了学科的进步。在这方面，西医的治学精神更为兼容并包、开放自由。西医善于吸收优秀的事物，最初 X 射线、超声成像、磁共振等技术并非为医学所创造，但却为西医学所用，这也是西方科学精神的体现，得益于这种科学精神，欧美等国家也在逐步吸纳中医学。

通过这几方面的对比，我们应该对中医与西医各自的优劣强弱有个基本判断。总起来说，在特点优势方面：西医学以实验结果为主要依据，理论严谨，概念明确，它的诊断更为规范，其医疗结果的可重复性强，体系开放，并与现代自然科学同步发展，现代人更容易接受它的科学形式和思维方法；而中医的整体恒动观符合现代信息论、系统论以及控制论的科学思想，其三因制宜的辨证论治思维和防治方法是全面、先进的医学观，现代"生物—心理—社会—环境"医学模式与之不谋而合，且中医方剂治疗平和低毒，受众甚广，且其摄生防病的主张是现代人越来越追求的保健模式。在缺点不足方面：西医偏重局部研究，过分定量检测，从整体上认识生命复杂现象不足，仍较为偏重生物医学模式，医源性、药源性疾病日增，医疗资源浪费较大，费用较高；而中医理论概念较抽象，哲理性强、思辨性强，缺乏公认的评价方法和标准，以经验为主导的医疗依据可重复性不强，不利于学科创新发展。在现实需求方面：西医迫切寻找"替代医学"，以寻求更为健康的医治手段，降低医疗耗费；中医则迫切寻求方法使其能紧随时代步伐并能够得到现代科学证明。

中西医结合尚在探索中

因为从事过多年中西医结合教育及临床研究的工作，故而对于中医与西医两个学科的比较，我颇有些心得体会。对于中西医结合的现状及发展，我也进行过思考、探索并尝试对一些问题进行解答。

为什么我们要中西医结合呢？如前文所述，每一种医学都是不完美的，都各有优势也各有缺点，没有任何一种医学可以解决人类遇上的所有健康难题，因此我们需要结合各种医学的优势为人类健康保驾护航，有时可能不只是中西医结合，还可能需要结合到其他种类的医学。那么中西医能不能结合，该怎样结合呢？我认为，中医与西医的结合，不是牵强附会的形式结合，更不能是泯灭各自学科本性而强迫结合形成另类的医学体系，我主张在各自保持学科特色、学科思维方式的基础上坚持"病证结合，优势互补，求同存异"，将二者顺其自然相结合，以追求在临床过程中最大化地发挥两种医学的优势，在这样的前提下进行结合，才是科学客观的，这样做也才有可能实现真正意义上的中西医结合。因为中医和西医在各个方面都有着很多不同，因此实现中西医结合是一件艰难的事情，但我们许多优秀的专家、学者一直在积极地努力探索，在一些二级学科体系的构建上已经较为初步地形成了中西医结合的理论体系，医院的专科如外科、骨伤、妇科等的临床过程中在逐步应用中西医结合诊疗方案，许多中医和西医也开始自觉地运用中西医结合的方法进行诊治。在我主编的《中西医结合思路与方法》这本书中，对中西医结合从哲学思维、临床研究及药物结合等方面进行了探究，并初步取得了一些成果。由于处于探索阶段，难免会产生错误，我希望通过进一步的努力能够有学者对错误进行否定并加以修正，因为学术的进步就是建立在不断否定前人错误的基础之上。

在这个行业中，常会听到有人提出以西医取代中医的声音，如："人的认识进步后，以往落后的认识必然被更科学的认识所代替，正如热的运动学必然要淘汰热的物质学一样。"但这是指同一事物、同一体系上认识的进步才会出现新的取代旧的。中、西医学属于两种医学体系，中医学源于东方文明，受中国传统文化、古代哲学思想影响，推行整体观念，辨证论治；西医学源于西欧文化，受自然科学、形式逻辑影响，注重对局部、形态、结构、具体的研究。两者各有优势，应该相互促进，相互补充，并非相互对立。

中西医结合依然处在探索之路上，但中西医结合必将为我们的中医发展注入新的活力，我们应当积极探索、尝试。

（文章来源：何清湖，孙相如．中西医当相互促进和补充．中国中医药报，总第 3936 期）

五 吾以"四自"省吾身
——来自中医药文化研究之路上的反思

观点采撷

• 主动进行广泛学习是中医文化人传承的必要条件。没有足够的知识储备，就不能对文化知识进行客观合理的判断，也就容易走上望文生义、断章取义、不求甚解等学术歧途。

• 在文化语言、价值观念翻天覆地的今天，中医文化人更需自觉强化中医药学科的文化特色，用既符合本色又契合大众的外在修饰唤起寻常百姓的认同和接受。

• 作为中医药文化人，应当首先意识到中医药的自然科学属性。遣词用句不论是华丽或平实都旨在揭示和传达中医中药的科学实质，在创作过程中需要对纯文化的激情进行取舍，强化自身的科学严谨态度，以更为合理的方式诠释中医学。

• 当代中医药文化人应当清醒地认识自身文化的利弊，意识到目前种种弊端带来的中医药文化创新艰难的窘境。只有放掉唯我独尊的架子而摆正为我所用的心态，摒弃目空一切的态度而目光如炬地去粗存精，才能最终看清缺陷而谋求进步、开放自圆而求得突破。

因为中医学独特的传承方式与思维模式，文化成为祖国传统医学学科属性中不可或缺的重要组成，故而中医药文化是中医中药发展进程中必然的研究版块。尽管直到 2005 年全国第八届中医药文化研讨会召开后才初步确定了"中医药文化"的定义，但其实在 20 世纪 80 年代，中医界的先贤前辈便已经开始致力于中医药文化的研究工作之中，并在之后的 20 多年间产出了大量的中医药文化研究成果，全国各地也在此期间陆续成立了与中医药文化有关的研究机构，如：南京中医药大学在 1994 年成立了我国最早的中医药文化研究中心；北京中医药大学在 1999 年成立研究中心并系统的对中医的哲学、方法论、"儒释道"相关文化展开研究；山东中医药大学于 2002 年成立了中医药文献与文化研究中心，此后上海、福建等地也相继进行了中医药文化研究基地的建设，而我们湖南中医药大学也于 2010 年成立了湖南省中医药文化研究基地，并围绕"湖湘中医文化"展开了研究工作。至 2011 年，国家中医药管理局颁布了《关于加强中医药文化建设的指导意见》，标志着中医药文化研究已经成为中医中药发展建设的重要内容之一；而到了 2013 年，国家中医药管理局正式立项了"中医药文化核心价值观凝练研究"的课题，使中医药文化的研究工作进一步得到了学术上的侧重和科研上的支持。可以说，中医药文化研究的发展一步一个脚印的愈发成熟稳健，而在这样一个发展进步的过程中，越来越多的中医药行业内外的学者加入进来壮大了研究队伍。任何一个学术发展过程都与人是息息相关的，尤其对于文化来说，诚如张其成教授曾在其文《中医药文化的研究意义及其战略思考》一文中提到："文化的发展并不是自发的，也不是与经济实力发展完全成正比的、同步前进的，它需要人为地、自觉地去推动、去发展。"笔者深以为然，在中医药文化研究愈发如火如荼的今天，中医药文化研究者相应的承担了更多的责任和义务，因此理应用更高的标准来自我要求、自我反省，故而笔者以一个中医人的身份对自身及同道学者提出"自觉、自信、自强、自谦"的要求与期冀。

自觉地学习并运用　自觉地传承而创新

毫无疑问，因为中医药文化汲取了历代人文文化成果，特别是哲学、宗教、伦理等，这些内容铸就了浩若烟海的中医典籍，也使中医文化的研究与中医文献研究息息相关，而这也决定了中医文化人在研究过程中必然要自觉地阅览并学习大量的中医以及中国传统文化相关的书籍文献。"秀才学医如笼中捉鸡"的谚语已然成为中医学术传承的重要标签，表明了中医学术的传承与文化知识水平紧密相关，因此对于精专中医药文化的学者来说，"博闻强识"是不得不具备的重要素养。中国作为拥有着数千年文明历史的古老国度，尽管其语言、文化随着时代的变迁不断发生着变化，但基于代代学者博闻强识的学习素养使得文化保持了延续性、同一性的继承，也使诸多文明结晶得以传承、积累并发扬光大。而没有足够的知识储备，不了解知识产生的时代背景、文化背景，就不能对文化知识进行客观合理的判断，也就容易走上望文生义、断章取义、不求甚解等学术歧途，自然不能成为合格的中医文化人。在大量的学习基础之上，中医文化人也要自觉地运用中医药文化。文化不是闭门造车的产物、井底之蛙的见识，更不只是摇旗呐喊的标语、班门弄斧的工具，它来源于实际的生产生活又高于普通的劳动作业，在一定程度上，文化对于现实具有指导和启示的意义，这也是其"化成天下"的大责任之体现，而这一体现就需要中医文化人自觉的学以致用、知行合一。与单纯的临床诊治相比，中医文化人将承担更多诠释与传播的责任，扎实的学习过程是一个文化向自身输入的过程，而怎样深入浅出、执简驭繁、精准客观、生动灵活地向普罗大众输出中医的理法方药、文史典故，就需要中医文化人主动广泛的在临床、教学等实践服务的过程中贯彻地运用中医药文化的知识，举手投足间体现中医药文化的风骨，才真正将中医药文化人的社会职能落到实处。因此我们可以说，中医文化人应当是读书最多的人，但绝不能是死读书的人，能说得好，同时做得要更好。

主动进行广泛学习是中医文化人传承的必要条件，但文化人在传承的基础之上也要自觉地寻求突破与创新，而这些创新不单只体现在新的文化形式、新的文化语言，文化内核也应当紧随时代进步而创新并体现独具一格的特色。文化在中国历史上的辉煌过往与争鸣盛放不必多言，而现今不少中医文化人却反而绕进了泥古不化、照搬照抄的怪圈。以中医文化的医德内容为例：中医历史上自扁鹊"六不治"始，不同的时期的几乎每位医家都有独特的医德宗旨，仲景之"勤求古训、博采众方"、陈言之"大医习业"、宋慈有"洗冤泽物"、陈实功"五戒十要"等枚不胜举，皆是和而不同的佳作代表，他们的医德发声体现了不同历史时期对医界弊端的针砭和新的现实需求，无疑是与时俱进的文化创新。反观现代，多数中医机构为体现自身的文化气息，或截取片段或原封不动的将孙思邈《大医精诚》作为对工作人员医德要求，我们不可否认药王宗旨的经典和普适性，但这绝不是文化的体现，反而是文化见识有限的表现，不仅没有创新，反而也不见得传承得很好。中医文化人在完整传承的基础之上，围绕中医文化传统的价值观念，应当主动地结合现代对中医从业人员新的要求和不同机构的工作性质、服务理念、地域特点等进行新的富有文化气息的创作，才能够形成与现代医学和百姓价值观念相契合且新颖的文化产物，这种中医文化上的创新不仅是良好传承的体现，也进一步使中医药文化的内容得以充实和发展。

自信中医之理念　自信文化之思维

做为中医药文化的研究者、传播者，中医药文化人理应树立对自身文化的信心。中医药文化脱胎于祖国传统文化，而中国文化有着绵延五千年的悠久历史，可以说自中华文化伊始，也就有了中医药文化。中国文化作为独自创发、非从他受、自成体系而个性极强的文化系统，是在世界范围内得到公认的。在历史上，同样自成体系的古代文化为数不少，如古希腊文化、古埃及文化、古巴比伦文化、古印度文化等，而这些文化却先后因为种种原因或过早夭亡、或同化变异、或失去传承土壤，唯独中国传统文化不仅在屡次与外来文化的碰撞交融过程中彰显了其强势的同化力，还向外影响辐射了诸多国家，也因此使其发展至今而益发拥有壮大的成长空间。这种原创强势的中国文化及其孕育的中医药文化所拥有的厚重历史应当是我们中医文化人所依托的信心来源。

也有学者称："就医学来讲，中医中药始终停留在自然哲学的医学模式之中，而不能从文化桎梏中突破进化为科学形式。"笔者不敢苟同。首先，中医尽管始终把哲学作为诠释医学的主要手段，但在这样一个过程中，其哲学理念并非是一成不变的，随着时代不同、社会变迁所导致的生产力进步和疾病谱改变始终影响着中医学理论的演化发展，这样我们才看到了医圣的六经辨证、金元的四家同辉、明代的命门学说以及后来的温病学派；同时，经过了千百年临床实践的经验积累，历代医家对中医的核心理念和思维模式进行了无数次的锤炼打磨、反复运用，是中医学的理念、思维无数次实践真知、淬火取精的过程，使得保留下来、为人所认可的中医学内容的可靠性不容置疑。因此，尽管中医学在漫长的历史进程中把自然哲学作为了自身学科的重要依托内容，但千百年的试炼已经为其科学可行性打下了坚实的基础。而历史证明，科学进步总是会遇到力所不能逮的瓶颈，而往往在此时自然哲学反而会成为指引科学前进的明灯。反观现实，因为人类医疗现状和生存环境的危机而导致的医学模式转变，使得以整体观念、辨证论治、未病先防为重要特色的中医学理念再次为人们瞩目，而未来越来越重视预防保健的医学观念也将使以"上医治未病"作为医学至高追求的中医学逐步主导健康领域。因此，我们中医药文化人有充分理由对自身医学的理念有信心，对自身文化的思维模式有信心，这种自信也是中医药文化乃至中国传统文化的内核价值得以永存的重要保障。

自强学科之特色　自强实践之服务

笔者认为：中医药文化作为中国传统文化中体现中医药特色的精神文明、物质文明的总和，其在现实运用中无外乎至少体现出两个方面的职能——外以增光添彩和传播推广，内以凝练总结并指导实践。换句话说，作为中医文化人就需要从这内外两方面自强中医药文化的现实作用。

从外在来看，文化作为一种宏观缥缈的东西无所不包、无处不在又无影无形，但它绝对不是可有可无的。在中医药漫长的发展历史上，医药文化留下的最明显印记，有人们看到的一个个贴切生动又意味深远的医药名词——如方有白虎、青龙、玉女等形容，药有人参、首乌、益母等韵味，针法有苍龟探穴、白虎摇头等精彩；还有中医先贤医著中言近旨远的名言警句——治法如"治风先治血，血行风自灭"，"缓则治其本，急则治其标"，德育有

"行欲方而智欲圆，心欲小而胆欲大"，"学到知羞处，方知艺不精"等。这些漂亮而高度概括的命名和比喻将我们中医药学的特色彰显的无比明显，无疑使得学科特色得到强化。在笔者看来，正是中国先贤这种有意识的发挥文化作用描述医学事物，才赋予中医中药严肃客观的自然科学属性以华美的羽翼，不仅给学术增添了光彩，同时这种文化的运用所唤起的同时代普罗大众的亲切感与认同感带给了学科推广传播不能估量的积极影响。因此，在文化语言、价值观念翻天覆地的今天，中医文化人更需自觉强化中医药学科的文化特色，用既符合本色又契合大众的外在修饰唤起寻常百姓的认同和接受。

而从内在来看，中医药文化的作用绝不仅仅停留在起个漂亮的名号或喊个振奋的口号，而是在学科应用的关键时刻能够凝练理论、制定策略、升华理念、形成思维来应对现实需求、疾病倾向，打铁还需自身硬，不能为学科的自然属性服务、不能把思想融会贯通于临床实践，到头来文化也会沦为无可奈何的噱头。作为中医药文化人，应当首先意识到中医药这门学科的自然科学属性，在此前提下，我们所进行的一切语言加工工作、文字处理工作都是为其自然科学属性服务的，遣词用句不论是华丽或平实都旨在揭示和传达中医中药的科学实质，因此在创作过程中，中医药文化人需要对纯文化的激情进行取舍，强化自身的科学严谨态度，以更为合理的方式诠释中医学。再者，文化中的自然哲学成分对于学科发展的作用是深远巨大的，我们应该看到中医学正是因为相对成熟先进的医学哲学理念而成就了其能源远流长的学科理论，这也是中医先贤高瞻远瞩、深思熟虑的文化体现，是值得我们中医文化人学习加强的。只有从科学的角度出发，站在哲学的高度俯瞰，中医药文化人才能从德、智、理、法等方面全方位的服务于生活实践、服务于人类健康。

禅宗三祖僧璨曾曰："圣道幽通，言诠之所不逮；法身空寂，见闻之所不及。文字语言，徒劳设施也。"说的是佛家在修行中遇到阻碍进步的"语言障"，道出了"只可意会，难能言传的"无奈。而《论语·子路》有语："名不正则言不顺，言不顺则事不成。"在中医药的推广传播和理论凝练的历程中，中医药文化人将面临着无数的"语言障"阻碍前行，我们应当摒弃浮躁，外正名以增学科特色，内正名以成理论实践，才是一条实在有用的自强之路。

自谦才能成就学术的伟大

对于学者来说，自谦的学术态度应该是首要的立学之本。中医药学历史悠久、理验繁丰，但这不能成为中医药文化人妄自尊大的资本，在对本学科自信的同时，我们应当清楚地意识到自身的不足，更应该用包容的姿态吸纳对学科有用的外来文化，自谦不是一味迎合、随波逐流，相反，它才是一种真正"海纳百川、舍我其谁"的信心体现。

反观中医学术，我们也有着种种不足与缺憾——因为传统文化中尊敬崇古的思想影响，尽管对于先贤智慧结晶的传承发扬起到了积极作用，却也带来了"唯经为尊"的副作用，也因此不少中医传人在著书立说的过程中陷入了"以经注经，自圆其说"的泥沼；而作为服务健康的自然科学，中医药却有"君子不器"之嫌，始终把器具发明当做末流，造成科技短板；在面对临床的复杂病机时，我们格外重视宏观的观察和总结，却相对忽略了局部的定性、定位，等。当然，在文化领域中，中医文化人不像临床科学一样可以直接地适当汲取先进的科学技术，但同样能从学术领域吸纳外来文化的优秀理念、先进概念为我所用。我们依然有不少前辈在反复实践的过程中是勇于打破传统、改革突破的，正是他们对自身文化的改造和对外来文化的吸纳融汇成就了中国传统文化的日益强盛，恰如宋明理学对佛、道的吸纳造就了宋儒在历史上的浓墨重彩。那么作为生活在学术文化氛围自由的当代中医药文化人，我们更应当清醒地认识自身文化的利弊，应当意识到目前种种弊端带来的中医药文化创新艰难的窘境，只有放掉唯我独尊的架子而摆正为我所用的心态、摒弃目空一切的态度而目光如炬的去粗存精，才能最终看清缺陷而谋求进步、开放自圆而求得突破。

古时曾子曾"日三省吾身"，而今笔者愿以"自觉乎？自信乎？自强乎？自谦乎？"四省我中医文化人以求无愆，望友人同道慎思之。

（文章来源：何清湖，孙相如．吾以"四自"省吾身．中国中医药报，总第 4073 期）

六 吾以"四诊"唤他觉

观点采撷

· 中医药学科的文化属性从某种程度上来说是唤醒百姓认同、唤起他觉认可的重要内容，相对更为重要地决定了这个学科能否昂首阔步、畅行无阻。

· 中医之美概而言之体现在五个方面——"医德之美""理念之美""技术之美""方剂之美""药学之美"。在坚持科学探究中医药的过程中，我们绝不能摒弃这些与美息息相关的中医学文化特色。

· 如果不能深入中医药理法方药的内涵、不能结合中医药时代人文的背景而对中医药文化进行探讨、诠释和创新，就只能留于表浅而不知所云，也自然不可能创作出大众喜闻乐见且学术价值较高的中医药文化内容，更不可能传播推广中医药真正的核心内容。

· 中医药文化的作用绝不仅仅是停留在起个漂亮的名号或喊个响亮的口号上，而是在学科应用、社会需求的关键时期能够切中发展的命脉而凝练理论、升华理念、形成思维、制定策略来应对实际的健康要求和疾病倾向。

得益于时代，得益于国富，而今中国传统文化日渐崛起。正应了《管子·牧民》那句话"仓廪实而知礼仪，衣食足而知荣辱"。中医药文化的研究也乘着中国传统文化的风行而逐步风靡。然而，中医药文化研究并非单纯的应时应景之研究。这样一个研究乃至学科的兴起至渐盛不仅是时代所需、社会所需，也同样是中医学科得以进一步发展与传播的根本基础。因此，笔者作为中医药高校的一名工作者，多年来不仅致力于中医学自然科学层面的研习与探究，更一直积极的坚持对中医中药的文化层面进行反复探讨、不断研究。因为笔者坚信，对于拥有诸多属性的中医药学科来说，其学科依托的不仅仅是临床实践、经验总结、技术开发和实验探究，其精神、思维、理论等文化属性从某种程度上来说是唤醒百姓认同、唤起他觉认可的重要内容，也相对更为重要地决定了这样一个学科能否昂首阔步、畅行无阻。

对于中医药文化的研究，目前仍有诸多行业内外人士嗤之以鼻、不屑一顾。不懂中医学的人认为："你们中医中药在实践中越来越不中用，所以就开始拿文化说事。"事实恰恰相反，正像笔者曾经反复提及的那样，在如今人口日益庞大的社会，往往有许多所谓的高精尖医学技术反而给人类健康埋下隐患、挖了深坑——杯水车薪的医疗资源大量被投入却也不断被浪费、积极起作用却也不断产生污染；医源性、药源性的疾病猛增不仅使得居处环境的大生态日益恶化，也使得人类健康的小生态处处受到威胁。在这样的情形下，越来越多的人崇尚"返璞归真"、崇尚"预防保健"，也有越来越多的专家反思"现代医学"，甚至反思"科学技术"。因此提倡"绿色、和谐、预防"的中医中药愈发为广大百姓所推崇，也在新时期的健康领域应对百姓更高层次的健康要求有不可撼动的地位与优势。而中医中药的这些优势却恰恰源自于中医药文化高瞻远瞩、整体全面的理念和精神。

而许多行业内部的人士亦有不同看法，认为："医药的作用就是治病救人，实践上的巨大成功就是学科推广的最好途径，谈文化则是幼稚的学科推广方式。"笔者亦不敢苟同，要知道，在经济、文化、科技飞速发展的今天，一个学科的默默无闻、守株待兔无异于自杀行为。在信息爆炸的时代，不懂得如何运用信息渠道传播推广学科，不懂得如何和现代新兴学科接轨，不懂得怎样将学科优势用最有效率的方式传播推广开来，换来的就只有默默凋零、独自枯萎。与古时候的狼烟四起、硝烟弥漫不同，新时代的战争往往是信息的强势入侵伴随着文化的润物无声。悄然间人们评判学科的范式渐渐异化，无形中人们思考问题的方式慢慢改变，最后只剩下传统的中医人在自圆其说、孤芳自赏。因此，在这样一个"酒香也怕巷子深，金子不会总发光"的时代，理应有中医人用先进的中医药文化武装学科，让我们优秀的理念、先进的技法、可靠的方药为人熟知并理解，最终才能不负时代赋予中医人的传承使命。

笔者以为，中医药文化传播推广就是一个唤醒认同、唤起"他觉"的过程，愿以中医诊断的"四诊"比喻来粗论中医药文化推广传播的四条途径与要求：

"望"之大美则感而受之

"美"是人为感觉最为直接、最为亲切的感受。笔者以为，对于普罗大众来说，美的东西是普适、亲切而易于接受的。而在学科发展的过程中，我们如果一味注重科学探究而过度倚重中医的细化、量化，也就忽略了中医之美而阻断了人们对中医立体的感官享受。

毫无疑问，传统的中医是美的，早有学者就中医之美形成著作，较为详细地探讨了中医的美学特点。笔者以为，中医之美概而言之体现在五个方面——"医德之美""理念之美""技术之美""方剂之美""药学之美"。简述其内容：首先就是中医大医精诚、博极医源、济世活人、仁心仁术等精神构筑的至高的医学道德之美，是现代医学相对不能比拟的，而这一医德之美本就是中医学历代医家反复提及、尤为重视的医学前提，也理应是今天我们在中医中药推广传播、学科构建过程中需要格外加强加重的内容之一，中医医德的至善之美理应成为学科特点而为人所熟知，美德的感召不仅是医学具备的基本素养，也是大众对于医学的好感源泉；而"理念之美"体现在中医学整体观念的和谐之美、辨证论治的个性之美以及未病先防的预见之美上，和谐之美是中医在医学探索过程中努力追求的身心机体的完整之道和人与自然的亲近之道，个性之美是中医学面对个体差异而不断做出医疗调整的客观合适之道，预见之美则体现了中医学重视预防的保健之道，这些理念的美丽之处就在于为人类健康指引了一条积极良性的正能量之路，应当是中医药文化人着力提倡并积极推广的；"技术之美、方剂之美及药学之美"大抵包括传统保健、针灸推拿等各类技巧的动态美感，方剂配伍、药物组合、处方之法等方药实际用途背后的深远寓意，以及方名功效、药物性味等命名的言近旨远，都应当是中医药文化人着力保留的中医的美感特征。

得益于上述中医的美感，古往今来中医学才在各个时期面对不同人群都能够焕发出强大的文化认同感。现如今，在坚持科学探究中医药的过程中，我们也绝不能摒弃这些与美息息相关的中医学文化特色，并进一步创新出符合新时代文化气息的中医之美，才能进一步让人们能"望"其大美感而受之。

"闻"之共鸣则喜闻乐见

"闻"在中医诊断中有两层含义，指的是"听其声音，闻其气味"，在这里笔者主要指中医应当发出能够引起大众共鸣的语言，才能成为人们喜闻乐见的学问。

学术不应是仅仅封藏在少数人金匮里的要略，理应雨露众生、润泽人间。而中医，往往就是因为其晦涩难懂的术语、艰深奥义的道理使得其传播难上加难。近年来随着中医药文化的研究深入，大批中医药文化科普读物的产生使得这一情况稍有好转。但正如许多学者指出的那样：现今中医药文化的研究普遍停留在俯瞰比照、仿古考据、分割肢解类的浅文化范畴，往往脱离了中医学的时代人文背景、核心实用价值，因此层次相对不深。笔者深以为然，凡事都是一个深入浅出的过程，如果我们不能深入中医药理法方药的内涵、不能结合中医药时代人文的背景而对中医药文化进行探讨、诠释和创新，就只能留于表浅而不知所云，也自然不可能创作出大众喜闻乐见且学术价值较高的中医药文化内容，更不可能传播推广中医药真正的核心内容。这就需要我们懂中医、用中医的行家里手参与到中医药文化的研究工作中来，用深入浅出、执简驭繁而形式活泼且符合时代文化特征的语言文字诠释中医的理论、方药，才能让中医中药成为百姓们所喜闻乐见的学问。

在这一方面，西方文化也有值得借鉴之处，许多西方科学家在谈论严肃的科学问题时却运用了生动的比喻方式和新奇的语言形式，像《细胞的礼赞》《水母与蜗牛》《寂静的春天》等著作就是优秀的例子。中医学的文化创新也不应当仅仅停留在历史、人物的故事上，也理应将其科学内涵用更为先进的文化语言展现出来。

不厌其"问"才心服口服

信息爆炸、网络发达，在这个时代的每一个人所掌握的各个学科的知识都前所未有地呈几何数量增加。因此，我们中医人面临的普罗大众不再是浑噩的白丁，而是为数不少的精明"鸿儒"，也因此中医人会时常面对人们对于中医或道听途说或质疑抨击的各样问题。

即使是在古代，对于中医高手也有着"上知天文，中通人事，下知地理"的全面要求，那么今天，我们的新中医就更不能偏坐一隅、妄自尊大了。不仅对于中医学本身的内涵外延、理论实践能够尽量全面的掌握，对于西方医学乃至医学学科外的知识也应广泛涉猎、全面汲取。这是一个"触类旁通、由博返约"的过程。中医"稀里糊涂"治好病的时代已然一去不复返，我们会不断面对知识水平不俗的各色人等对于中医打破砂锅问到底的情形，势必要求中医人有能力把中医解释个清清楚楚、明明白白，即使某一问题尚未有科学论断，也应当有能力用历史、用文献、用数据、用事实把中医的问题描述得尽量明白清楚。这一能力往往就取决于学识的渊博、文化的积淀和语言的运用，这也是新时代对于我们中医人的高要求。在这样的情形下作为中医药文化研究者，或雄辩或缄默或糊弄都不是传播学术的正道，而是不仅要能说会道出人们喜闻乐见的中医药文化知识，还得不厌其问且言之有理、言之有据，才能以理服人，才能走中医药文化传播的康庄大道。

"切"中命脉能树学科威望

面对日益庞大的人口，整个社会的发展都与人们的健康问题息息相关、唇齿相依，从某种程度上来说，能够减轻健康难题，也就能够相应解决诸多社会难题。正如笔者曾经所言：中医药文化的作用绝不仅仅是停留在起个漂亮的名号或喊个响亮的口号上，而是在学科应用、社会需求的关键时期能够切中发展的命脉而凝练理论、升华理念、形成思维、制定策略来应对实际的健康要求和疾病倾向。

中医人要有懂技术、会方法的人来治病救人、施医布药，也要有人来高瞻远瞩、统筹规划。在这个层面上来讲，中医人就不仅仅要有一方一技之巧，还要拥有中医药文化的大视野、大高度才能对中医药的发展做出全局安排，也才进一步切中全社会的健康现况命脉并从中医药的角度出发而有效的贡献力量，从而才真正能树立学科的威望。中医中药的文化中孕育着许多先进的理念，这些理念沿用至今依然能解决诸多实际问题。现如今医疗行业仍然有着诸多热点难题，如医疗保障力度问题、医疗资源分配问题、医患纠纷关系问题、医疗费用昂贵问题等，我们中医药行业应当在解决诸多的医疗乃至社会难题的过程中发挥自身优势，甚至可以大量代入中医药文化中诸如"辨证论治""未病先防"等理念形成专门的医学政策来为整个社会、整个人类健康难题缓解压力。

习近平总书记在阐述"中国梦"时特别强调了"空谈误国，实干兴邦"八个字，同样适用于我们对于中医药文化研究的要求，把中医药文化的理念与特色同现实需求结合起来，才是这一研究的真正意义所在，也才是树立学科威望、唤起百姓认同的重要途径。

一门技术能绵延千年而经久不衰，得益于她的文化内涵，中医学正是中国传统文化与医学技术完美融合的体现。看看我们这个富足的时代，任何优秀的产物都有着优秀的文化作为基础——人人热衷的苹果、三星等智能手机，不仅科技强大，外观的简洁、界面的精彩都与设计者的文化意识息息相关；《舌尖上的中国》等纪录片的精美大气，是导演将或阳春白雪或下里巴人的食物用独特的文化方式包装而呈现的；优秀的企业有出类拔萃的企业文化，优秀的产品有卓尔不群的品牌文化，文化成为物质、技术与时代、人群乃至社会紧密衔接的坚实纽带。在现代中医药学科建设发展的过程中，在中医药学术推广传播的过程中，在中医药文化唤起认同、唤醒他觉的过程中，我们作为当代中医人还有很长的道路要走。笔者以"四诊"的方式审度中医药文化研究，拟在未来的研究中致力于从文化层面展现中医之美、创新中医语言、完善中医知识体系、树立学科威望从而为唤起全社会人群的"他觉"而贡献力量，亦望以上云云能够给予致力于中医药文化研究的同道一些启迪与帮助。

（文章来源：何清湖，孙相如．吾以"四诊"唤他觉．中国中医药报，总第 4099 期）

七　中医文化漫谈

观点采撷

• 中医具有深邃的人文意涵，更集中体现出中国传统"和"文化的精神理念。"中和之医"文化中的和谐生理观、病理观、诊断观、治疗观、养生观等，在很大程度上丰富了中国传统的人文哲学体系。

• 谈到中医文化的学习，应特别注重对于中国传统文化功底的培养，正所谓"秀才学医，笼里捉鸡"。缺乏中国传统文化的熏陶和滋养，这就使得我们的中医教育成为"无本之木""无源之水"。

· 天人合一，体现在中医文化中就是重视人与宇宙、自然、社会的关系。形神合一，反映在中医文化中就是生理活动和精神活动的和谐统一。藏象合一，表现在中医文化中就是脏腑等生理病理系统与其外在现象的关系。

· 中医与西医都受到了各自传统哲学、人文的滋养，两者并不是相互对立、非此即彼的关系，而更应该是相互促进、相互补充、求同存异、多元发展的关系。

文化的形态有很多种，特别是对于有着五千多年历史积淀的华夏大地。从荒蛮岁月的求神问卜到文明时代的行医济世，中医文化包含了极为丰富的哲学、宗教、文学、道德以及美学等内涵。它脱胎于中国特有的人文哲学理念，又通过反反复复的临床经验总结形成了自己独具一格的科学理论体系，并在广泛的传承、传播中，不断赋予中华文化以新的内涵意义，正如习近平总书记所言："中医药学是打开中华文明宝库的钥匙。"

释题"中医文化"

中医文化的诞生，离不开中国传统的人文、哲学滋养，它博大精深、包罗万象，无法用简略、单一的文化或科学的概念来定义、解释，而是有着极为复杂深刻的内涵意义。一方面，中医是一门医学科学技术，几千年来致力于治病救人；另一方面，中医具有深邃的人文意涵，更集中体现出中国传统"和"文化的精神理念。

中国传统文化的三大基石——儒、释、道，都是以"和"为贵的学问，都十分强调"和文化"，甚至可以说，"和"就是中国传统文化的灵魂。儒家《论语·学而第一》云："礼之用，和为贵"，提倡人与人之和；释家《新华严经论》言："善治诸病者，世间四大不和病，以汤药治；如烦恼病，以五停心观、十波罗蜜治"，推崇身与心之和；道家《道德经》曰："道生一，一生二，二生三，三生万物。万物负阴而抱阳，冲气以为和"，强调天与人之和。中国传统人文哲学思想中对"和"文化的"身""心""人""天""地"

多层理解，也逐渐渗透到中医领域，形成了名为"中和之医"的中医文化内涵。"中和之医"文化中的和谐生理观、病理观、诊断观、治疗观、养生观等又在很大程度上丰富了中国传统的人文哲学体系。

谈"秀才学医，笼里捉鸡"

《周易》有云："刚柔交错，天文也。文明以止，人文也。观乎天文，以察时变；观乎人文，以化成天下。"所谓文化，简而言之，就是以文化人、教化天下。

谈到中医文化的学习，应特别注重对于中国传统文化功底的培养，正所谓"秀才学医，笼里捉鸡"。被后世誉为"滋阴派"创始人的朱丹溪少年时期为入世积极钻研儒家经典，却不幸科举落败，年近四十而立志习医，"朝夕专研，缺其所可疑，通其所可通"，终成一代医宗。在讲课中，我们常常向习医之人提及朱丹溪，一则鼓励学生皓首穷经、犹未晚矣，一则强调朱氏之成功与其扎实深厚的中国传统文化功底分不开。

然而，由于诸多原因的影响，当今我国的医学教育更多呈现的是一种快餐化的速成教育模式，招收的学生也以理科背景者居多，缺乏中国传统文化的熏陶和滋养。这就使得我们的中医教育由于缺乏文化而成为"无本之木""无源之水"，艰涩难懂的中医古籍和理论也使得我们的学生逐渐丧失学习中医的乐趣。譬如说，我们的学生在高中时代就多次从历史课本上学习"救死扶伤"的白求恩精神，进了中医高校也仍然只知"救死扶伤"，而缺乏对"橘井泉香""杏林春暖""大医精诚""仁心仁术"等中医特有的医德文化理念的理解。正是由于缺乏中国传统文化积淀，我们的中医学生更多具备的是西医的线性思维方式，而难以理解中医的系统功能概念，即下文我们所谈及的"牛与羊与草"的关系。

谈"牛与羊与草"的关系

《易经·系辞》曰："形而上者谓之道，形而下者谓之器。"文中"形""道""器"三者的关系，源于中国传统的人文哲学内涵，在一定层面上也能启示我们更好地理解中医与西医之间的关系。

谈到中西医文化的差异，不妨先做个有趣的测试：如果要将"牛与羊与草"三者进行分类，该如何划分？如果你倾向于将"牛与羊"归为一类，可以说通常具备的是西医的思维模式；如果是将"牛与草"划为一类，则通常具备的是中医的思维方式。这是因为，"牛与羊"的归类方式更多强调的是物体形式、形态上的相似；而"牛与草"更偏重于物与物关系、功能上的内涵概念，这正是中西医文化比较中最重要的区别之一。

中医理论体系的两大特色就是整体观念和辨证论治。西医研究受到西方传统生物医学和机械医学的影响，是一个从系统到器官、从器官到组织、从组织到细胞、甚而分子纳米水平的不断微观深入的过程，我们俗语常说其治疗是"头痛医头，脚痛医脚"。而中医受到中国传统文化的影响，更倾向于将人作为一个整体进行考虑，强调天人合一、形神合一、藏象合一。天人合一，是中国传统哲学文化的精髓之一，最早出自于庄子"有人，天也；有天，亦天也"之说，所谓天人合一、物我唯一。体现在中医文化中就是重视人与宇宙、自然、社会的关系。形神合一，也是中国古典哲学经典内容，出自于范缜"神即形也，形即神也"之论，坚持物质与精神的辩证统一。反映在中医文化中就是生理活动和精神活动的和谐统一。藏象合一，源于周易，融合诸多中国传统哲学文化思想，张介宾有"象，形象也。藏居于内，形见于外，故曰藏象"之云，强调形与象的有机结合。表现在中医文化中就是脏腑等生理病理系统与其外在现象的关系。值得强调的是，中医与西医都受到了各自传统哲学、人文的滋养，两者并不是相互对立、非此即彼的关系，而更应该是相互促进、相互补充、求同存异、多元发展的关系。

中医文化伴随中华文化绵延五千年历史，将科学技术与人文内涵融为一体，其流派众多、百家争鸣，理论坚实、经验丰富，博大精深、文以载道。因此，我们中医文化人有充分的理由来坚持中医的理论、疗效和文化自信，在清醒地认识自身文化利弊的同时，不断扎实中国传统文化积淀，强化中医文化特色。

（文章来源：何清湖，魏一苇．中医文化漫谈．中国中医药报，2016 年 5 月 26 日第 8 版）

八　名老中医是中医发展的活水源头

观点采撷

· 什么是名老中医,"名"即名声、名誉,"老"即长者、智者。成为名老中医至少要符合两点要求:德艺双馨,理验俱丰。

· 中医是一门格外重视"人"的作用的学科,在薪火相传的过程中把"人"作为主要载体完成了千年之久的呈几何式积累的知识量的传播。因此,名老中医是中医界的"集大成者",是中医学术进步的"领路者",也是中医未来发展方向的主要"掌舵人"。

· 围绕名老中医开展中医药事业的发展,不仅为学术传承提供了重要平台,同时使中医的医疗、教学、科研、产业都有了倚重点和产生源。如何完善围绕名老中医展开的工作并最大化名老中医的学验优势也将成为我们中医发展的重点和难点。

从新中国成立初期,我国中医药事业重新起步的阶段,中医界前辈同人就敏锐地意识到名老中医对于中医药发展的重要作用,全国各地也开始进行有组织地开展名老中医经验传承工作。20 世纪 90 年代初期,国家开始有意识的完善加强名老中医的传承工作,不仅前后确认了 1600 多名名老中医,明逐步为名老中医的继承工作输送专业素养较高的继承人才,有效地保护并传承了大量价值非凡的学术思想、临证经验。至 21 世纪,国家又将真正将名老中医的发掘、传承工作列入中医药发展的重要举措之中,中医药行业开始投入到以"名医、名科、名院"为核心的中医药建设中来,这其中又以名医传承工作为重中之重。到 2005 年,国家"十五课题"正式把"名老中医学术思想、经验传承研究"列入国家科技攻关项目,不仅进一步地进行了学研传播,还产生了一批宝贵的科研成果,为中医药发展焕发了强大的生机。此后,随着国家对于名老中医的重视,又在 2009 年推出了国医大师评选的活动,首届评出三十位国医大师,医功彪炳、德才兼备,着实令医药学界为之精神一振,截止到本届国医大师评选在即,首批三十位国医大师仍有 18 位大师在耄耋之年工作在临床一线。随后,国家中医药管理局乘风破浪在全国展开了"名老中医传承工作室"建设项目。至此，对于名老中医的发掘工作、保护和继承工作以及最终使传承有了"落脚点"，使我中医药事业蒸蒸日上、成绩斐然。在笔者看来：中医药事业能有长足进步，关键也就是在于围绕名老中医展开的工作上，名老中医才真正是中医取得发展的活水源头。

什么是名老中医

什么是名老中医，"名"即名声、名誉，"老"即长者、智者。并非说中医年长者即为名老中医，在笔者看来名老中医至少要符合两点要求：德艺双馨，理验俱丰。

何谓德艺双馨？张景岳在《类经图翼·自序》中论及："医之为道，性命判于呼吸，祸福决自指端，诚不可猜摸尝试，以误生灵……夫生者，天地之大德也。医者，赞天地之生者也。人参两间，惟生而已，生而不有，他何计焉？"强调了身为医者，举手投足间关系性命，马虎不得，因此古往今来对于医者首当其冲的严格要求在"德"上，唯有品德高尚者，方才具备成为医者的基本资格。非有大德者不能为医，同样，医技不精者亦不可为医，这也是孙思邈在《大医精诚》中呼吁医者当"精勤不倦，博极医源"的道理，"人之所病病病多，医之所病病道少"，是以医者只有不断磨练技艺才能够应付临床上繁杂的疾病。德艺双馨应当是名老中医重要标志，德高者能厚爱病患，艺精者方能药到病除。

何谓理验俱丰？"理"即医学理论，中医药在发展传承的过程中积累了大量的医籍验案，我们的临床经验、理论体系也来源于浩瀚的医著之中，因此作为中医应当尽量广博的阅览群书方能了然医理于胸中，这对于中医知识基础的重要要求。且随着中医药行业发展的进步，中医药理、法、方、药的思路、规律、内涵意义越来越明晰，中医渐渐地开始脱离"稀里糊涂治好病"的怪圈，因此，这也要求名医、名师在治病救人的同时能够用丰富、准确的医学理论进行解读和总结。"验"便是临床经验，中医这门学科本身的发展就决定了其不能够脱离临床实践，绝大多数理论、方药都是从临床中验证出来的，因此学科的性质决定了他的从业者必须扎根临床，因此国家对于名医的评判标准之一便是"三十年以上的临证经验"，可见名老中医的高度是与临床经验紧密相关的。

综上便是在笔者看来名老中医所应当具备的基本素养。金杯银杯不如患者的口碑，金奖银奖不如百姓的夸奖，只有做到"德艺双馨、理验俱丰"才能使一名中医在病患的口口相颂中成长为名老中医。

为什么要重视名老中医

为什么在中医发展传承的过程中如此重视名老中医的作用呢？这和中医的学科特点和传承特性有关。在笔者看来：首先因为中医作为以辨证论治、整体观念为核心理念的医学，形成了因时代差异、地域差异而造成的理、法、方、药上的变迁，因此也形成了不同的医学流派以及海量复杂的医学知识，给后来学者造成了理解和取舍的困难，因此需要名老中医通过长期实践进行去粗存精、提炼升华以传承后学；其二在于中医学科的医验积累周期长达两千年之久，年代久远的学术内容注定使学者不可能准确解读医学典籍的内容，务必需要一代代名老中医作为解读者对故学旧识进行化繁就简、深入浅出的诠释；其三在于中医在千百年的发展史上，其传承的主要形式就是"师带徒"，这种口传心授的传承方式巧妙地跨越理论与实践的障碍，因此值得现代中医学传承进行借鉴与发扬。

中医是一门格外重视"人"的作用的学科，不仅在医疗手段上中医主张用"人"通过望、闻、问、切进行思考判断以对付复杂病情，同时也在薪火相传的过程中把"人"作为主要载体完成了千年之久的呈几何式积累的知识量的传播，因此名老中医在成长过程中反复吸纳验证着中医理验并随时进行更新改进。在这一过程中名老中医必定会比其他人更加了解中医学，更加具备中医学发展的视野，也更能把握和体会中医学的优势与特色。因此，笔者认为：名老中医是中医界的"集大成者"，是中医学术进步的"领路者"，也是中医未来发展方向的主要"掌舵人"。因此，在学术上，不论未来科技研究如何进步，始终不能忽视"人"的主要作用。中医学在未来发展过程中如何成功传承、如何发展走向、如何开疆拓土都需要名老中医执手把关、引航领灯。

围绕名老中医发展中医事业的积极意义

山不在高，有仙则灵；水不在深，有龙则名——笔者认为：在名医、名科、名院的建设过程中，名老中医是整个建设工作的核心重点，围绕名老中医开展中医药事业的发展，不仅为学术传承提供了重要平台，同时使中医的医疗、教学、科研、产业都有了倚重点和产生源。在教育模式上，如前所述，把名老中医作为中医传承的重要环节，是尊重符合中医传统教育教育模式和中医学习优势的重要举措；同时，因为结合了现代新型的教学模式，把传统师承相对封闭、单一、保守的模式，转变成开放、多元、汇通的新型模式，对中医药人才的培养和中医学术的繁荣有着相当积极意义。而在科研、产业等方面，随着围绕名老中医不断进行的学科建设和发展，在依托学校、医院的资源基础之上，名老中医的作用将由简单的学术传承逐步向学术交流、信息共享、科学研究和产业转化等方面逐步发展。

而在这样一个过程中，如何完善围绕名老中医展开的工作并最大化名老中医的学验优势也将成为我们中医发展的重点和难点。因此我们要加紧步伐，完善名老中医继承者的人才培养机制，有机整合院校资源与名老中医优势，在更大的范围里开展名老中医的学术交流活动，实现名老中医学验成果转化，形成以名老中医为中心产、学、研的多赢局面等都是有待进一步加强的。这些努力最终会打开中医发展的辉煌之路。

（文章来源：孙相如，何清湖．名老中医是中医发展的活水源头．中国中医药报，总第 4019 期）

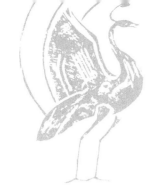

第二章　人才培养

一　把握本质谈中医传承和创新

观点采撷

• 中医的科学性、经验性、文化性与中医传承息息相关，中医人必须牢牢把握关乎中医本质的核心内容，树立正确的中医科学观，把握对于古圣先贤、当代名医名师、自己个人三种经验的学习积累，并通过持之以恒的文化积累涤清中医学习之路。

• 原创性和产业性是中医创新的根基和动力。只有首先完整传承并大力发掘中医药原创的内容，才能够透彻地理解中医学原理，并在此基础上依据现实需要创新中医学的理论、技法以及产品。

• 中医创新需要中医人具备产业化的视野，产业化意味着一门学科的知识、产品具备了更为广阔的服务天地。服务社会、服务百姓的产业化事业应当是我们实现理论创新、科研创新、文化创新、技术创新的内在动力，可以说，产业化的现实意义很大程度上决定了学科创新的高度和前途。

2013 年 7 月 10 日，笔者在《中国中医药报》发表《五种属性决定中医本质》一文，较为详细地阐述中医本质包含了五种属性，即科学性、经验性、文化性、产业性、原创性。在此，笔者将围绕中医这五种属性谈谈中医的传承和创新。

基于科学性、经验性、文化性的中医传承

中医的科学性、经验性、文化性与中医传承息息相关，中医人必须牢牢

把握关乎中医本质的核心内容，树立正确的中医科学观，把握对于古圣先贤、当代名医名师、自己个人三种经验的学习积累，并通过持之以恒的文化积累涤清中医学习之路。

• 树立正确的中医科学观念

正如笔者曾说：中医作为一门有理有据且有用的学科，是符合科学的，其具有的是独特的中国科学思维。而中医人传承的难点和关键点就在于能否树立正确的中医科学观。

无数前辈学者在谈到中医传承的问题时无一例外地会强调中医思维的培养。中医思维正是中医科学观的意识思维体现。没有形成正确的中医科学观念，造成越来越多的中医学子对于中医学理论的掌握仅限于"知其然"而"不知其所以然"，也使越来越多的中医从业人员在诊断疾患和处判针药的过程中，因为不会运用中医思维而走上了"过分依赖医学检验结果"和"机械刻板地依据病名开药"的不归路，大大有悖于中医的根本理念。

中医科学观是以形象思维为主导，始终不脱离事物的形象系统，再辅以抽象思维进行归纳演义；现代科学观，则是以逻辑思维为主导方式，必须充分建立在看得见、摸得着的事物基础之上进行推断。而当代中医学子主要是接受现代科学思维教育成长起来，因为早期日常所接触到的都是具有现代思维的事物，也因此习惯于运用逻辑思维进行思考。正是中医理论的科学观念与现代学子所习惯的现代科学观念的不一致造成了中医药学子们在学习上的困难性，这极大地打击了学生们学习中医的信心。

中医科学观的产生，离不开中国古代哲学的指导，中医学的许多概念如阴阳、五行、整体观念等，以及"观物取象"及"取类比象"等认识事物的方式，皆源自中国古代哲学思想。也可以说，中医学就是中国哲学思想在生命科学领域的体现，是其载体之一。所以，想要准确地传承中医药、正确地创新中医药，要求我们中医人树立正确的中医科学观，而树立正确的中医科学观又要求我们从中医传统的哲学思维中去找寻方法。

把握三种经验的学习积累

经验是中医这门学科得以延续和传承的重要保证。笔者常与人开玩笑说:"中医的门诊量与中医的年龄成正比、与老中医的胡子长度成正比。"生活中人们常以"名老中医"为尊,而国家评判名医的标准之一是"行医 30年以上",国医大师的标准之一是"55 年以上的临证经历",这一切都在强调经验对于中医传承至关重要。

许多人会对经验积累感到迷茫,以为经验全在于临床。而在笔者看来,一个完备的中医传承过程至少应当把握对于三种经验的学习积累。

一是古圣先贤的经验。

这一部分经验就存在于浩若烟海的中医典籍之中,作为中医学子应当大量反复地阅读中医典籍,中医作为一门"以人为本"的医学,没有包治百病神方,有的是诸多"同病异治、异病同治"的典型案例;没有"一是一、二是二"的绝对真理,有的只是"以不变应万变"的灵活方法。因此,大量反复地阅读中医典籍,是了解各式各样案例、掌握林林总总方法的重要途径,也是学习积累古代先贤经验的唯一方法。

二是当代名医名师的经验。

跟名师是经验传承的关键环节,名医名师在临床上积累了大量的实战经验,对于中医典籍也有着独到成熟的见解看法,笔者常说"医者之意是中医传承最难把握的关键",而名医名师通过口传心授,对学生在医书和临床上遇到的问题进行答疑解惑是弥足珍贵的,可以说学习名医名师的经验是跨越书本和实践所遇难题的捷径。

三是自己个人的经验。

古人常言"知行合一",今人亦常强调"理论与实践相结合",自己在不断的学习研究过程中做到"早临床、多临床、反反复复临床",从而将在中医典籍中学习到的古人经验和跟名医名师学到的经验在临床中得到验证,最终形成属于自己个人的经验,才标志着一个中医基本完整地完成了传承阶段。

"读经典、跟名师、反复临床"代表的不是三个独立的过程,而是三种经验的学习和积累,其相互之间环环相扣、缺一不可,共同构成了中医传承的完整基础,荀子《劝学》有云:"不积跬步,无以至千里;不积小流,无以成江海。"打好三种经验的基础是中医传人能够传承的扎实保障。

用文化疏通中医学习之路

在笔者看来，文化既有模糊的方面亦有要求精确的内容。

从广义的方面来讲，文化可以说是一种用来普及和传播知识十分重要的方式。著名心理学家奥苏柏尔认为："学生面对新的学习任务时，如果原有认知结构中缺少同化新知识适当的上位观念，或原有观念不够清晰或巩固，则有必要设计一个先于学习材料呈现之前呈现的引导性材料，构建一个使新旧知识发生联系的桥梁。这种引导性材料被称为先行组织者。"笔者认为，中医药文化正是中医学教育中的"先行组织者"，或称"引导性材料"。相对于中医学基本课程而言，中医药文化所包含的古代哲学思想、文化常识、医学古文、典故传说等内容是学生正式接触中医学课程乃至深化中医学习最好的基础教育。这些传统文化本身的魅力不仅能够勾起学生的探索欲望，而且能让学生在潜移默化中置身于中华文化的氛围，从而利于其从容自然地接受中医学课程。

中华文化本身极具魅力，不能忽略中医学的文化属性而直接传播其技术成分，这不仅大大降低了其魅力，同时亦造成了众多学子的学习障碍。中医学本身是中华文化重要的板块之一，中医的学习之路应当借助文化来展开和疏通。

文化也有讲求精确的地方，因为文字作为中医传承的主要载体，也是中医文化的重要符号，不能精准把握文字的文化含义，则传承艰难。许多中医的字词含义在不同的篇章、不同的时代背景下具有不同的意义，比如对于"藏象、腠理、经络"等字词的理解，"藏"与"脏""证"与"症"等字义的变迁差异，对"神、气、精"一类字的理解等。只有具备足够的文化知识储备，才能够游刃于中医学浩瀚的字里行间。

中医药文化汲取了历代人文文化成果，特别是哲学、宗教、伦理等，就此而言，这成就了中医典籍的浩瀚。中国作为拥有着数千年文明历史的古老国度，她的文字、文化随着时代的变迁不断发生着变化，却依旧能够保持延续性、同一性，故而使其诸多文明结晶得以传承、积累至今并发扬光大。这种传承是基于后学对于先贤文化深度的了解掌握之上，没有足够的知识储备，不了解知识产生的时代背景、文化背景，就不能对知识进行客观合理的判断，也就容易产生望文生义、断章取义、不求甚解等学术态度，更不可能进行传承。许多学生放弃学习中医，称其为"不科学"，往往是因为自己文化知识的储备不够，不能正确理解中医学概念造成的；还有一些坚持走中医之路的学子，却不能合理地诠释中医理论内涵，不能够给予外行人对于中医学令人信服的解释，也是由于文化知识储备不足。

总的来说，每一位中医人应当究其一生不断充实学习中医药文化，才能够源源不断地储备先哲的知识，从而具备合理正确传承中医学术的能力。

原创性和产业性是中医创新的根基和动力

中医作为一门学科，如果要发展壮大还需要创新和进步，而中医的原创性和产业性正是这门学科得以创新进步的根基和动力。

原创中医是创新汲取灵感的不竭源泉

中医原创体现于何处？体现于中医的文献之中。中医目前面临的创新上的困境，其实往往并非在于科研能力不足、基础人才困乏，很大程度上是源于对中医原创的发掘研究工作日益停滞。

多年来，为了促进中医学融入已发生巨变的现代社会，中医界一直致力于使中医"现代科技化"，以适应现代国人观念的转变，却忽略了使中医学真正实现创新、转型现代的另一条途径——努力发掘文献，从中医原创中汲取灵感。很多时候，正是因为中医药的原创文献没能得到足够的重视和发掘，使得中医学在现代社会屡遭误解、举步维艰。这种数典忘祖的行为正是缘自今人浮躁冒进的学术作风。

人类社会及思想文化的发展，是一个持续的历史过程，这一过程是不能割断的，而中医文献研究的任务，就是探讨中医药学这一文化现象的历史过程、发展趋势及其内在逻辑，即规律性：一是总结过去；二是认识现在；三是预测未来。换句话说，只有通过对原创的中医中药进行解读掌握，才能够懂得中医是怎么来的，并认识到中医现状如何，进一步便能够把握中医的未来走向，进而做到真正意义上的创新中医。

现如今，具有原始创新能力和自主知识产权的中医知识体系被分割，中医的核心价值被肢解，将会逐步导致中医学沦为一种低水平、经验性、不稳定、理论价值少的医疗保健技能。所以，只有首先完整传承并大力发掘中医药原创的内容，才能够透彻地理解中医学原理，并在此基础上依据现实需要创新中医学的理论、技法以及产品。

不同学科有不同的源头和体系，中医作为中国独有的医学学科，包含自然科学属性的同时还富含强势的社会科学属性，在学科技术发展的同时还闪耀着强烈的人文关怀光芒。我们只有从中医中药的体系和本质上弄清中医学术发生之源头、背景，谙熟其表述的方式，认清其体貌，才能真正明白中医的学术原理，才能深刻理解中医的理论与实践，才能认清其价值，明白其走向，并焕发出探究她的动力，也才有资格褒贬其得失。

或许有人会提出质疑："学会如何使用就可以了，何必知道其来龙去脉呢？"其实不然，譬如电脑，单就使用而言，大可不必弄清电脑的构造原理；然若想改进电脑、创新机器，则必须要通晓其机械原理。于中医而言，其意义大抵相近。而往往在中医中药的创新领域中取得成就的大家，还就是充分从中医原创中找寻的突破途径，譬如陈可冀教授、屠呦呦教授等，从他们星光熠熠的发现发明之中就可以看到中医药原创文献的耀眼身影。

中医产业化视野助中医创新展翅腾飞

今时今日的中医已经和过去以张仲景为代表的坐堂医大不相同，在科技日益发达的今天，我们的中医学子面临的是更为现代化的社会和愈加庞大的受众，怎样去适应现代化的节奏，并运用学科理论服务于越来越多的百姓，要求我们中医学子在掌握学科知识的同时必须具备较强的创新意识。在笔者看来，中医创新需要中医人具备产业化的视野，不是说一定要把中医各种事物转化成产业，而是每一门学科最终的目的在于为人类服务，因此一门学科及其理论最终应当以实现服务大众甚至形成产业普惠大众为目的，这一目的是学科得以创新的内在动力。

产业化意味着一门学科的知识、产品具备了更为广阔的服务天地，也应当是学科努力发展的方向。在这一方向的感召下，学科的进步将更为迅速，而学科的创新也会以人为本而更具有实际意义。中医人在学科创新的过程中，不仅仅要考虑理论的可行性、实验的科学性，还应充分地从实际出发，从人民百姓的切身需要去考虑，当这些考虑周到了，便使学科具备了符合现实的意义，同时也具备了实现产业化的可能。这种创新的出发点、考虑的全面性可以看做一种产业化的视野。

应该说，在中医学科内部的各项内容都具备产业化的可能性。中药、方剂的产品就无须赘述了，现如今不少上市医药公司的拳头产品都以中医药开路。中医文化方面，同样产业化潜能巨大，且不说市面上养生保健、中医文化类书籍热销，就电视网络等传媒而言，中医药类节目已形成了强势的传媒产业。中医教育方面，笔者从事中医教育多年，不仅通过构建创新学科的发展主编出版了一系列服务学生的相关教材，还整理出版了众多中医典籍，并组织策划了一系列名老中医的著作及讲座光盘等，这些也是中医教育领域中的产业形式之一。中医医疗方面，许多可操作性极佳的临床医疗技术都可以申请专利，进而形成服务于病患的医疗产业规模。我的一位博士后就在协助洛阳正骨医院进行关于洛阳正骨技术学术思想总结整理的课题研究，从理论方面为洛阳独特的正骨技术日后的产业化可能打下基础。

上述这一系列产业，有的是依托中药的科研创新，如中药产品的研发；有的是依托中医传播方式的创新，如中医药文化通过各种媒介进行传播；有的则是依托学科构建和理论创新的发展，如笔者主编的亚健康系列教材；有的则是依托临床独具疗效的技术，如洛阳正骨学术思想的总结整理等。因此，在笔者看来，服务社会、服务百姓的产业化事业应当是我们实现理论创新、科研创新、文化创新、技术创新的内在动力，可以说，产业化的现实意义很大程度上决定了学科创新的高度和前途。

目前，中医面临的是前所未有的大好发展时机，却也同样面临了前进过程中的巨大挑战——如何在科文并茂、百业兴盛的今天抓紧时机进一步证明自己、进一步取信并服务于更多的百姓、进一步紧随时代步伐而不被淘汰，就不仅仅是熟读圣贤、掌握医技能够战胜的困难了。今时不同往日，今天的中医人必定要比古代先贤承担更多维系学科命脉的艰巨任务，因此今时之中医不仅要有坐堂行医的本事，还应具备创新发展学科的信念和能力。笔者希望通过自己的一些思考，能够激起中医传人中医书本以外的思考和探索，激励中医学子们站在一个学科命运的高度来俯瞰自身、思索未来。当我们的中医人视野更宽、思维更广的时候，不仅是给予了自己一个更为广阔的发展天地，也同样是为我们的中医学科开启了一扇扇发展之门。

（文章来源：何清湖，孙相如．把握中医本质谈中医传承和创新．中国中医药报，总第 3957 期）

二 立足"和"文化谈中医人才培养

观点采撷

• 中国"和"文化的传统内涵主要表现在：宇宙自然和、人与自然和、人与社会和、心身和。

• 中医是一门医学学科；中医是一门技术；中医是一种文化；中医是一种产业；中医是我国自主创新的源泉。

• 中医人才培养：中医是一门"和谐医学"，人才的培养离不开"和"这一灵魂。正所谓中医传统文化修为是前提，理论学习是基础，临床实践是关键，教育创新是目标，"和"是最终目的。

中国"和"文化

2008 年 8 月 8 日晚，中国式表达的"同一个世界，同一个梦想"让世界惊艳！在举世瞩目的奥运会开幕式上，无论是中国五千年渊源文明的写意长卷上纷呈出现的"和"字，还是"鸟巢"中那传承梦想的曲艺交流，中国的"和"文化再次震撼世界！

人与天地万物的和谐统一是国人的永恒追求。早在殷商之前先哲们就提出了"和"的思想，《诗经·大雅·文王篇》中记述"百姓昭明，协和万邦"，"用咸和万民"，西周的史伯不仅提出了"和"的理论，并明确了它的价值，他们注重不同要素之间的"相济相成"，强调整体的平衡和稳定。"以和五味以调口，和六律以聪耳……"所以说："夫和实生物，同则不继。以他平他谓之和，故能丰长而物归之；若同裨同，尽乃弃矣。"（《国语·郑语·史伯为桓公论兴衰》）春秋时期，晏婴进而用"相济""相成"丰富了"和"的内涵，他认为"五味"相和，"济其不及，以泄其过"，方能为美羹。《周易》不论从卦象到卦辞，从《易经》到《易传》都体现了这种追求平衡的"和"思想，"乾道变化各正性命，保合太和，乃利贞。"（《易传》）

此后，"和"思想被广泛接受，逐渐积淀为中国传统哲学的一种基本思维定势，即使是学派林立、异说蜂起的先秦诸子时期，当时的哲学家也大都接受并从不同侧面发展了它。如孔子倡导"礼之用，和为贵"的中庸之道，他认为"中也者，天下之大本也；和也者，天下之达道也。""致中和，天地焉，万物育焉。"《管子》也认为"和乃生，不和不生。"整体的和谐乃是万物生存和人类社会生存的前提。老子说："万物负阴而抱阳，冲气以为和。""挫其锐，解其份，和其光，同其尘。"（《老子》）这是对大自然和谐美妙的赞誉。庄子则说："一上一下，以和为量。""调理四时，太和万物。"认为和谐乃是宇宙万物存在变化的首要原则，因此"守其一以处其和"应该成为人生最基本的态度。

至先秦后，经历代儒、释、道学者的畅加发挥，"和"的理论进一步完善，对中国传统文化的发展产生了深远的影响。透视其传统内涵主要有：

宇宙自然和

中国传统哲学认为，"通天下二气耳"，混沌宇宙始于"道""气""太极"等，"道生一，一生二，二生三，三生万物"，宇宙万物一经产生，它们各得其所，各安其生，各顺其性，达到宇宙的自然和谐，即荀子所说的"各得其和以生，各得其养以成。"（《荀子·天论》）

故道家把"道法自然"作为其学说的主要内容，老子说："人法地，地法天，天法道，道法自然。"（《老子》）并提出"万物负阴而抱阳，冲气以为和"的思想，认为"道"蕴涵着阴阳两个对立面，万物都包含着阴阳二气，阴阳二气相互作用而构成宇宙自然之"和"。庄子继承老子的思想，提出

"万物齐一"（《庄子·齐物论》）的命题，主张退回到"混沌"（自然和谐）状态中去，故有："当是时也，阴阳和静，鬼神不扰，四时得节，万物不伤，群生不夭，人虽有知，无所用之，此之谓至一。"（《庄子·缮性》）可谓把宇宙自然之和推到极致。

人与自然和

中国传统文化极力倡导"天人合一"，认为人与自然当和谐共处，共荣共生，人可以利用、调整自然，但不应失去应有的"度"而破坏自然的平衡状态。如孔子主张寓"天道"于"人道"之中，要在"人道"的统一性中看出"天道"的统一性。因此，孔子既讲"天知人"又讲"人知天"，强调人与自然和谐互动。孟子则一方面赞美人"上下与天地同流"（《孟子·尽心》），高扬人在自然面前的力量；一方面又告诫人们："数罟不入洿池，鱼鳖不可胜食也。斧斤时入山林，材木不可胜用也。"（《孟子·梁惠王》）强调要保护自然，维护生态环境的平衡，防治自然资源枯竭，这对人类维护自然环境的和谐提供了卓越的指导思想，在今天仍具有很大的启迪意义。

人与社会和

孔子说："礼之用，和为贵。"（《论语·学而》）以此作为人际交往的指导原则。孟子又进一步提出了"天时不如地利，地利不如人和。"（《孟子·公孙丑下》）突出了"人和"的最高价值。所谓"人和"，不仅包括君臣、朝野、父子、夫妇、邻里等各种人际关系的协调、和谐、和睦，而且还包括民族之间、国家之间的协调、和谐。《尚书·尧典》说："克明俊德，以亲九族；九族既睦，平章百姓；百姓昭明，协和万邦。"《易传》说："圣人感人心而天下平"，这都表达了先哲们主张以道德修养教化为本，从而实现"协和万邦"的理想局面。

心身和

身心和同样是我国古人极力追求的目标。"身"是指人的形体，由此派生出情、欲、利；"心"是指人的精神，由此派生出理、义等。身心和，就必须克身扬心，出形入神，崇理灭欲，用心之满足去弥补身之吸乏，使身心统一于心。做到"怒而不怒""乐而不淫""哀而不伤"（《论语·八佾》），以

"和"为美。孟子宣称"养心莫善于寡欲"（《孟子·尽心下》），孔子主张"吾日三省吾身"（《论语·学而》），老子提出"无为不争""见素抱朴，少私寡欲"（《老子》），庄子则提出"心斋""坐忘"，这些最终目的都是为了达到心身和，实现《素问·上古天真论》所说："上古之人……法于阴阳，和于术数，食饮有节，起居有常，不妄作劳，故能形与神俱，而尽终其天年，度百岁乃去。"

解读中医

中医是一门医学学科

1929 年，余云岫等提出的《废止旧医以扫除医事卫生之障碍案》；2006 年，张功耀的所谓"告别中医中药"言论，从民间到政府，曾激起层层惊涛骇浪，中医被莫名罩上"伪科学"的帽子，结果当然都是"废"而未"止"，越"废"越"兴"。

另有一些人认为，中医经典理论是靠"内证实验加上理性思考"建立起来的；在这个基础上建立起来的经典，能够"超越时空，超越时代，超越后世"，中医无所不能，包治百病，中医又因此而卷进"超科学"的逆流之中。

钱学森曾这样评价："中医理论包含了许多系统论的思想，而这是西医的严重缺点。所以中医现代化是中医发展的正道，而且最终会引起科学技术体系的改造—科学革命。"因此，中医首先她是一门医学科学，是从中国古代流传下来的，以保护与增进人类健康，预防和治疗疾病为研究内容的科学。和其他学科一样，有着自己独特的理论体系，是我国人们在长期的医疗实践活动中不断总结形成的一门学科。几千年来为我国人民群众的生命健康作出了巨大的贡献，即使在现代医学高度发展的今天，依然占据着一席之地。

中医是一门技术

两汉时期，先民就将医药著作归于《七略·方技略》，并曰："方技者，皆生生之具，王官之一守也。"所谓方技，是使生命生长不息的工具。也就是说，医药发展之初，中医更多的被认为是人们用来防病治病、强身健体的一门技术，她借助于中药、针灸、砭石、按摩、推拿的各种方法手段。

"熟读王叔和，不如临证多"，医学技术的取得，需要的是反复的临床实践，民间有"看病要找老中医""中医越老越吃香"的说法，也就不难理解了。老中医们在数十年的反复临床中，不断总结经验教训，才逐步形成自己诊病、把脉、观舌、用药等经验。基于这些原因，因此国家越来越强调对老中医经验的整理、继承和发扬。

中医是一种文化

中医药，是五千年灿烂中国文化的重要组成部分。缺了中医药文化的传统文化是不完整的中国文化；同样，没有传统文化土壤的蕴育，也不可能有中医药的兴盛与繁荣。中医不少理论，融会了中国的思想哲学于一体。中医人的心灵或多或少游刃于儒、释、道之间：儒家的忠孝仁义、礼义廉耻；佛家的慈悲为怀、普渡众生；乃至道家的清静无为、洒脱自在；以及兵家的"用药如用兵"等，共冶一炉，发挥所长，互补不足。

故对习医者而言，"道"以"医"显，即医道是中国文化最集中的体现；从"医"入"道"又是掌握传统文化的一条必不可少的捷径。

中医是一种产业

随着社会的发展，环境污染，生态平衡失调，医源性、药源性疾病激增，人口老龄化，疾病谱改变，医学模式转变，"回归自然"的冲击，越来越多的人将目光瞄向了以象征着"和谐、绿色"的中医药，给中医药产业发展带来了前所未有的市场空间和活力。

据数据统计，2004年全国中药工业总产值达958亿元，比2003年增长18.3%。2006年湖南省医药工业总产值128.7亿元，从2007年"湖南省发展中医药产业战略研究评审会"报告获悉，预计到2010年，全省中药产业实现销售收入150亿元，年均增长25%以上，占全省GDP的比重达到2%左右。2007年十六部委联合发布的《2006—2020)年中医药创新发展规划纲要》中，则明确提出要通过技术创新提高中医医疗服务能力和中药产业技术水平。

中医是我国自主创新的源泉

中医学作为一门富有原创性的学科，中医药理论为新成果、新技术的研发提供了不竭源泉。如依据《肘后方》青蒿治疗疟疾的单方，研制成抗疟良药"青蒿素"；根据活血化瘀、理气止痛的治法，研制成治疗冠心病的"复方丹参滴丸"；从安宫牛黄丸，研制成治疗热病神志异常的"清开灵""醒脑静"；运用"久病入络"理论，研制成治疗冠心病心绞痛的"通心络胶囊"等，这些新药，都来源于古代文献，又高于古代文献，是我国自主创新的重大成果。

不仅如此，我们还有可能根据中医"肺主通调水道，下输膀胱"，"不通则痛，通则不痛"，"利小便以实大便"，"给邪以出路"等中医独创性理论，研制出疗效更好的利尿、镇痛、止泻、抗感染等新颖药品，潜力十分巨大，国内和国际市场前景未可低估。

中医人才培养

传统文化修为是前提

中医是一种文化。以五千年优秀华夏文化为根基，处处散发着传统文化的气息。中医学的许多基础理论，如气一元论、阴阳学说、五行学说等都是以古代朴素唯物主义哲学为理论模型，借鉴诸子百家来阐释人体生理病理，进而指导临床诊疗疾病，只有了解了古代的自然哲学思想，才能更好地理解领悟中医学理论体系，徐大椿所言极是："黄帝、神农、越人、仲景之书，文词古奥，搜罗广远，非渊博通达之人不可学也。"

同时中医经典大多字义深奥，恰如王冰评价《内经》所言："其文简，其义博，其理奥，其趣深"，没有一定的古文基础，不明句读、训诂，是很难读懂的，更因许多中医古籍年代久远，人们辗转传抄，有所增删，难免有"鲁鱼亥豕"之误。

因此，对于中医人才的培养，不但要具备其他自然科学学习和研究的严密逻辑思维及审慎的科学态度，也需要学习和研究人文科学的思维与能力，而前提是必须具备一定的传统文化修为，加强对中国传统文化的学习。

理论学习是基础

中医是一门科学。自神农尝百草、黄帝留经文、扁鹊发九九八十一难、南阳仲景创伤寒六经之说，明·李时珍著《本草纲目》振世之作，金元四大家更是阐发前贤、各创新说，后有江南温病学派倡"病气"致病，中医以"四大经典"为根，在一代代人的努力下不断枝繁叶茂，形成了独特的理论体系，但也无法突破四大经典早已为我们设定的"圆"，当然不可否认这种自圆特性为几千年来中医理论、临床所作出的贡献。因此要真正的掌握中医这门科学，中医理论的学习才是最基础的，是"万里长征的第一步"。

历代名医大家，许多自小便诵习《汤头歌诀》《药性赋》《杂病心法要诀》等，这些都是中医入门的前提，也是我们提高临床实践能力的必备条件。青年学生正处于记忆的黄金时期，更应该加强对中医经典的诵读，熟练中医理论，为以后的学习打下基础。只有这样真正学好了中医理论，并在此基础上对中医理论提出新观点，才能不断推进中医学的发展。是以清代名医徐灵胎先生指出："未有目不睹汉唐以前之书，图记时尚之药数种，而可为医者。"

临证实践是关键

中医是一门技术，是一门实践性很强的学科。长久以来对于名医的培养都是"读经典，做临床"，也就是说，中医必须以继承前人经验为基础，并在临床工作中反复实践，将所得到的感悟，不断得到理论上的升华，才能成为一代名医。也正如山西名老中医贺本绪先生所云："学贵有恒，实践第一"。只有通过加强临床实践才会对中医经典有更深刻的认识和理解，因此在校学生应尽早接触临床，在学理论期间，应实行读书与临床交叉进行的制度，增加临床见习和实习的时间，尽早培养学生的中医思维模式。

同时，在临证实践中，师承授受有必要成为中医人才培养的重要途径之一。"古之学者必有师"。如雷公师从黄帝，扁鹊师从长桑君，张仲景师从张伯祖，李东垣师从张元素，吴普、樊阿、李当之则是医学家华佗的弟子。这种师徒教育造就了历代名医，并代代相传，形成学派。如河间学派的刘完素—罗知悌—朱丹溪—戴思恭；易水学派的张元素—李杲—王好古、罗天益等。通过与师父朝夕临证，耳濡目染，口授心传，个别指导，弟子才可以逐步领会和较快掌握。老师几十年，甚至几代人积累的临证经验毫无保留地传授给弟子，这样可以少走弯路，缩短成才周期。

教育创新是目标

中医是一种产业，是我国自主创新的源泉。随着时代的发展，中医学可能再单纯地靠摸脉、望舌等宏观物理表象去诊治疾病。现代科技的迅猛发展，X线、CT、MRI、各种理化检查的普及，使得对疾病的诊断迅速而准确，"三素一汤"在临床上也有着不可替代的优势，中医学如何利用现代科技的这些羽翼丰富自己，与时俱进（即与时代同步、与科技同步、与国际同步），并将继承与创新结合，这是关系到中医学未来发展与走向的关键命题。

因此对于中医人才的培养，一方面要求他们"保住中医的根"，强化中医经典理论的学习，一方面也应该注重培养学生对于现代医学知识的掌握，树立中医药学科与人文、社会、科技等多学科相互渗透的新观念，树立因材施教，发展学生个性化教育的特点，创新中医，走中西医结合之路，实现中医、西医"两手抓""两手都要硬"。

"和"是最终目的

通过前面的论述，我们得知中国的"和"文化可谓博大精深、源远流长，渗透于中国五千年优秀文化的每一个角落。中医是一门"和谐医学"，她追求"天人合一""形神合一""脏腑经络气血和谐"的健康观，脏腑、阴阳、气血失和谐的疾病观，通过四诊、八纲、经络等辨证以求发现人体不和谐的诊断观，以及调人、调气、调阴阳、调脏腑等的治疗观，无不都昭示着中国"和"文化的讯息。因此对于中医人才的培养，包括传统文化的修为、中医理论的学习、临证实践的强化以及教育创新等都离不开"和"这一灵魂，立足于"和"，一方面将中国"和"文化不断融入中医教学中，使学生逐步形成"和"的诊疗思维；另一方面，在"和"文化的氛围中，构建和谐医患关系，加深学生对于医生当具备仁心仁术，急病人所急、想病人所想的理解，遵《大医精诚》所言"……若有疾厄来求救者，不得问其贵贱贫富，长幼妍媸，怨亲善友，华夷愚智，普同一等，皆如至亲之想。"方为苍生大医。

（文章来源：何清湖．立足"和"文化，谈中医人才培养．第四届全国中西医结合教育研讨会论文集，2008 年第 12 期）

三 我心目中的大学和学者

观点采撷

• 大学之道在于"明德","亲民","止于至善",大学之大在于"大楼""大树""大师""大气",而最终这一切是为了学习、学术和学生。

• 大师是一所大学的学术灵魂,大师是一个学科能够屹立不倒、不断前行的重要保证,因此大学不应该缺少大师。

• 大学作为高级知识分子的摇篮就应当具有精神独立、思想自由的学术氛围,不仅可以容纳不同的专业、不同的知识结构,还应该可以包容同一学科内部不同的思想、不同的见解,这样才体现了大学之大气。

• 学者应当是学科里的德才兼备者,应当具备独特的风范,应该具有格物致知的能力、诚心正意的学术态度、修身的素养和齐家的本事以及"三人行必有吾师"的谦逊姿态。

当一门学问或者技术上升到学科的高度时,就必然有它传播与继承的场所和载体,笔者认为大学是学科弘扬专业知识的最佳载体,而学者则是维系学科命脉的主要载体。

大学的重心要落实在"学"字上

大学在古代一般有两种含义:一是指《四书》中《大学》一书,它原为《礼记》第四十二篇,宋朝程颢、程颐兄弟把它从《礼记》中抽出,编次章句而成书,是讲修德与治国之间关系的篇章。二就是指聚集在特定地点整理、研究和传播高深领域知识的机构。根据文献记载,大学作为一种具有高等教育职能的机构,可以追溯到五帝时期的"成均"和"上庠",董仲舒曰:"五帝名大学曰成均,则虞庠近是也。"虞舜时成立上庠,"上庠"即"高等学校"的意思。现在的大学显然和后者意义相近,泛指高等学校。但笔者往往愿意用《大学》中"大学之道,在明明德,在亲民,在止于至善"的语句来形容大学。

明德、亲民、止于至善，指的是大学的宗旨在于弘扬光明正大的品德，在于使人弃旧图新，在于使人达到最完善的境界。它表明了大学至少应该帮助学生完成以下三个层面的进步。

道德层面做到"明德"

大学是各种学科传播高等专业知识的场所，然而比起传播知识更重要的是弘扬道德。在社会上人与人交往讲品质、讲信用、讲德行，具体到各个行业有着行业内部的职业道德、职业操守，在大学里学生们掌握到了较高级的知识，学会了更为优秀的思维方式，如果不具备道德，就极有可能严重地危害社会、伤害行业。大学不只是弘扬学生们应当具备的基本道德，同时也应该让学生们拥有"为天地立心，为百姓立命，为往圣继绝学"的光明正大的道德，这样才能让学生在毕业后最大限度地发挥作用、服务社会。

知识层面做到"亲民"

"亲"应做"新"解，即革新、弃旧、图新。亲民，也就是新民，使人弃旧图新。学生在大学阶段的学习将会和过去产生极大的不同，学习内容和思维方法都将变化。大学的作用在于最大限度激发学生独立思考的能力，在于激励学生掌握知识后勇于开拓创新，在于传授学生专业中更为优秀的思维方式，只有这样，学生才能脱胎换骨、弃旧从新，才称得上是接受过高等教育。

完善学生层面做到"止于至善"

大学院校除了基本的学位课程以外，有着丰富的活动，精彩的讲座等多种多样、形式丰富的课外安排。以学生为中心，以学生为本，让学生在大学几年中学习培养政治、思想、心理、身体、人文和科学等素质，培养除专业外，分析解决问题、语言、交际等能力，把知识转化为能力，最大限度地完善学生们的方方面面，最大限度地发掘其潜能，让学生认识、了解并参与到书本以外的世界，对于完善学生人格、学识将起到积极作用。

大学之所以大，笔者认为应具备"四大"，即大楼、大树、大师、大气。大楼，指的是大学作为传播高等知识的场所，应当具备完善的教学设施，教学需要宽敞明亮的教室传道授业；实验需要设备先进的实验室研究创新；读书需要典籍丰浩的图书馆提供资源等，拥有完善的教学设施是一所学校能被称为大学的基本必要条件。何谓"大树"？并非学校绿化如何。大树都有年轮，年轮的多少代表历史的长短，凡是大学中拥有参天大树者，代表着这个学校历史悠久，也代表着它有了较长时间的学术研究史和人才培养史，是一所大学学术成熟、桃李天下的侧面象征，因此大树对于大学来说有着特别的意义。大师是一所大学的学术灵魂。山不在高，有仙则名；水不在深，有龙则灵。每一个学科，每一种专业，都应当有其代表人物能够为学术代言、给学生引路、为发展指明方向，大师是一个学科能够屹立不倒、不断前行的重要保证，因此大学不应该缺少大师。大学之大还在于大气。陈寅恪先生作为中国伟大的史学家、思想家，在1929年作王国维纪念碑铭时写下了"独立之精神，自由之思想"一句，如今已成为中国知识分子共同追求的学术精神和价值取向。大学作为高级知识分子的摇篮就应当具有精神独立、思想自由的学术氛围，不仅可以容纳不同的专业、不同的知识结构，还应该可以包容同一学科内部不同的思想、不同的见解。"泰山不拒细壤，故能成其高；江海不择细流，故能就其深"，这样才体现了大学之大气，才有利于大学的人才培育、学术发展。具备"四大"方可称其为大学，四大缺一不可，切莫"四大皆空"。

大学的重心还是要落实在"学"字上。大学之"学"在于学科研究、学术专研之地、以学生为中心，不论是老师从事教学还是学生的任务都是围绕学习。大学在学科建设中必须要有明确的研究定位方向、研究团队、研究相关平台条件和研究课题。总而言之，大学之道在于"明德"，"亲民"，"止于至善"，大学之大在于"大楼""大树""大师""大气"，而最终这一切是为了学习、学术和学生。

以上是笔者对大学的见解和认识，也是对我们中医药大学的期冀和在工作中坚持努力追求的目标。

学者应该具备四个条件

每一个行业都需要专家、学者对学科知识进行传播、发扬、创新。我们的学生今后也会成长为学者。但笔者认为学者不应是普通的学习者，也不能仅把专业里的行家里手称为学者。学者应当是学科里的德才兼备者，应当具备独特的风范。概而言之，笔者认为应该从四个方面评价一个学者。

具有格物致知的能力

学者的一生应当是学习的一生，是不断创新的一生，因此学者应当具备推究专业事物的原理法则并总结为理论知识的能力，才能发挥学者自身的作用，才能为学科做出实际的贡献。

具有诚心正意的学术态度

诚心诚意地研究学术，不图成名快，不图利益高，不在学术上弄虚作假，是学者的底线，也是成为学者的基本要求。

具有修身的素养和齐家的本事

当有了较好的学术能力、学术态度，还要进一步修身齐家方可达到学者的要求。修身指的是加强自身修养，修养高则胸襟广、眼光远、气度高，很大程度上，修养的高度决定了学术的高度和学识进步的空间；而齐家，并非单单指的是管理好家政，如今，研究学术不仅是靠个人，更多的是靠团队，拥有管理好自己学术团队的本事才能把学术研究的能力发挥到最优、效率最高，作为学者应当有这样的本事。

学者应当具备"三人行必有吾师"的谦逊姿态

学者首先要善于学习，不仅向本学科的前辈、同辈甚至学生学习，也应该有吸纳兼容其他专业优良知识的胸怀，这就要求学者应当有谦逊的学习态度，比如我们作为中医人，不仅仅是跟老师学，跟年龄相仿的同辈学习，有时也会从学生那里汲取知识，同时也要学习吸纳西医学优秀的知识，不应该存在自傲的偏见和盲目的排斥。谦逊学习、取长补短才是一个学者的姿态。

这些是笔者对"学者"的一些个人见解，也是笔者对中医学子今后成长为学者的一些期许和要求。

（文章来源：何清湖，孙相如．我心目中的大学和学者．中国中医药报，总第 3930 期）

四 中医教育者应是引导者与激励者

观点采撷

· 育人要以科学精神大于科研方法,中医药的高等教育尤其应当重视科学精神的培育,让学生在中医中药治病救人的过程中寻求学科真理,而不要桎梏于单纯的科研之中。

· 中医教育应当把"知行合一"的理念贯穿于整个过程中,"授之以渔"方能避免学生"刻舟求剑"于教条之中,教育者所要传达的应当是医案、验方中体现出来的名医名师的思辨过程、思维方式。

· 应把文化教育作为中医药教育的重要内容。文化不仅是打开中医之门的钥匙,亦是行走中医之路的助力。而在高等院校的文化教育中,德育应当占主导地位。

· 中医作为原创性极佳的学科,教育者在传授知识的过程中不仅要重视原创、发掘原创,还应以严谨的学术态度对原创的内容去粗取精,保证知识传播的纯洁度和含金量,以便提炼、升华。

· 中医药高校作为中医教育的主体,在中医药教育领域中扮演的应当是助推角色、引导角色、激励角色,而不是灌输、主导或强迫。

笔者从事中医药高校教育工作 20 余年,一直坚信教育事业是崇高的,教育之成败事关民族之兴衰。高等教育的根本价值,就是给国家、给人民提供具有崇高信仰、高尚道德、诚实守法、技艺精湛、博学多才、多专多能的人才,为国家、为社会创造科学知识和物质财富,推动民族兴旺,推动世界和平和人类发展。在此,笔者围绕中医的科学性、经验性、文化性、原创性、产业性,来谈一谈个人对于中医药高等教育的认识和看法。

科学精神大于科研方法

高等中医药学校的教育,往往在培育中医药人才的过程中,除了传授中医中药相关的理论、知识、方法以外,多数情况下还必须涉及现代医学解剖、生理、病理以及科研统计等。因现代医学所运用的方法和思维大部分是与中医传统思维方式大不相同的，经常会造成学生在两种思维的碰撞过程中产生质疑甚至临阵倒戈为中医的不信任者。

在笔者看来：任何学科在研究过程中都需要在一定程度上运用科学研究的方法，然而方法对于现实来讲始终是受到局限的，科研的手段和水平为时代和技术所限制。比如现代医学，当我们生物医学发展到细胞水平的时候，我们知道了人是由细胞构成的，基于此产生了一些对疾病的认识；而当医学进步到基因水平的时候，我们又知道了人的生理由基因决定，基于此产生了一些新的认识并对细胞水平的认识进行了一定程度的否定。因为科研的发现始终局限于科技水平，因此一时一地盲目武断地对某件事物的是非下结论是不科学、不客观的。现如今，科学不能解决、解释的现象比比皆是，尤其是中医中药。笔者认为，育人要以科学精神大于科研方法——对待学科知识上，讲究实事求是，摒弃主观臆测，通过对实际现象不断的钻研寻求真理，而不要拘泥于方法不通便妄断对错。中医药的高等教育尤其应当重视科学精神的培育，让学生在中医中药治病救人的过程中寻求学科真理，而不要桎梏于单纯的科研之中。

授人以渔，知行合一

众所周知，中医教育过程十分注重经验的传授，因此我们强调中医学生的培养要读经典，跟名师，早临床、多临床、反反复复临床。笔者据此总结经验，认为教育应当注重两点：授人以渔，知行合一。

在中医药传统的经验学习中避免不了记诵经典、跟师抄方的过程。而在经典的学习过程中，学生会接触大量的医案验方；跟师的过程中也会学到老师诸多的专病专方。但是中医是一门很灵活的医学，中医学的医案充满个性却也有普遍意义，但绝不是要求学生"依葫芦画瓢"。《伤寒论》的六经辨证不是背得滚瓜烂熟就可以直接应用，应当通过对六经辨证的记诵理解，学习先贤张仲景诊治病患的思维方法。同样的道理，在讲授经典的课程中以及师带徒的过程中，教育者所要传达的也应当是医案、验方中体现出来的名医名师的思辨过程、思维方式，学生掌握了这些才是学到了中医的精髓、才是学会了运用中医的真正方法。"授之以渔"方能避免学生"刻舟求剑"于教条之中。

教育应当把"知行合一"的理念贯穿于整个过程中。尤因医学与性命相系，把理论结合于实践更显得格外重要。对于中医药高校教育来说，因为中医药理论较为艰深，我们应当从早期就注重学生的实践体会，以我校湖南中医药大学为例，在理论课传授时我们便会同时安排学生尽早到医院进行见习，以看到中医在临床上的运用；在中药、方剂等知识的讲授过程中，学校还会安排学生接触体会中草药的"四气五味、升降浮沉"；在基础知识掌握之后，就尽快安排学生进行更深一步的实习；而当学生学习积累了大量经验并取得行医资格后，就让学生进入临床运用所学。正是在这一不断的"知行合一"过程中，才最终能够较为完善的完成一名医学生的教育过程。

文以载道，德育为先

笔者主张应把文化教育作为中医药教育的重要内容。现如今的中医学子已然较难用现代知识结构、思维方式来理解、认识中医中药。中医药文化是中国传统文化典型知识系统的体现之一，是科学文化和人文文化水乳交融的知识体系。纵观中医学的内容，中华民族文化上的各个层面都渗透其中，而文化中思维方式、道德伦理等皆深刻地影响了中医学者学术造诣的高度。在笔者看来，文化不仅是打开中医之门的钥匙，亦是行走中医之路的助力。笔者作为"湖湘中医药文化"的提出者与研究者，多年来坚持致力于中医药文化的研究与教育工作，并在我校打造了湖南省首个中医药文化研究基地，近年来一直为中医药教育文化内容的充实做着不懈的努力。

而在高等院校的文化教育中，笔者认为德育应占主导地位。现今医学教育的课堂上，不论中医西医，至今都未曾将医德教育课程纳入重要的教学版块。诸如《医学伦理学》《思想品德教育》等课程也只是边缘学科、蜻蜓点水而已，略显牵强附会。现在，医生队伍中"医德意识薄弱，牟利思想严重"的人员大有人在，这些人的存在不仅是在抹黑医学，更是在残害生命。儒学在中华文化中一直处于主导地位，其以仁义为核心的道德思想体系，使得以"仁"为中心的中医医德文化成为中医药文化重要组成部分。故而，中医文化教育德育为先是非常必要且刻不容缓的。

对原创的去伪存真、去粗取精

毛泽东主席在 1937 年写成的《实践论》中谈到深化认识时应当对于感性的材料"去伪存真、去粗存菁、由此及彼、由表及里"。笔者认为，中医作为原创性极佳的学科，教育者在传授知识的过程中不仅要重视原创、发掘原创，还应以严谨的学术态度对原创的内容进行真伪鉴别，去粗取精，才能保证知识传播的纯洁度和含金量，也才有可能对原创的东西进行提炼、升华。

"教师是人类灵魂的工程师"，教育无疑是一项伟大的事业，也无疑是一项艰难的工作。当进行学术研究的时候，我们可以有各自不同的观点，可以秉承自由的学术精神任意驰骋。一旦归于教育，就需要教育者极端负责、极其严谨，首先将个人的倾向和见解暂且收敛，以保证我们能够用最为公正、最为客观的方式传达知识。当然，在这个过程中，教育者可以用激情和特点来感染学生、鼓舞士气，但要注意我们应当把一些有待考察的事理或独家思考的观点专门标注提点出来，需格外注意不要让个人的认识和看法主宰了学生的想法，更不可以为了使学生相信某些观点而虚拟知识内容，神话学科理论。对于我们中医学来讲，古代的原创文献中蕴含了大量的宝贵资源，但因为古人"尊经崇古"的习惯，难免会有记载失实之处，故而要求我们中医药教育工作者在作出甄别之后传达给学生正确的信息。如果使用了有失公允的教学手段，传达了违背常识的知识，不仅留贬驳之口实予质疑中医者，更是愚弄了广大中医传人，贻害无穷。

引导思维发散，激发创新能力

对于大部分学生而言，共同关心的就是就业问题。在笔者看来，对于中医学的学生来说，就业应该来说不成问题。因为中医中药具有独特的知识体系，具有丰富的学科内涵，还具有巨大的产业潜能，使得我国中医药形成了医疗、保健、教育、科研、产业、文化六大发展方向，为中医药学生的就业提供了广阔的天地。在这些发展方向中，中医药的产业化可以说标志了学科的知识产物服务于人的最大限度，是理论应用于实际的高级形式，更代表着中医药创新发展的现实意义。

想让中医学子们今后能够在中医的产业化发展中有所作为，让中医传人在中医药创新的历程中具备其他行业难以比拟的竞争力，就需要我们在教育的过程中注重对学生视野、思维能力的拓展与锻炼，正如人常言道"思路决定出路"。作为中医药高等教育机构，我们在传授专业知识应该学会"点到为止"，"师父领进门，修行在个人"，鼓励学生自觉主动地探寻真理、汲取更多的知识；在教学过程中，与学科理论比起来更重要的是传授给学生们治学方法、思维能力，从而更有利于让学生形成独特的学术观点；中医药教育的园地，不应仅仅以医学家作为学界楷模，还可以通过对中医药领域的教育家、思想家乃至实业家的学习开拓学生的视野，激发学生的创新热情；学生们的见习和实习体验也可以由医院、学校扩展到媒体、企业等领域。凡此种种，皆有益于中医药学生思维和能力的锻炼，可以使他们最终能够在更为广阔的天地翱翔，也让中医药未来之发展更为多姿多彩，最终能够为社会创造巨大的价值。

总之，中医药高校作为中医教育的主体，在中医药教育领域中扮演的应当是助推角色、引导角色、激励角色，而不是灌输、主导或强迫。忆及教育界的众位前辈：蔡元培，开启北大百年自由学术之风尚；张伯苓，造就南开学校精英人才培养之盛举；梅贻琦"身教重于言教"及"所谓大学者，非谓有大楼之谓也，有大师之谓也"的教育名言深为世人推崇。笔者深感中医药高等教育，亦应用丰富多彩的方法、自由独立的学风、公允客观的特点感染中医传人，最终为祖国的医药事业开拓一个灿烂明天。

（文章来源：何清湖，孙相如．中医教育者应是引导者与激励者．中国中医药报，总第 3964 期）

五 说师论教

┌─ 观点采撷 ─────────────────────────────

• 为人师表,不应当只考虑如何在我们短暂的一生中燃烧自我,而应当主动、积极地在传授知识的过程中传递信念、输出能量以点燃每一位学生心中的火种。

• 老师更多的应当是教授学生学习知识、思考问题、解决问题、创新创作的方式方法、技巧原则,授人以鱼不如授人以渔,懂得了这些与专业学习相关的"道",才真正赋予了学生一生取之不竭的财富。

• 我们理应传达一些有益于社会发展、有利于他人需求、遵循于自然规律的积极信念,让学生能够在了解一定行业弊端不足的同时依然坚定对专业的信心、对学科的希冀,因为只有这样才能够促使学生们努力为一门学问乃至整个社会去营造一个光明的未来。

• 如果说"传道授业解惑"主要是讲一位老师应该教什么,那么"有教无类,因材施教"更倾向于告诉我们怎么教。

笔者从 14 岁踏入中医药大学成为一名中医学子,到 25 岁左右踏上讲台、拿起教鞭,从事中医教育二十余年,对学校、对中医学、对中医院校的学生们都有着深厚的感情和别样的感触。从常规课程授课到指导引领硕士生、博士生从事中医药相关课题研究、创新创业,对于中医药学的教育有着特殊感悟。今天,就把这些所思所感浓缩成一篇教育心声,送给即将踏入中医药大学教师岗位的年轻人们。

说"师"

什么是老师?这应该是每一位从事教育工作的人理应扪心自问的问题。因为想清楚这个问题,在一定程度上能够成就一个有原则、有方向的教育者。

有人把老师比喻为"园丁",要用心、用力地呵护像花草一般的学生们,教育就是除虫、洒水、施肥。但以呵护为主的教育方式应当主要存在于学生低龄教育时期，在学生相对幼小脆弱的时候以呵护为主、引导为辅完成教育工作。

有人把老师比作蜡烛，认为老师的工作是燃烧自己、照亮别人。因此有人愿意以"春蚕到死丝方尽，蜡炬成灰泪始干"的诗句形容老师的教育工作，说明为人师者要呕心沥血、鞠躬尽瘁、死而后已。但比起"燃烧自己、照亮别人"，身为老师，我们是不是应当考虑更多一些，思考一下当自身燃尽以后世界会不会又重新回归了黑暗？

笔者个人愿意把老师比作"点蜡烛的人"。年华易逝，岁月无情，每一位在讲台上执掌教鞭的教授学者终将老去；为人师表，我们不应当只考虑如何在我们短暂的一生中燃烧自我，而应当主动地、积极地在传授知识的过程中传递信念、输出能量以点燃每一位学生心中的火种，因为只有这样，才能够保证在未来当我们渐渐失去火光的时候，这个世界不会因此而黑暗，而是在已经燃起的万千烛光中更加光明璀璨。

论"教"

那么，身为老师应当教学生什么？又应当如何教呢？关于这个问题，古人曾经给出过答案，笔者特别推崇的是先贤留下的三句话，一句是韩愈的《师说》有云："师者，所以传道授业解惑也"；还有两句源自伟大的教育家孔子，一句出自《论语·卫灵公》："子曰：有教无类。"一句来自《论语·先进》里"闻斯行诸"的典故，后人提炼总结为孔子"因材施教"思想。

传道授业解惑

"师者，所以传道授业解惑也"这句话说的就是老师应当教学生什么。一些老师在教育过程中往往比较注重的是"授业"，相对来说，没有"传道"意识，更不愿意为学生答疑解惑。而这样做的结果，往往使得专业教育沦为简单的知识灌输或技术传授，一门学科也因此失去了知识传授过程中本应体现的魅力，学生兴趣因此而消磨殆尽，教授结果也自然不尽如人意。笔者认为，与授业相比，传道、解惑亦应当是教育过程理应侧重的两个方面。

"道"意味着"自然、规律、方式、方法"，从小的方面来看，传递的知识总是有限的，老师更多的应当是教授学生学习知识、思考问题、解决问题、创新创作的方式方法、技巧原则，授人以鱼不如授人以渔，懂得了这些与专业学习相关的"道"，才真正赋予了学生一生取之不竭的财富；从大的方面来看，任何一项专业与社会人文、自然环境是息息相关的，传授知识的同时，我们理应传达一些有益于社会发展、有利于他人需求、遵循于自然规律的积极信念，让学生能够在了解一定行业弊端不足的同时依然坚定对专业的信心、对学科的希冀，因为只有这样才能够促使学生们努力为一门学问乃至整个社会去营造一个光明的未来。

"惑"意味着"困惑、不解、迷茫"，学生会因为"惑"而止步不前、原地打转。许多老师不喜欢甚至是厌恶学生因为"惑"而提出的各式各样的问题，有的是嫌麻烦，有的甚至是好面子怕不能解答。殊不知学生的"惑"是学生在学习、成长过程中进步的表现，更是老师传道授业取得进步的标志。在笔者看来，"传道、授业"是老师主动、学生被动的教育形式，而"解惑"往往初步形成了师生互动的局面，正是辨明学理、思维碰撞的最佳时机。

学生的"惑"可能分为几种情况，一种情况是学生通过积极思考产生了疑惑、问题；一种情况是正好碰到了教学中的瓶颈或关键点引发了疑问、不解；还有可能是学生在学习生涯中的某个阶段对学习的专业、未来可能从事的行业甚至是人生产生了迷茫。不论是哪种情况，身为老师都应当设法为学生解答，以鼓励其学习、激发其兴趣，同时打破学习瓶颈、突破教学关键，使教学相长。为学生答疑解惑的过程，也是和学生的感情交流过程，以过来人的身份在学生迷茫时给出建议，让学生对所学知识和专业，充满信心，是教育工作的重要一环。

有教无类，因材施教

如果说"传道授业解惑"主要是讲的一位老师应该教什么，那么"有教无类，因材施教"更倾向于告诉我们怎么教。"有教无类"往往指的是一种教育态度，"因材施教"指的却是一种教育方式方法。什么是"有教无类"的教育态度？指的是老师面对学生应当不卑不亢平等看待，无论学生出身有别、智力不同，皆一视同仁。师者，这一身份庄严崇高，老师是给予者、引导者，决不能因为学生的不同状况而表现出不同的喜好或厌恶。"因材施教"是在教育方式方法上，因为不同的学生学习方式不同、知识背景不同、成长环境各异，要把相同的知识准确地传达到不同的学生那里，就需要讲求"因材施教"的方式方法，在教育过程中就善于换位思考，能够设身处地地从不同学生的角度看待知识、思考问题，让学生们乐意受教。

总之，笔者认为，老师是一个充满爱的职业，爱才是一切教育的源泉。因为有爱，才会在传达知识的过程中乐于鼓励、善于启发；因为有爱，才会在传道解惑过程中悉心指点、用心提携；因为有爱，才会在执教过程中永远谦虚谨慎、虚怀若谷。与诸多教育方法、教学技巧相比，对学生教育工作的爱、对学科行业的爱、对学校乃至社会的爱才真正能驱使我们作为人类灵魂的工程师不断进取、不断钻研、不断奉献、不断地把思想知识传承发扬。

（文章来源：何清湖．说师论教．中国中医药报，2015 年 6 月 17 日第 3 版）

六　中医药高等教育应培养全人

> **观点采撷**
>
> ·中医药高等教育一方面要适应现代大学规模化、标准化、制度化的体系结构，另一方面要强调中华优秀传统文化的传承与引领。
>
> ·坚持中医的科学性，厘清中医与西医的差异与优劣势，是需要我们在中医药高等教育教学中不断强调的。
>
> ·中医具有科学性、经验性、文化性、原创性和产业性五大属性，"格物致知"的观念应该充分体现在中医学习的各个层面。
>
> ·中医药高校应提倡"全人"教育理念，注重知识能力和素质素养的双重构建，强调以"大医精诚"为核心的传统医德思想的渗透，努力培养学生健全的世界观、人生观、价值观，使他们成为医德高尚、人格完善的人。

《礼记·大学》开宗明义："大学之道，在明明德，在亲民，在止于至善。"几千年来，大学所肩负的使命在于使人们美好的德行得以彰显，身心学问日新月异，人格修养达到理想境界。中医药高等教育既承担着培养高素质中医药专业人才、传承创新民族医药事业的时代重任，又肩负着传播弘扬中医药文化、建设社会主义文化强国的历史使命，更应该在办大学、做学问、培养学生的过程中注重专业理念、医德规范、文化传承等多方面的教化，着力培养科学精神和人文精神并行、理论水平与实践能力同步的高素质中医药人才。

建设中医药大学要明确"四大""四学"

几千年来，中医药学的教育、传承主要是依靠家传和师授两种方式。在这种古老传统的教育模式中，老师的专业本领、文化修养、人格品质等都在一对一的亲授中潜移默化。当下，小众化的教育形式已无法适应现代大学规模化、普及化的扩张需求。当代中医药高等院校面临大学改革和传统教育承继的双重要求，一方面，需要适应现代大学规模化、标准化、制度化的体系结构以及对教育、科研、社会等多项职能的全面重视；另一方面，需要强调中华优秀传统文化的传承与引领，展现出中医药高等教育独有的价值和特色。因此，如何融合现代中医药高等教育以及中医传统教育的内核，是中医药高等院校建设面临的重要课题。要解答好这个时代命题，首先需要明确"四大"和"四学"的重要性。

所谓"四大"，即中医药大学的建设需要"大楼""大树""大师"以及"大气"四大基石。肩负民族医药事业振兴重任的现代中医药大学，要提供一流的教学条件，培养优秀的中医药学子，要创设一流的科研环境，招纳顶尖的科研创新人才，没有"大楼"作为基础难成大器。

"大树"指的是大学历史、人文的沉淀与潜移默化。随着中国高等教育现代化的进程，一批批有着崭新"大楼"和"大门"的公立或民办中医院校大量涌现，但这种蓬勃的新气象之后却常常伴随着后劲乏力。究其原因，正是高等中医药院校建设未曾积淀历史，忽视文化内驱力，缺乏文化底蕴、特色。

岐黄之道，薪火相传，不可没有"大师"。所谓"山不在高，有仙则名。水不在深，有龙则灵"，当代中医药的传承、发展，尤其需要一批医术精湛、学识渊博、仁心仁术的大师们擎起中医药的大旗，弘扬中医传统优势，振兴中医文化精神。蔡元培先生在北大任校长时，特别提倡思想自由、兼容并包、唯才是举，这使当时之北大文化、学术百家争鸣，大师、大家层出不穷。当代中医药教育以及文化建设中最重要的一环，就是通过推举更多学验俱丰的名老中医，建立切实有效的现代传承模式，加紧培养更多优秀的中医药人才。

大学之大，还在乎"大气"。所谓"大气"，指的就是中医药高校建设所囊括的精神文化、办学理念、文化价值等多方面构成的整体氛围。陈寅恪先生在清华国学院时期，曾提倡"独立之精神，自由之思想"等学术精神和理念，这十字箴言与论语"君子和而不同"遥相呼应，历久弥坚，也应该成为我们中医药高校办学、治学所共同追求的学术精神与价值取向。

所谓"四学"，强调的是中医药高等教育尤其是本科教育，应坚持"以学生为中心""以教学为主体"，坚持"学生学习以基础知识、基础技能为重点"，坚持"学科建设与专业建设协调发展"。

坚持"以学生为中心"的理念，就是要充分发挥学生的主动性、能动性，更好地培养学生的创新精神、动手能力以及分析和解决问题的能力。

坚持"以教学为主体"，应当成为高等中医药院校本科教育的共识。"教书育人"永远是学校区别于其他研究或公共部门的最本质特征，"坚持教学主体地位，提高教育教学质量"永远是中医院校本科教育的中心任务。

坚持"学生学习以基础知识、基础技能为重点"，强调的是本科人才培养仍应以"打牢中医根基、提升中医思维"为主线，多从实际出发，循序渐进，促使学生具备良好的知识储备和中医基本功。

坚持"学科建设与专业建设协调发展"，要求注重教学与科研的相辅相成，促使二者得到科学合理的整合。

办好中医药高等教育要理解中医内涵

孙思邈说"博极医源，精勤不倦"，强调的就是习医之人需要重视中医的本质，孜孜不倦地学习中医基础知识。可惜的是，当代基础教育中人文因素的缺乏，直接导致了现在的高中生缺乏对于中医传统文化的基本理解，也就造成了中医药本科教育过程中很多学习和理解的障碍。究竟应该如何理解中医以学好中医？我认为首先应从内涵上区分中医和西医。

中医受到中国传统文化和传统哲学的影响熏陶，是几千年来历代医家们在理论、临床、经验上的集体综合，是一门经验医学；西医强调得更多的是实体解剖、动物实验和临床观察。就思维方法而言，中医倾向于取类比象，强调宏观思维，同时注重直觉思考和归纳思维，常有顿悟般的天才发现（如经络理论）；西医偏重微观，注重基于假设、证明而形成的推理思维。在诊断方式上，中医就像有经验的人选西瓜，看一看、摸一摸、拍一拍就能找到好西瓜，是"黑箱思维"，通过望、闻、问、切四诊模式即可判断病情；而西医挑西瓜则是直接切开西瓜以判断优劣，是"白箱思维"，需要具体的医疗工具来进行诊断，在过程中难免有创伤性，也极易造成医患关系紧张等问题。在治疗方法上，中医取源传统哲学思维，强调"和谐"，重视调理情志；西医则运用科学技术，广泛采用对抗的治疗方法。在理论构成上，中医注重"天人合一""形神合一""藏象合一"的整体观，重视辨证论治和个体差异性，关注"得病的人"；而西医则强调局部微观，在诊断上倾向研究"人得的病"。

中医药本科教育在清楚地辨别中医和西医之差异后，还应该在教育中坚持中医的科学性，让学生们理解中医优势在哪里，从而热爱中医学习，投身中医药事业。关于科学的概念，各种词典、教材上的解释就有六十多种，仁者见仁，智者见智。而我的观点是：有理有用，能将理论性与实践性相结合，有系统的理论体系、诊疗知识体系的就是科学。在这个意义上，中医是科学是毋庸置疑的。

总的来说，中医药本科教育注重的是对学生的基础知识、理念的教学。当代大学生在中医人文素养方面的认识缺乏以及高中对于理科知识的偏重，使得他们有时难以理解中医理论。因此坚持中医的科学性，厘清中医与西医的差异与优劣势，是需要我们在中医药高等教育教学中不断强调的。

培养高素质中医药人才要倡导格物致知

"致知在格物，物格而后知至"，中医药高等院校人才培养应特别强调

"格物致知"的理念。"格物致知"强调的是知识和实践的相辅相成，正所谓"知行合一"。

中医具有科学性、经验性、文化性、原创性和产业性五大属性，"格物致知"的观念应该充分体现在中医学习的各个层面。首先，中医是一门临床实践性很强的学科，这就要求中医在教育中不仅要"知"，更要充分强调"行"。其次，中医是中华传统文化的重要组成部分，来源于文化又服务于文化，承担着文化传承、文化强国的历史使命，这就要求中医药高等教育要特别强调"习医之人博学多才"的理念。此外，毛主席曾说："中国医药是一个伟大的宝库，应当努力发掘"，中医具有强大的原创性和产业性，中医药高等教育不仅要通过"知"来努力发掘中医的原创性，还要通过"行"来大力发展中医的产业性。

有效培养学生的"格物致知"与"知行合一"，首先要求教师具备"因材施教""教而无类"的教育理念。要重视学生的价值、潜能与差异，教授学生不同的学习方法，以帮助他们达到自身知行的统一。其次，应强调循序渐进的学习方式。教育家朱熹曾论及读书应"譬如登山，人多要至高处，不知自低处不理会，终无至高处之理"，主张一步一个脚印，脚踏实地地学习，正所谓"致知在格物"，这在中医的教育中尤为重要。最后，中医药高等教育还要特别提倡博学多才。中医的学习不是孤立的，要学好中医不是仅仅依靠课本，还要博览群书，广泛学习中国传统文化、传统哲学，以及西医、其他民族医学等众多学科领域的知识。

清代文学家王国维曾提出一个著名的读书理论，即读书三境界："'昨夜西风凋碧树，独上高楼，望尽天涯路'。此第一境也。'衣带渐宽终不悔，为伊消得人憔悴'。此第二境也。'众里寻他千百度，蓦然回首，那人却在灯火阑珊处'。此第三境也。"中医药学生的学习过程也莫不如此。"初能望文生义"，明确中医学习的目标与方向，登高望远、执着追求；"进能变通运用"，通过刻苦的中医知识学习与博览群书，格物致知，而小有所成；"终能深入浅出"，通过反复不断的学习，而达到融会贯通、知行合一的境界。

推行"全人"教育践行大医精诚

中国优秀传统医德是中医学的宝贵精神财富，也是中医药文化的重要精神内涵。当前学界对于中医药文化核心价值观的界定，包括"天人合一""医道自然""大医精诚""医乃仁术"、"以人为本""仁爱贵生""精诚仁和"等多种表述，但无不彰显出传统医德思想的精神内涵和传承价值。随着当今市场经济和医疗技术的飞速发展，医疗卫生行业面临巨大的冲击和挑战，人们对于"医乃仁术"传统复归的呼声越来越大，进一步加强中国优秀传统医德培养具有重要的现实意义和时代价值。

因此，中医药高等院校应当具备"全人"教育的人才培养理念，注重知识能力和素质素养的双重构建，既要重视学生的专业能力、语言能力、交往能力的培养，又要涵盖学生的科学人文素养以及身体素质、心理素质等的培养。尤其要强调以"医乃仁术""大医精诚"为核心的传统医德思想的渗透，切实将中医药文化核心价值观融入到大学生社会主义核心价值观的培养中来，努力培养学生健全的世界观、人生观、价值观，使他们成为医德高尚、人格完善的人。

推行中医药"全人"教育理念，要求教师应充分践行"传道、授业、解惑"的职能要求，不仅要具备"点蜡烛"的职业道德精神，更要注重学生主体能动性的培养，激发学生"自主学习""积极努力学习"和"创造性学习"的意识和热情。教育家胡适先生曾有过著名的劝学方，即"问题丸、兴趣散、信心汤、反省膏四味药"，就是告诉学生要带着问题积极学习，要努力培养学习的兴趣，要对自己充满信心，还要经常反躬自省。

中医药高等教育肩负着实现中华民族伟大复兴的"中国梦"和中医药文化繁荣振兴的"中医梦"的历史使命，中医药高素质人才更是传承创新民族医药事业的有生力量和推动中国医药卫生事业可持续发展的强大动力。中医药高等教育工作者应凝心聚力、众志成城，努力建设国际知名国内一流的高水平中医药大学，着力培养理论水平高、实践能力强、职业道德高尚、中医特色鲜明的高素质中医药人才，努力办好人民满意的中医药高等教育，为祖国中医药事业的发展和国家医药卫生事业的进步奉献不止、奋斗不息。

（文章来源：何清湖，魏一苇，陈洪．中医药高等教育应培养全人．中国中医药报，2016年1月27日第3版）

七 实现中医梦，需要仰望星空并脚踏实地

观点采撷

• 实现中医梦就是要实现中医的伟大复兴，使中医做大做强做远。要做大中医，就是要实现医疗、科研、教育、产业、保健、文化六位一体的全面发展。要做强中医，就是要努力做到学科强，人才优，临床有效。要做远中医，就是要使中医进一步走出国门，更要在海外绽放光芒。

• 办好中医药高等教育，培养好中医药人才，将为实现中医梦奠定坚固的基石。培养好中医药人才，关键是要注重思维养成，将中医的认识论和方法论贯穿始终。

• 作为中医学生，既要仰望星空，坚定目标，志存高远，做好大学5年乃至更为长远的规划；又要脚踏实地，扎实学习基础知识，打好坚实的理论基础，同时注重临床基本技能的培养。

• 全面认识中医要走出几大误区：不要认为中医最重要的是所谓的祖传秘方；不要将中医固化为"纯中医"；不要片面地评判中医的科学性。

• 学好中医需要"跟名师，读经典，进临床"。

从去年11月参观《复兴之路》展览时的深刻洞悉，到今年3月十二届全国人大第一次会议闭幕式上的动情演讲，习近平总书记关于"中国梦"的论述深入人心，更激荡人心。中国梦是实现中华民族伟大复兴的梦，也是我们每个中国人的梦。作为一名普通百姓，一个从事中医药教学科研工作20余年的中医人，我的心中也有一个清晰的梦想，那就是实现中医的伟大复兴，使中医做大做强做远。我想，这也是广大中医人的共同期盼和梦想。

我们要做大中医，就是要全面释放中医药作为朝阳产业的潜力，进一步发展、壮大中医药事业，实现医疗、科研、教育、产业、保健、文化六位一

体的全面发展。当老百姓想到中医时，不仅仅是诊病开方，或是张仲景、孙思邈等历代医家，更多的是能感受到中医所带来健康理念、医疗手段、生活方式、产业模式、文化氛围等多个层面的变革和进步，使得中医药真正惠及百姓生活的方方面面。

我们要做强中医，就是要努力做到学科强，人才优，临床有效。目前来看，中医学科发展已从过去的"医药不分家"到现在的中药学成为一门独立的一级学科，更有中医与西医结合形成新的一级学科——中西医结合。人才方面已有更多的中医院士、国医大师、国家级、省级名老中医以及中医教学名师、主任医师等，他们代表着中医的最高水平。在临床上，我们正在不断凸显自身特色和优势，未来更要力争做到西医能治的病，我们也能治；西医不能治的病，我们还是能治，并充分发挥好预防、医疗、养生、保健的中医特色。

我们要做远中医，就是要使中医进一步走出国门，更要在海外绽放光芒。近年来中医药国际化取得了一系列成就，比如屠呦呦获得美国拉斯克奖，针灸成为世界非物质文化遗产，《本草纲目》《黄帝内经》列为世界记忆名录，地奥心血康胶囊实现我国具有自主知识产权治疗性药品进入发达国家主流市场"零"的突破等。这都预示着中医药的价值逐步获得国际社会的高度认可，中医药的发展空间和前景愈加光明广阔。目前，中医针灸医学已在世界多个国家广泛开展和应用，我们要认真总结针灸医学国际化的成功经验，从文化、理论、养生、技术等方面多角度、多途径传播中医，发展中医。

2013年的两会，非常值得我们中医人关注和兴奋。两会报告对于中医药事业的发展和民族医药的发展论述更为详尽，而场外对于中医药的关注、讨论和报道也不断涌现热点。尤其把中医药立法提上日程，列入全国人大2013年立法重点，这就意味着中医药的发展将通过国家法律的形式得到有力保障。可以说，中医药事业面临前所未有的良好环境和机遇，中医梦的实现有了更为强大的力量和信心。

实现中医梦，不仅需要仰望星空的追望和畅想，更需要每一个中医人脚踏实地、实干兴业。办好中医药高等教育，培养好中医药人才，将为实现中医梦奠定坚固的基石。

　　培养好中医药人才，关键是要注重思维养成，将中医的认识论和方法论贯穿始终。学生进入大学后应该怎样学习，这是高校应当主动引导、分享的课题。我想对于大学生而言，更多地应该强调自学能力、实践能力和创新能力，做到自主学习、相互学习、创新学习、努力学习，在知识、能力提高的同时，更要注重素质培养。

　　作为一名中医学生，如何学习中医，怎样才能实现我们的中医梦？对此我想提两点建议。一是要仰望星空，坚定目标，志存高远，做好大学5年乃至更为长远的规划；二是要脚踏实地，扎实学习基础知识，打好坚实的理论基础，同时注重临床基本技能的培养。我们不能奢望依靠学校的几年学习就能成为名医，而是要朝着做好医生的方向不断努力、持之以恒。

　　如何认识中医，这是每一个初入中医门槛的人都要面临的问题。这个问题认识得深不深、好不好、透不透，关系到中医人的学习态度和道路选择。

　　首先我们要了解中医。刚进大学时我们就学习了《中医基础理论》，中基老师告诉我们中医最大的特色是：整体观念，辨证论治。我认为，还应当加上一条——治未病。孙思邈在《备急千金要方》中提出，中医分为上中下三等，"上医治国，中医治人，下医治病。"这就是说真正高明的医生会治理国家的病，以把握大局为重；中等医生更强调以人为本，因时、因地、因人制宜。这两者都是在"下医治病"的基础上善于治人、治国，也就体现了中医的整体观念和辨证论治，而这正是医生的高明之处。孙思邈又言，"上医治未病之病，中医治欲病之病，下医治已病之病"，这就体现了中医治未病的思想。这三种特色理论正是中医与西医最根本的差异，我们在今后的学习、临床、科研工作中要时刻贯穿这三种思想。

　　全面认识中医，我们还要走出几大误区。

　　第一，不要认为中医最重要的是所谓的祖传秘方。祖传秘方固然重要，但中医更需要扎实的理论基础。中医不仅仅是经验医学，它是我国独特的一门医学科学，它的本质决定了我们必须扎实中医理论，打好基础，培养良好的中医思维方法。这也是为什么我们大学要学习医学史、中医基础理论，要背方歌、习经典。这些都是为了系统地构建中医理论体系和思维方法，从而为成为好中医打下牢固基础。

第二，不要将中医固化为"纯中医"。很多人都说，以前的中医就是专心于中医，而我们现在的中医是中医、西医都要学。对此，我们不能说哪个更好，只能说现在社会需要纯中医，也需要中西医结合，并且我们今后走向工作岗位，考取执业医师资格证，也需要考西医。这其实是灵活适应当前中医药政策法规的体现，现代关于纯中医的政策还未完善，在对待中西医关系时我们就要做到以中医为主体，中西医并用，有机结合，取长补短。

第三，不要片面地评判中医的科学性。中医到底是科学还是伪科学，这是近年来争论最多的话题。有一部分人认为中医是一门伪科学，对此我们不能说他完全错误，毕竟"存在即为合理"，但是我们要有自己的判断。他们认为中医是伪科学，是由于他们对科学的判断标准是基于公式、原理、数学等方面，而中医却不能用这些来解释。另外，他们认为科学概念理应清楚，内容明确，而我们中医许多内容都是"道可道，非常道；名可名，非常名"的概念。比如阴阳、五行、气血津液、君臣佐使等，都是抽象化的概念，是取类比象的概念，因此被人认为不科学。再者，在解决临床问题中，西医是循证医学，而中医更多的是经验医学。我们在治疗疾病方面有效，但拿不出证据，这也是质疑的方面。

那么，我们到底怎样解决中医的科学性问题？我想，首先要明确两点：什么叫科学？科学的判断标准到底是什么？科学应具有完整的理论体系，并且在现实中行之有效，这样才能叫做科学。在判断中医科学性时，这些持伪科学论的人，更多的时候是在断章取义地理解中医。比如《黄帝内经》中写道"开鬼门，洁净府"，他们就不理解了，认为这是瞎扯淡。他们并不了解这是中医治疗水肿的方法，"开鬼门"即是指发汗，"洁净府"是利小便的意思。再比如，《伤寒论》中的六经辨证，这些都被认为是虚无缥缈的东西。中医有其独特的理论体系，并且它行之有效，所以它应当是一门科学，并且是我国独特的医学。同时，中医还有着丰富的文化内涵，所以在我们学习中医时，也要了解我国的传统文化，比如道、儒、释等，这样以助于我们更好地理解中医。

最后，我想就怎样学习中医和大家分享一点体会。学习中医需要"跟名师，读经典，进临床"。好的老师就像灯塔，能够帮助、指引你前行，尤其中医作为一门经验科学更需要从好的老师那里得到传承和发展。经典诵读有助于培养我们的中医思维方法，有了厚实的经典作为土壤，才能涵养临床的源头活水。不少同学对于基础和临床之间充满矛盾，认为两者相冲突，其实不然。有一句话是这么说的——"熟读王叔和，不如临证多"。基础与临床两者是辩证统一的，只有扎实了理论基础才有助于上临床，而不断的临床又有助于加深对理论的理解。而且中医就像南瓜，越老越甜，需要大量的经验积累，所以大家都要早临床，多临床，不断临床。

在实现中医梦的道路上，将一代宗师胡适开的三个药方赠于大家，共勉之。一是"问题丸"，我们在学医的道路上要学会思考，主动思考，要带着问题去思考。二是"兴趣散"，兴趣是最好的老师，我们要对自己的专业保持浓厚的兴趣，同时多发展一些业余爱好，这能使得我们更加热爱生活，积极向上。三是"信心汤"，我们要对中医有信心，热爱中医，学好中医，用好中医，发展中医，最终实现我们的中医梦。

（文章来源：口述/何清湖；整理/邓婧溪 陈洪）

八 今天我们为什么还要学好中医

观点采撷

· 中医不该排斥西医，西医也不应该排斥中医，我们要科学地、客观地评价中医与西医之间的优势与不足。

· 医学教育包括中医教育都是终身教育。单方、验方也好，民间独特的诊疗技术也好，都是中医的重要组成部分，但决不能取代中医理论体系的学习。

· 学习中医经典终身受用。这些经典为中医理论打下了良好的基础，也确立了中医临床辩证思维方法，为我们的临床诊疗提供了丰富的武器。

· 应该把经典变成科学研究的活水源头。我们要对经典加以升华与研究，所以博士更强调的是创新思维、创新能力和创新水平。

困惑 1：西医已成为世界的主流医学，中医历经了五千年的历史，有些东西是传统的，有些东西已过时，里面不乏糟粕，那还学中医干什么？

随着现代科学技术的发展，西医已成为世界的主流医学。西方医学更多的是用还原分析的方式，从系统、器官、细胞、分子到基因，用另外一种世界观与方法论来认识人体、健康与疾病，它代表了医学的发展，在防病治病的过程中也产生了积极的作用。而中医作为一个学科，其理论体系构建于两千年前，其以不同于西方医学的思维方式、哲学基础来认识人体、健康和疾病，它更多的是采用系统、整体的方式及恒动观、辩证的思维方法。毋庸置疑，中西医两种医学模式都不是完整的医学，二者应当相互学习、相互借鉴。所以，我国现行的卫生政策是中西医并重，鼓励发展西医，也鼓励发展中医，甚至鼓励中医与西医相互交流。基于此，现代中医人才不但要学好中医，也要掌握足够多的西医基础理论和诊病、防病、治病的能力，这就构成了中医类大学现在的人才培养体系。每一个人通过不同学科的学习、应用，都是从不同侧面来探索医学问题，所以我觉得中医不该排斥西医，西医也不应该排斥中医，我们要科学地、客观地评价中医与西医之间的优势与不足。

困惑 2：中医是一门经验医学。既然是经验医学，我们还学理论干什么，直接跟名师就行了；还办什么高校，直接跟名师看病抄方，当一个医生不就可以了吗？

的确，中医是一门经验医学，它不但有经验医学的属性，同时也是一门知识体系，是一个重要的学科——医学学科。一个学科应该有它的理论，它的临床，中医理论来自临床，这些理论恰恰又对临床有着巨大的指导作用。

若想做一位优秀的医生，必然掌握中医基本理论，才能知其然，知其所以然，才能在临床中更加自觉地用正确的思维方法去指导诊疗活动。所以，它不是简单的一个祖传秘方，不是一个简单的技术传承，我们应该这样来讲，要扎实地巩固整个中医基本理论体系，就要在大学的教育中强调基础理论、基本知识与基本技能，要强化理论的学习。

特别在大学阶段，很多同学急于求成，说："我怎么快大学毕业了，还不能当一个好医生呢？"

我们从来没有讲过，在大学五年时间里就培养出一位好医生，我们只是想通过五年的培养，让他们能够学好中医相关的基础理论、基本知识与基本技能，为成为一名合格的医生做好准备。

医学教育包括中医教育都是终身教育。中医人才的成长周期是比较长的，所以我们应遵循中医这个学科本身的规律去培养人才。单方、验方也好，民间独特的诊疗技术也好，都是中医的重要组成部分，但决不能取代中医理论体系的学习。

困惑3：现在中医学科体系的构建基本上是参照西医的思维模式，21世纪的今天，有很多的网络语言、不同国家的语言出现在我们的生活中，为什么我们还要学两千年以前的《黄帝内经》等经典著作呢？

我们要学两千年以前的《黄帝内经》，学东汉时期成书的《伤寒杂病论》，还要学叶天士的《温热论》、吴鞠通的《温病条辨》，这些恰恰是由中医这个学科的属性决定的。《黄帝内经》构建了中医的基本理论体系，《伤寒杂病论》确定了中医辨证论治的思维方法；而我们中医治病最有利的武器是方剂，《伤寒杂病论》载113方，《金匮要略》262方，除去其中的重复方，合计大概300方，且一直沿用至今。温病学则进一步升华、补充了张仲景辨证论治的思维方式，如卫气营血辨证、三焦辨证。

在大学学习中医经典是很有必要的，甚至会终身受用。这些经典为中医理论打下了良好的基础，也确立了中医临床辨证思维方法，为我们的临床诊疗提供了丰富的武器。很多经典条文，当做到熟能生巧的时候，背诵时达到"医者意也"境界的时候，在临床中能将其理论升华的时候，就会发现这些条文还具有很鲜活的能量，富有巨大的生命力。

困惑4：在大学本科期间学经典，研究生教育也要学经典，到了博士还得学经典，甚至正高职称以上的人还在学经典，到底如何学习和研究经典呢？

在大学本科阶段学经典，更多的是理解医理。本科阶段难以把这些经典全部学完，所以要把重要的条文、文字、医理搞清楚，练好童子功；大学阶段最强调的是基础理论、基本知识、基本技能，所以在大学阶段学习经典更多的是理解、背诵、熟悉的过程。

学中医会背书、能背书是基础，而且要在理解的前提下去背诵。我们提倡趁年轻的时候多背诵条文，尤其是重要的条文。到研究生阶段，应进一步熟悉经典，而且要善于利用经典，将它辩证地进行思考；利用经典理论，利用经典所确定的辨证思维方法，"观其脉证，知犯何逆，随证治之"，把经典的方子运用于临床。这个阶段强调的是经典、临床紧密结合，特别是中医学专业的同学要能够把经典变为临床中活生生的条文。

博士阶段该如何学经典呢？博士阶段应该把经典变成科学研究的活水源头。同时，我们要对经典加以升华与研究，所以博士更强调的是创新思维、创新能力和创新水平。屠呦呦获得诺贝尔生理学或医学奖，更多的是得益于她在其研究过程中，从经典里面汲取营养，获得灵感，受益于《肘后备急方》"青蒿绞汁截疟"的原文。

（文章来源：何清湖．今天我们为什么还要学好中医．健康报，2016年4月13日第5版）

九　中医院校加强中医文化教育的理性思考

观点采撷

• 中医院校加强中医文化的教育无疑能引导中医专业学生发现中医的魅力和价值，并由此激发他们学习中医的兴趣，增强他们学好中医的信心。

• 中医院校应当高度重视中医文化教育，中医专业学生也应当努力学习中医药文化，如此才能承担起时代赋予我们的正确传承中医学术、传播中医文化的历史重任。

• 只有深入系统全面地学习中医药文化才可以正确地将中医思维模式

根植于脑海中，仅凭对中医技术的把握是不能够掌握中医思维的。

• 医学作为拯救人类健康的神圣事业，无疑应始终把德育放在教学任务的首位。以"仁"为中心的中医医德文化成为中医药文化的首重内容。

• 制约中医创新和发展的主要瓶颈既不是中医科研能力的不足，也不是基础人才困乏，而是由于中医赖以生存的文化土壤日益贫瘠。

无源之水易涸，无本之木易腐。中医药文化对于中医学来说，犹如水之源、木之本。著名国学大师钱穆曾指出，中西科学的不同之处主要在于"在中国乃由人文发展出科学，在西方，则由科学演出为人"。中医学作为中国传统医学技术，其发生、发展乃至学科的方方面面自然离不开中华文化的背景、基础二者不可分割。因此，中医专业学生若想真正掌握中医学技术、研究中医学理论，并创新中医学，具备深厚扎实的中医药文化功底是不可或缺的。本文尝试探讨中医院校加强学生中医化教育的基本问题，以期为完善中医学教育体系提供借鉴。

中医文化教育可以增强学生的中医兴趣

人们历来高度重视兴趣在学习过程中的重要作用。我国古代教育家孔子有云"知之者不如好之者，好之者不如乐之者"。科学巨匠爱因斯坦也曾经说过"兴趣是最好的老师"。这充分说明，兴趣是学习的动力和源泉。一个人只有对某一事物具有浓厚的兴趣，才会自觉地、主动地去追求、探索和实践，并因此获得巨大的收获和成功的喜悦。美国著名心理学家，"先行组织者"（advance organizer）教学策略的提出者奥苏柏尔认为，使接受学习成为意义学习的基本策略就是"先行组织者"，即在新材料学习之前向学生呈现的引导性材料为我中医药文化正是中医学教育中的"先行组织者"，或称"引导性材料"。

中医药文化的研究范畴主要包括：中医药学形成与发展的社会历史文化背景，中医药的语言文献，中医药学的哲学思想、思维方式、价值理念、文化功能和人文精神以及历代名医名家的生平及学术思想等。中医药文化是中华民族优秀传统文化的重要组成部分，中华民族传统文化具有独特的魅力这使得中医药文化也充满吸引力。中医院校加强中医文化的教育无疑能引导中医专业学生发现中医的魅力和价值，并由此激发他们学习中医的兴趣增强他们学好中医的信心。因此，我们完全有理由把所有这些内容都称作中医学生在正式接触中医学课程前最好的"先行组织者"。

中医文化教育有利于学生储备专业知识

在文化的传承与发展过程中，文字是最主要的载体。中国作为四大文明古国之一，拥有数千年灿烂辉煌的文明历史。不能否认，中华文明之所以能够延绵不断，延续至今且日益发扬光大，文字发挥了重要作用。中国的文字、文化随着时代的变迁也不断发生着变化，但却能够保持延续性和同一性，因此才使其诸多文明结晶得以传承。然而，也要看到，这种传承是基于后人对于先哲文化充分了解和掌握的基础之上的，没有足够的知识储备，不了解知识产生的时代背景、文化背景，就不能对知识进行客观合理的判断，也就容易产生望文生义、断章取义、不求甚解等学术态度，更不可能进行传承。

中医药文化汲取了中国古代人文文化精髓，特别是哲学、宗教、伦理道德等，就此而言，可以把中医药文化看作广义传统文化的结晶，而这一切也成就了中医典籍的浩瀚。正是由于根植于中国传统文化的土壤，中医典籍中的很多字词句必须放到特定语境中才能理解其真正含义。这就要求中医专业学生必须具有足够的传统文化知识和专业知识储备，只有这样，学子才能够游刃于中医学浩瀚的文字海洋之中。

一直以来，由于对中医典籍记载的文字和理论存在认识上的偏差，导致中医长期被误解和扭曲，并因此出现要"消灭中医中药"的论调，就连许多中医专业学子也对中医究竟是不是"科学"没有明确的界，因而对自己的专业产生了动摇。这往往是因为这些学生知识的储备量尤其是传统文化知识的储备不够，因此不能正确理解中医学的科学内涵；还有一些专业学子，他们有坚定的专业信念，但却不能合理诠释中医的基本理论，因此也就不能给中医外行以令人信服的解释从而导致中医的传播面临困境，究其原因，无疑也是由于传统文化知识储备不足。

基于此我们认为，中医院校应当高度重视中医文化教育，中医专业学生也应当努力学习中医药文化。唯有这样，才能够源源不断地贮备传统文化基础知识从而承担起时代赋予我们的正确传承中医学术、传播中医文化的历史重任。

中医文化教育有助于学生提升中医思维

思维是人们借助概念、判断、推理等形式能动地认识世界和反映世界的理性认识过程。人们的思维方式往往决定其分析问题和解决问题的思路。中医具有独特的思维方式，中医的思维方式主要包括"辩证思维方式""直觉思维方式""系统思维方式"取象类比思维方式"等。中医的这些思维方式是在中国传统文化和古代哲学基础知识上形成的，因此也就直接决定了中医对于疾病的诊断与治疗有别于西医。譬如，相比于西医重微观分析中医更加注重宏观整体，因此，西医强调寻找病原体并有针对性地消除致病细菌，中医则重视"和"，强调的是通过调理达到身心健康，一定意义上来说这种追求"天人合一"的整体思维模式同现代"生物—心理—社会"医学模式更吻合。

中医思维强调以形象思维为主导，但又不脱离事物的形象。现代科学思维则以抽象思维为主导即逻辑推理的思维方式。而当代中医专业学子主要是接受现代科学思维教育成长起来的放我们日常所学或所接触到的都是具有现代思维的事物，也因此习惯于运用逻辑思维进行思考。正是中医理论的思维形式与当代学子所习惯的思维形式的不一致，造成了当代中医药专业学子学习上的困难性，这极大地打击着学子们的学习信心。中医学思维的产生，离不开中国古代哲学的指导，中医学的许多概念如阴阳、五行、整体观念等，以及"观物取象"及"取类比象"等认识事物的方式，无不源自中国古代哲学思想。也可以说，中医学就是中国哲学思想在生命领域的体现，是它的一个载体。因此，作为依傍中华文化产生的中医学，中国古代哲学思想渗透于中医药文化，只有深入系统全面地学习中医药文化才可以正确的将中医思维模式根植于脑海中。

中医思维的培养一直以来都是中医专业人才培养的重点。然而，要说明的是，仅凭对中医技术的把握是不能够掌握中医思维的，这也造成了越来越多的中医专业学子对于中医学理论的掌握仅限于"知其然"而"不知其所以然"，也使得越来越多的中医从业人员在诊断疾患和处判针药的过程中，因为不会运用中医思维而走上了"过分依赖医学检验结果"和"机械依据病名开药"的不归路，这实在有悖于中医原理。

中医文化教育是医德教育的重要途径

清朝名医费伯雄在《医方论·自序》中记载："欲救人而学医则可，欲谋利而学医则不可。"医学作为拯救人类健康的神圣事业，无疑应始终把德育放在教学任务的首位。然而，不论是中医西医，迄今为止都没有准确定位医德教育之于医学的作用，与之相关的课程也还没有纳入到医学教育的重要版块。而已经开设的与医德教育相关的课程诸如《思想道德修养》《医学伦理学》等，在很多院校也只是选修课，并没有获得应有的重视，其发挥的作用也就可见一斑。不可否认，医德教育的缺失极有可能是如今医患关系紧张的重要原因之一。事实是，当前的医师队伍中，存在诸多医德意识薄弱，追求利益最大化的人。这些人的存在不仅是对医学的亵渎更是对生命的残害。

要说明的是，中国古代医家秉承"医者仁心"，正是中医医德的生动写照。受传统儒家文化的影响，中国文化向来以"德"字居首。因为儒学在中华文化中一直处于主导地位，而儒家学说正是一种以仁义为核心的道德思想体系，儒家的创始人孔子把"仁"作为最高道德准则和道德境界，也正是中国古代这种注重仁义道德的伦理思想使得以"仁"为中心的中医医德文化成为中医药文化的首重内容。因此学习中医药文化，感受先贤仁心仁术的风范，聆听大医精诚的教诲，就可以在不知不觉中强化学子的医德思想。

中医文化教育可以促进中医创新

在现代科学技术日新月异的今天，中医的发展面临诸多困境。其中最为突出的是中医的创新和发展。应该看到制约中医创新和发展的主要瓶颈既不是中医科研能力的不足，也不是基础人才困乏，而是由于中医赖以生存的文化土壤日益贫瘠。为了促进中医学与现代科学技术交互融合，多年来，中医界的仁人志士们一直致力于探索中医"现代科技化"的捷径，却忽略了使中医学真正融入现代社会的另一条途径——普及中国传统文化与中医知识。换句话说，因为中医药文化未能完整成功的得到传承，因此使中医学在当今社会屡遭误解、举步维艰。这种因为古今文化差异而导致的尴尬正是由于中医教育中缺失中医药文化学习这一基础环节。

由于不同文化有不同的源头和体系，要求我们创新和发展中医，一定要追溯中医文化之源。众所周知，中医是中华优秀传统文化的重要组成部分，中华民族五千年灿烂的文明孕育了光辉灿烂的中医文化。因此我们理应在中华传统文化的语境下去领悟中医、理解中医，尤其是谙熟其表述的方式。我们完全可以依托中医文化教育，从源头上探明中医文化体系的形成与发展，以更好地理解中医的本质。在实际操作中，坚持理论与实践相结合，不断挖掘中医存在的价值，明白其走向，并最终焕发出创新中医的动力。

同时，人类社会及思想文化的发展，是一个持续的历史过程。这就决定了中医文化研究的主要任务便是通过研究中医药学这一文化现象的历史过程和发展趋势探索其内在逻辑，即规律性：一是总结过去；二是认识现在；三是预测未来。只有依托学习中医药文化，才能真正懂得"中医是什么、中医从哪里来、中医要到哪里去"这3个中医哲学紧紧追问的亘古不变的命题。我们才能在此基础上实现对中医的真正创新。当前，一个不容忽视的事实是，具有原始创新能力和自主知识产权的中医知识体系正被分割，中医文化核心价值被肢解，直接导致中医学沦为一门低水平、经验性、不稳定、没有多少理论价值的医疗保健技能。所以，只有完整地传承中医药文化，才能通晓中医学的原理，做到知其然且知其所以然。在此基础上，我们才可以真正实现中医学的现代转型，并能依据现实需要创新中医学。

总之，中医学是一门有着丰富人文科学内涵的医学科学，文化是这门医学技术的根本来源和学科灵魂，只谈技术不讲文化的中医学将很难为继。因此对于中医学教育来说，中医药文化的学习着实不可或缺。如今，中医文化的建设如火如荼，中医院校应当高度重视中医文化教育并开始考虑将中医药文化教育纳入整个中医学教育体系中。而关于中医文化教育的结构体系，我们认为可以围绕培养兴趣、积累知识、提升思维、增强医德等方面进行构建。

（文章来源：陈小平，孙相如，何清湖．中医院校加强中医文化教育的理性思考．湖南中医杂志，2014年第30卷第6期）

十　综合医院发展，"西学中"教育不可少

---观点采撷---

• 中医把生物-气象-心理-社会诸因素联系在一起，这与生物—心理—社会医学的观点特别吻合，并且在内容上更加丰富和全面，是一种"生命—心神—环境医学模式"。

• 综合医院为什么要"西学中"？中医的整体观在方法论上有先进性；中医理论与临床紧密结合的思维值得借鉴；中医对功能性和复杂性疾病有更多手段和经验；中医在治未病方面有深厚底蕴和独到优势；中医药在辅助西医药减毒增效方面有可取之处。

• 综合医院"西学中"学什么？学中医"大医精诚"的价值观；学中医的思维方法；要夯实中医基本理论；要掌握常见病的中医辨治规律；要掌握相应的中医适宜技术；学习名老中医经验。

• 综合医院"西学中"怎么学？西医最大的优势在于辨病，中医最大的临床优势在于辨证，我们要善于把这个辨病的优势和辨证的优势相结合，以提高临床疗效为根本目的。

"西学中"教育如果从1956年算起，到今年恰好是60年了。60年间，中西医结合事业有高潮，也有低谷。近几年来，"西学中"又出现了喜人的局面，国家中医药管理局从政策、经费等多方面给"西学中"教育以大力支持。但是，在综合性医院，有部分临床医生，包括医院管理者，对"西学

中"还是存在一些困惑，还有些怀疑，甚至抵触。有些同志认为，当前西医日新月异，诊疗规范标准，诊疗设备先进，临床解决问题的能力在不断提升，为什么还要学习发源于几千年以前的中医？对于综合医院改革，"西学中"教育开了个好头，应成为我们今后重点关注的内容。在此，根据我们的办学经验和认识，来谈谈新时期条件下"西学中"教育的三大关键问题：为什么要学，学什么，怎么学。

综合医院为什么要"西学中"

新时期条件下为什么要"西学中"，有以下几点理由。中医是真正的生物—心理—社会医学模式中医学倡导"天人合一"、"形神合一"的健康观，认为人与宇宙，人与自然界气候、地理环境，人与社会，人与人均处于对立统一之中。这些外界因素的超常变化，或机体适应能力下降，势必引起机体内环境的失衡而导致疾病发生。中医把生物—气象—心理—社会诸因素联系在一起，这与生物—心理—社会医学的观点特别吻合，并且在内容上更加丰富和全面，是一种"生命—心神—环境医学模式"。另外，中医治病求本、未病先防、既病防变的治未病理念，在医学目的转向为"健康"服务的当下，也更能体现其整体观念的理论优势。中医药的繁体字"藥"，上面是一个草字头，下面是一个快乐的乐字，说明中医特别强调心理情志与人体健康之间的密切关系，认为开心快乐是最好的良药，所以中医有句话"药补不如食补，食补不如心补"。《黄帝内经》说"恬淡虚无，真气从之，精神内守，病安从来"，认为我们临床遇见的大部分疾病都与心理因素有着密切的关系。总之，中医学始终把人放在医学的核心，其所理解的"生命"比"生物"深刻，是真正的生物—心理—社会医学模式。

中医的整体观在方法论上有先进性

现代医学特别强调疾病与基因之间的关系，人类基因图谱的绘制被誉为世纪成果之一。但是当医学过分拘泥于分子和基因的时候，我们的思维就局限了。基因检测预防如乳腺癌之类的疾病，在最近几年被热捧。但这种理念是一种线性思维，实际上疾病的发生是非常复杂的，是非线性的。生物医学在不断的发展过程中，也发现当过分注意局部的时候，就忽视了整体。西方医学提出了"系统生物学"的概念，也是强调既要注意微观、局部，也要注意整体。

什么是中医的整体观念呢？就是三个合一：第一是天人合一，人与自然界息息相关；第二是形神合一，人不但是有形体的，还是有心理的人；第三是藏象合一，认为人本身就是一个有机整体，它是以脏腑为中心，以心为大主，通过经络，运行气血津液，与外部的四肢九窍保持有机的整体关系。整体观念对中医理论的指导和影响，涉及病因病机学说、诊断学理论系统、治则治法学说等各个环节。如中医认为，癌细胞是机体发生个体细胞病变这一事件的最终结果，能够消除这一结果的途径是在其原因上进行的干预。在整体水平上使机体不再产生使细胞癌变的原因，消除癌变细胞的产生及生存环境，才是消除癌变的有效途径。在癌症治疗中要形成以人为中心的整体观念，确定病人当前的主要矛盾，抓住主证，辨证施治，才能提高临床疗效。从个体生命活动的整体出发，强调健康的整体性是现代健康的核心理念。西医有必要汲取中医整体观念，适应医学发展的新需要，在医学模式的转变过程中突出整体观念，加强学科综合建设，进而促进医学发展。

中医理论与临床紧密结合的思维值得借鉴

西医的教材，对于病因病理的阐释，有很多阐释得比较清楚，但也有病因病理不清，与多方面因素有关。我们在慢性疾病病动物实验研究过程中，发现了一个问题，一些论文影响因子越高，它与临床相关性可能越远，临床运用的价值可能越低。所以西方医学提出了转化医学的概念。而中医的理论就来自于临床，它与临床息息相关，张仲景是理论家，也是临床家，李时珍是中药本草专家，还是临床医生。中医历来强调理论与临床紧密结合，在临床过程中发生理论创新。而中医理论的创新，主要不来自于实验室，而是来自于临床，所以中医不存在转化医学。因此，西方医学在开展医学动物实验的同时，可学习中医把理论与临床紧密结合的思维方式。

中医对功能性和复杂性疾病有更多手段和经验

在临床上，有时会遇到一些临床病例，特别是一些功能性疾病，诊断已经很明确了，但是西医没有很好的治疗方法，甚至根本就没有治疗办法。这个时候中医通过辨证论治的思维方式，包括借鉴名老中医的一些经验，可以提出有针对性的治疗和干预措施。这样可以增加我们的治疗手段与方法，掌握更多的防治疾病的武器。比如神经性头痛，某些胃病，某些心脏疾病，还有病毒表面抗原阳性的携带者，诊断容易明确，但就是没有很好的治疗办法。特别是一些恶性肿瘤晚期，放疗化疗和手术都不是很适合了，没有很多办法可想了。这个时候中医有解决办法，不一定把它治好，它有办法延长生存时间，提高人的生活质量。这时中医可以发挥作用。

中医在治未病方面有深厚底蕴和独到优势

西方医学有严格疾病诊断标准，假如一个病人有很多症状，如腰酸背痛，头昏脑胀，睡眠不好，但如果 CT、心电图、X 线检查等没有发现明显病灶，西医认为这个人没有病，也没有很好的干预手段。而中医在养生保健、预防医学、不治已病治未病领域有值得西医学习的地方。《黄帝内经》讲得很清楚，"夫圣人不治已病治未病，不治已乱治未乱，此之谓也。夫病已成而后药之，乱以成而后治之，譬犹渴而穿井，斗而铸锥，不亦晚乎？"药王孙思邈判断上医、中医、下医的标准是什么呢？第一上医治国，中医治人，下医治病，下等的医生仅仅是治病，中等的医生不但治病还治人，上等的医生不但治病、治人还治国，治理社会；第二个判断标准是上医治未病之病，中医治欲病之病，下医治已病之病。就是上等的医生就让他养生保健少得病不得病；中等的医生在身体不舒服的时候，还没有达到疾病诊断标准，也就是亚健康状态的时候，及时调理，在黄灯区的时候不要进入红灯区；下医才治已病。

中医药在辅助西医药减毒增效方面有可取之处

西方医学发展很快，无论是诊断方法，诊断仪器，还是一些治疗方法，包括化学药物、微创手术和生物治疗方法，日新月异，在不断地进步。我觉得西方医学在利用当代科学成果方面的敏感性是特别值得中医学习的。西方医学成为世界的主流医学是毋庸置疑的。在国外中医是属于传统医学的范畴，属于替代医学、补充医学。在中国是中西医并重，强调中西之间的相互团结，以及促进中西医结合，这是国家的卫生政策，都是主流医学，没有谁主谁次。但在综合性医院肯定是西医为主，我们要考虑的是怎样发挥中医的重要作用，不仅仅是中医科，还要通过中医科辐射到其他科室来发挥中医的作用。在临床过程中，不管是放疗、化疗，包括一些生物疗法，包括外科手术，甚至包括微创外科，只要时间一长，就可能带来一定的副作用。在中国，滥用抗生素普遍存在。中医在围手术期，在减毒增效方面，在弥补西方医学治疗过程中一些副作用，确实有可取之处。

综合医院"西学中"学什么

学中医"大医精诚"的价值观

西医的价值观是救死扶伤，把死的救活，把伤的扶起来。中医的价值观有几个词，比救死扶伤好，如"大医精诚"，有丰富的内涵，有丰富的历史文化价值。再如"仁心仁术"，中医讲仁心仁术，一个仁字有多大的学问，从儒家文化、从孟子开始提倡仁者爱人，到谭嗣同先生写的《仁学》，真正的儒家文化讲仁义礼智信，仁心仁术有丰富的内涵。中医有个典故叫"杏林春暖"，多有内涵、多有历史、多有故事性，比救死扶伤更有文化内涵。我们不能把中医优秀的东西当做垃圾扫掉了。中医典故"橘井泉香"就和湖南郴州有关，现在当地政府想申报非物质文化遗产，还准备建橘井国医馆，准备把中医药文化打造成郴州的旅游产业名片之一，因为这是有文化、有历史、有内涵的东西。在价值观方面，西医有优秀的地方，希波克拉底的医学生誓言是值得我们学习的，但中医的价值观更有历史和文化底蕴，是西医要学习的地方。

学中医的思维方法

大部分西医如果学中医的话，可能大多会用西医的思维方式来学中医。但是要学好中医，依靠西医的思维模式只能学点皮毛，只能把中医某些技术方法当成工具、手段。最近我们在讲青蒿提炼青蒿素，那也是中医，但是真正的中医一定要遵循中医的思维方法。中医的整体观念，中医辨证论治的思维方法，中医治未病的思想，中医因时因地因人的思想，中医讲"观其脉证，知犯何逆，随证治之"，小柴胡汤证讲"但见一证便是，不必悉具"。这些都是中医的思维方法，诸如取类比象，整体思维，由此及彼。我们学脉诊，脉端直以长，对应弦脉，滑脉是往来流利，如盘走珠。那是什么思维方式，医者，意也。不学习这个思维方式，只能把中医当成工具和手段，不能真正把中医学好。

要夯实中医基本理论

做一个好的中医，特别强调名老中医，强调经验的传承，但是中医必须要有理论的。西医有理论，有解剖学、生理学、病理学、病理生理学、生化等这一些基础学科，中医有基本理论，中医诊断学有中医诊断学的基本理论，中药学有中药学的基本理论，方剂学有方剂学的基本理论，我们不学习这些理论，不夯实这些理论，一味地去追求灵丹妙药、祖传秘方，头痛医头，脚痛医脚，恐怕很难成为好中医。真正要成为一个好的中西医结合医生，一定要学习掌握比较扎实的中医基本理论，没有基本理论做基础，根基不牢。不但要知其然，还要知其所以然。

要掌握常见病的中医辨治规律

西医分科越来越细化，这是学科发展的进步，但是学科过度的分化细化，尤其是中医，分化过度之后有时反而制约了中医事业的发展。现在的临床病症比较复杂，一个临床医生不可能什么都会，什么都行，我们首先应该掌握常见病、多发病的中医辨治规律。比如搞心血管内科的，你对心系疾病，对心悸、胸闷等常见病的因机理论和辨治规律要掌握清楚，搞妇产科的，要熟悉经带胎产、妇科杂病，搞男科的要把性功能障碍、前列腺疾病、男性不育这几个疾病的中医辨治规律掌握得滚瓜烂熟。在熟练掌握常见病的辨治规律基础上，养成中医辨治疾病的方法，不断学习，才能对临床疑难疾病有所突破。

要掌握相应的中医适宜技术

中医适宜技术，治法独特，如：针灸、推拿、拔火罐、刮痧、中药熏洗、穴位贴敷等，通过各种物理方法或天然药物，通过刺激穴位调整脏腑功能来达到治疗疾病的目的。这类疗法取材方便、方法简单、费用低廉、安全有效。我们国家在基层、社区、养生保健机构、中医医院推广中医适宜技术，在综合医院更要推广中医适宜技术。中医有很多简便廉验的方法和实用技术，可以即学即会，容易速成。综合医院的科室可以根据科室病种情况，开展一些中医适宜技术。如手术科室采用针灸、中药保留灌肠、中药熏洗等方法，在协助术后通气、通便、减少水肿、促进康复，心血管内科采穴贴压辅助原发性高血压治疗等，都有较多的循证支持。这些适宜技术赚钱不多，但往往能解决一些临床问题，甚至一些小办法解决大问题。中医有一句话叫"单方一味，气煞名医"，讲的就是这个道理。

学习名老中医经验

通过学习经典不但能强化中医的思维方法，还能拓展中医治病的方法。"西学中"还有一条捷径是学名老中医的经验，我们不是系统学习中医的，和中医医生相比，无法有那么扎实的理论基础，这个时候可以学习借鉴名老中医的经验。有些经验方还可以开发成医院制剂，比如慢性肝炎基本的几个证型，可以在科室搞几个基本的医院制剂或经验方，一步步运用，会越来越熟悉，经验越来越丰富。

新时期综合医院"西学中"怎么学

综合医院的"西学中"，学习者都是有了一定临床经验的西医医生，当然不同于本科院校的中医教学，新时期医疗环境、医学学科本身发展也有了显著变化，在当前如何有效开展"西学中"教育，是值得思考的重要问题。

借鉴20世纪50年代"西学中"方针

从整体而言，"西学中"的方法可借鉴20世纪50年代"西学中"时提出的"系统学习，全面接受，整理提高"十二字方针。1956年开始"西学中"时，在全国六个城市办了六个西学中班，原卫生部发了一个文件，要求的学习方法是"系统学习，全面接受，整理提高"。因为西医开始学习中医的时候，很多人容易用西医的知识背景、思维方法来判断中医，还没有对中医进行系统学习时就望文生义，从而影响学习中医的信心和决心。从理论到临床，首先全面接受，不管是精华还是糟粕，不用管那么多，你搞清楚了再讲。然后才是"整理提高"。学习中医之后不是让你用枪来把中医灭掉，而是要你学了以后通过西医来帮中医的忙，整理提高发展中医，共同发展我们国家的医学事业，为人民健康服务，不是要你学习之后来"挖坟墓"。

中医要有"三个自信"

很多学西医的，看不起中医。要学习中医必须有个态度，态度决定一切。古人有句话"知之不如好之，好之不如乐之"，学中医态度必须诚恳。抱着良好的学习态度，很诚恳的，甚至带有崇敬的态度来学习中医的，肯定要学得好一些。我们在学校接触很多学生，他如果对中医热爱了，喜欢中医，他肯定学习的效果好得多，所以我们在学习过程中一定要端正学习态度。我们把中医归纳为三个自信：中医理论自信，中医道路自信，中医疗效自信。

把握两种医学思维方法之间的差异

中西医学研究的对象是一致的，我们都是研究的人体的生命问题、健康问题、疾病问题，我们的功能是一致的，我们的对象是一致的，但是两种医学的哲学基础、思维方法、文化基础是不一样的。所以，我在中西医结合教材编写时就提出了十二字原则："病证结合，优势互补，求同存异。"什么叫病证结合呢？西医最大的优势在于辨病，中医最大的临床优势在于辨证，我们要善于把这个辨病的优势和辨证的优势相结合，为什么很多中西医结合科首先要通过中医的望闻问切，西医的视触叩听，结合理化检测，做出临床诊断，而且更多的诊断是西医疾病的诊断，首先是辨病，抓住疾病以后，更有利于发挥中医的特色和优势，它更有规律可循。什么是优势互补？

我们在临床上面，要善于优势互补，把中医西医在诊疗方面的优势互补，提高临床疗效为根本目的。什么是求同存异？中医与西医的理论不一样，不要牵强附会，用西医的理论来解释中医的问题，也不要强制性用西医的分子基因来解释中医的发病机理、中医的临床效果及机理，可以探索研究，但不强求这么去做，求同存异，尊重两者之间的差异，这才是科学的态度。当你用西方医学来统治中医、改造中医的时候，你恰恰是缺乏一种科学精神，科学精神是什么？要尊重客观规律，不是用一种方式来统一另一种方式。

　　不断加深对中医基本理论的理解

　　临床讲究临床疗效，中医讲究临床经验，但是中医要强调理论指导临床，要讲究知行合一。在学习过程中我们特别强调理论与实践的结合，要多开展临床方面的探索，在临床中学习，在学习中临床，所以我们"西学中"更多的是要强调理论与临床的紧密结合，在实践中学习，在实践中提升，在实践中夯实中医基本理论。

（文章来源：何清湖，邓奕辉，刘朝圣，等．综合医院发展，"西学中"教育不可少．中国中医药报，2016年10月28日第3版）

十一　如何开展好现代师承教育

观点采撷

　　·我们需要科学、客观地评价中医药高等教育，更要思考如何将师承教育与中医药高等教育有机结合起来，共同促进中医药人才的培养，如此方有利于中医药事业的发展。

　　·客观评价两种教育之间的差异，要看到它们相互之间的优点与劣点。不要因为有了师承教育，就随便看不起中医高等教育，但也不要认为自己是中医高等教育出身的就看不起民间中医，看不起师承教育。

　　·需要师承的是医者的医德、临床经验、思维理论。要整理、学习名老中医的学术思想、临床经验，不断夯实功底，培养中医的思维方式，并站在前辈的肩膀上，实现理论创新。

　　·做好师承工作，可以总结为"六个多"：多临床，多读书，多交流，多提问，多思考，多总结。

　　中医药人才的培养乃至中医药事业的发展，都与师承教育有着密切关系。早前有媒体采访我，"为什么两批国医大师中没有几位是科班出生的？他们几乎都是靠自学或是师承教育学成的。"由此他们得出这样一个预设，认为当前的中医药高等教育在人才培养方面比不上传统的师承教育。现在不光一些媒体有这样的认识，甚至一些中医中药专业的学生也讲这样的话。对此我想说的是，提出这种问题和观点，从某种程度上讲是缺乏科学依据的。第一批国医大师的评选标准是要行医 55 年以上，第二批也要 50 年以上，由科班出生的中医没有人现在能行医年龄达到 50 年以上。现代中医药高等教育是中医药事业发展、进步的必然结果和重要标志，我们不能脱离历史与现状来单纯地谈论中医药高等教育的进步与否。我们需要科学、客观地评价中医药高等教育，更要思考如何将师承教育与中医药高等教育有机结合起来，共同促进中医药人才的培养，如此方有利于中医药事业的发展。

一、什么是师

我们要了解什么是师，才能谈师承。我对大学老师的理解，第一个字是爱。教育是充满爱的职业，爱是一切教育的源泉。我们每一个老师应该充满对于职业的爱，对专业的爱，特别是对学生的关爱。这就是为什么我们的高等教育尤其要强调以学生为中心。要坚持一切为了学生，为了学生一切，为了一切学生。既要考虑学生的今天，又要考虑学生的明天。既要为学生的专业发展着想，又要为学生的综合素质思考。这才是真正的一切以学生为中心。这一核心理念不仅要融入专业教学当中，更要融入到管理育人、服务育人的各个环节当中。

第二个字是博，博就是要博学多才。现在我们很多老师习惯照本宣科，照着 PPT 宣科。一个大学老师如果没有渊博的学识，不能厚积薄发，不能由此及彼，怎么能教好一堂课呢？你给学生一碗水，你就必须有一桶水，才能称之为师。尤其讲授中医基础理论的老师，更要有扎实的理论知识，要熟悉经典，熟悉中医的思维方法，要有深厚的人文功底，这就是我所提倡的中医教学要实施"A+B+C"计划，要贯穿"中医+"思维。尤其现在很多老师出现了知识碎片化和过度专业化的倾向，这些对于我们开展好高等教育教学中都是不利的。

第三是点蜡烛精神。谈及教师，往往浮现出很多专有词语，诸如园丁、蜡烛、人类灵魂的工程师……蜡炬成灰泪始干。燃烧自我，照亮别人，固然是好的教育精神，但不一定是好的教学方法。大学老师更多需要的是点蜡烛精神。每一个学生的心中都有一根蜡烛，作为老师重要的就是点燃学生心中的蜡烛，要学生自己燃烧，积极主动地学习。

第四是善于"胡说"。胡说不是胡说八道，是要坚持独立之精神，自由之思想，要在教育教学过程中融入自己的见解和思考。一名大学老师要将自己的科研成果、临床经验和创新思维融入到教学过程中去，不仅仅止于中医经典怎么讲，规划教材怎么讲，而是要充分体现你自己怎么讲，你自己怎么思考。唯有你自身具备创新思维，才能培养学生的创新思维。如果你只是照本宣科，便会将学生的创新热情扼杀在摇篮里。

二、大师与医匠的区别

所谓师承，就是要对我们的老师进行传承。那么，老师究竟有什么值得我们传承呢？德艺双馨，理验俱丰，这是目前对于名老中医的通用评价标准，已在某种程度上已成为中医药高等教育的指挥棒，也是师承教育的重要依据。那么，大师与医匠的区别到底在哪里呢？

第一，医匠就是每天在不断重复昨天那些东西，年复一年，日复一日做重复劳动。而大师应该是"苟日新，日日新，又日新"，要在中医药领域做出创造性的东西，要有创新性思维，产生创造性成果。

第二，医匠更强调临床，强调实践，但是缺乏广博的理论知识，缺乏创造性的开拓思维，每天从事具体工作，而缺乏抽象思考。"形而上者谓之道，形而下者谓之器。"医匠停留在"器"的层面，而大师追求的是"道"的境界。

第三，医匠每天在田里摘瓜，大师摘瓜不多，而更多的是到田里把藤提起来。

第四，医匠每天用算盘在算数，算无数的数，而大师给的是一个公式。

第五，医匠每天都在思考病人的问题，疾病的问题，而大师思考不仅是疾病，还包括健康的问题，生命的问题。

第六，医匠常常为一技之长而炫耀之，认为自己是个多么了不起的医生，而大师每天面对鲜花掌声，却只是淡然一笑。

三、师承教育与高等教育的辩证关系

过去培养中医药人才，首要方式是师承教育。师承教育有如下几方面的优点：一是学生拜师学习，态度一般是比较端正、虔诚的，求学心切；二是可以早临床、多临床、反反复复临床，更符合中医药人才的培养规律；三是学生每日耳濡目染，对老师医德、理念、方法、经验方面的传承更有优势。

那么，我们的中医药高等教育发展到今天，还能不能把师承教育作为人才培养的主体模式呢？答案显然是否定的。诚然，我们需要传承中医药这个学科，需要传承《黄帝内经》的基本理论体系，需要确立辨证论治的思维方式，这些到今天依然起着非常重要的作用。但是，每个时代对于人才培养的要求是不一样的。21世纪的今天，中医的学科内涵与前面是不一样的，社会对于中医药人才的需求也是不一样的。每个时代的人才培养是打上了这个时代的烙印和特色的，更是基于这个时代本身对于人才的要求的。张仲景时代是没有西医的，孙思邈时代也基本没有西医，李时珍时代可能开始有一点西医，但是那个时候的西医是微不足道的。到了1840年鸦片战争以后，西方医学才开始大力发展并进入中国。1911年辛亥革命以后，西方医学基本成为我国医学的主体。现在可以讲，西方医学成为整个世界的主体医学，但在中国仍是中西并重。目前，无论从人才培养的数量，还是医院的规模，还是为患者服务的数量，西医远远超过中医，这就是客观存在的事实。在当今的中医肯定是要和西医并存的情况下，我们如何看待中医药高等教育的现状和问题，怎样客观评价师承教育和中医药高等教育的利弊，这是我们需要认真考量的。我们怎么样才能让师承教育真正融入中医药高等教育体系当中，并发挥优势互助的良性效应？这才是我们需要关注的重点。

正确认识和把握师承教育与中医药高等教育的关系，离不开对中医本质的五个要素的把握。第一是科学性，中医是我国一门独特的医学科学。中医不是简单的技艺传承，不能光靠简单的师承就可以成为一名优秀的中医。我们需要通过规范、系统的学习培养，才能奠定扎实的中医基本理论功底，才能做到心中有经典，笔下有良方。第二是经验性，中医是一门经验医学，这就决定"多临床，反反复复临床"是中医药人才培养的必由之路，而这恰恰就是师承教育的优势所在。第三是文化特性，中医药文化博大精深，搞中医的人要有扎实的中医基础知识，要有传统的哲学思维，要有中医的文化底蕴。不管是师承还是科班出身的人都要如此。第四是原创性，中医人才培养不仅仅需要传承，更需要创新和发展。第五是产业性，中医不但可以治病救人，还可以带动一个地方产业的发展。围绕中医的五大本质属性，我们就可以得出一个基本的科学态度，即要客观评价两种教育之间的差异，要看到它们相互之间的优点与劣点。不要因为有了师承教育，就随便看不起中医高等教育，但也不要认为自己是中医高等教育出身的就看不起民间中医，看不起师承教育。

四、师承什么

我觉得第一个方面，要师承的是医德。不可否认，当前的医疗背景和社会环境，对于学医的人来说，在价值追求方面产生了较大影响。我记得有一个老师对我讲，他觉得自己是个很不错的老师。为什么呢？他带研究生，开处方时一般大的回扣就自己拿了，小的回扣就让学生拿。我心想，这个老师真不错啊，告诉学生怎么拿回扣了。虽然我知道现在拿回扣的现象确实存在，但如果这样去培养学生，"引领"这样一种医德风尚，我们的中医药事业还如何发展壮大？我们的医患关系还如何和谐共建？因此，师承排在第一位的是医德教育。所谓学高为师，德高为范。我们要明确，作为医生，最重要的在于医德，在于仁心、仁学，在于大医精诚。

第二，要师承医者的临床经验。我认为，这是中医文化中极为重要层面的内容，也是我们当前中医教育缺乏的东西。我们务必要做好老师的临床经验、医术技能的传承，要时刻关注，老师看病的经验方式是什么，临床辨证思维是什么，独特技能是什么。传承这些东西要靠什么？要靠耳濡目染，靠不断积累，要下功夫，要坐得住，要不断实践，熟能生巧。

第三，要师承医者的思维理论。有的老师有理论，有的老师有独特的学术观点，有的老师形成了比较系统的学术思想，有的老师在传承过程中可能还形成了独有的学术流派。我们在传承过程中要抓住这种经验传承，特别要传承名老中医的思维方法。比如说我自己曾经为国医大师孙光荣整理过的"六步法"，从望闻问切开始，到中医辨证思维，到治法，到处方，到用药，所形成的关键的六步方法。这些思维方法有其自身原创性，但如何在实践过程中不断创新，不断发扬光大，实现与时俱进，就需要我们去思考，去发掘。

在这里，我还想讲一讲规培与师承的关系。我们今天在座的基本都是科班的学生，按照培养目标而言，都要进行规培，接受标准化、规范化的培养。规培强调临床能力的提升，这固然不错，但是我们作为高学历的硕士生、博士生，在重视临床实践的同时，也要讲研究，讲创新，不能让自己禁锢于规范化培养的囹圄中。所以，我们要学会将临床能力的提升与研究思维的深入结合起来，在师承过程中学会真正地整理、学习名老中医的学术思想、临床经验，查阅大量文献，不断夯实功底，在做这些整理、研究工作的过程中，培养中医的思维方式，并站在前辈的肩膀上，实现理论创新。要利用好毕业后跟师临床的时间，善于思考，善于凝练总结，善于分析并提升，在实践过程中去创造、创新，实现质的飞跃。我觉得这样的学习，应该是可以达到规培与师承的相辅相成的。

五、如何师承

紧接着问题又来了，研究生在毕业后最初的临床阶段，要怎么样跟好师呢？我认为，第一个是端正态度。跟一个老师，一定要虔诚，虔诚到像拜菩萨。不是有俗话说，西医是看庙的，看医院好不好，设备好不好，中医就是看菩萨的，就是看医生行不行，菩萨灵不灵。我们在师承中态度一定要端正，要很虔诚地拜老师，所以现在拜老师是讲究搞仪式。孙光荣老师搞了一套50分钟左右的拜师流程，学生要穿唐装，要下跪，要表态，还要找公证人来公证，仪式很庄重，这不是为了摆谱，而是讲究一个态度。第二个，跟师要有意志。很多人拜完师就再不来找老师，一不去门诊，二不去跟老师汇报，三不交流，这拜的什么师。拜师后，必须要有决心，要有意志，要有行动，要有坚持，才能学得好。第三，跟师要有基础。比如熊继柏教授看病，是完全按中医思维看，面对同样的疾病有不同的证，根据病情变化望闻问切，辨证论治，他病人多，看病快，你要跟他抄方，没有扎实的理论基础，根本听不懂，跟不上。所以，必须练好扎实的童子功。打个比方，一个病人走到门口，望一眼他的毛发，他的精神状况，他的体态，很快就敏锐地观察到病人的问题，立马发现和抓住主要症状、主要矛盾。所以我们如果没有一定的理论和临床基础，根本没有办法跟好师。

那么，具体要怎么做好师承工作，我总结为"六个多"。

第一，多临床。研究生期间，可以做好规划，起码一个礼拜抽出半天去跟师临床，三年以后会有很大成就。

第二，多读书。行万里路，读万卷书。中医学生要边跟师边读书，边临床边思考，将理论与实践不断磨合。

第三，多交流。要善于抓住时机，带着问题找老师交流、求教，会事半功倍。

第四，多提问。要善于寻找问题，带着问题跟师，有的放矢，效果更好。

第五，要多思考。研究生就是要多研究、多思考、多琢磨，举一反三，触类旁通。

第六，多总结。想要成为一个好医生，就要学会多总结，在学习中不断总结。跟师实习的同学要认真学习老师对于每一味药，每一个方子以及每一位病人的辨证处理态度，要凝练总结升华。你们正处于生理状态巅峰期，要抓紧这个黄金期，多学多用，活学活用。我们说，做人要知足，做事要不知足，做学问要知不足。

（文章来源：何清湖，银洁，陈洪．如何开展好现代师承教育．中国中医药报，2017 年 4 月 26 日第 3 版）

十二　现代护理应融入中医文化

观点采撷

· 过去护理学科更多的是以生物医学模式为基础构建的，但在当今时代，我们要做到整体护理，不但要考虑生物的因素，也要考虑心理的因素。

· 中医的"同病异护、异病同护"是中医临床护理最重要的思维方法，也是中医护理最大的特色。要把这种辨证施护的思想溶入到护理工作、学习，实施精准护理。

· 在护患交流过程中，同样一句话，讲得好可以让人笑，讲得不好可以让人跳，护士应该要体现出应有的文化、素养、水准，传递正能量，给患者带来开心愉悦。

笔者一直在思考几个问题。当前医疗背景下，护理人员应该具备什么样的知识与能力？南丁格尔给现代护理带来了什么？为什么要举办中医特色护理培训班？作为护理人员在职的继续教育，我们应该如何开展教学？

南丁格尔与中医护理

曾有人问我："护理专业的人才培养和医学专业的人才培养应该有共性的规律，但素质、知识、能力应该有所差异，作为教育专家，您怎么看？"

我认识一家医院，聘用医生的考察程序为理论考试—操作考核—面试，而聘用护士的考察程序为面试—操作考核—理论考试。对护士的考察，第一位先看形象、气质、举止等。

每个人在不同阶段会有不同的职业成长需求。不同阶层有不同的测评标准与要求，不同阶层人才的培养也就会有不同的标准和要求。在医院，最高目标应该是实现个人价值以及整个医院价值。这就要求我们根据不同的对象，来设置课程、培养目标、知识结构、教材、授课老师、教学方法、评价体系等。

中医已有五千年发展历史，但护理学科的构建，却是以西医的护理学为基础的。南丁格尔的护理学源于克里米亚战场的救死扶伤，南丁格尔首先给我们带来了一个字——"爱"。儒家文化崇尚"仁者爱人"，中医倡导"仁心、仁术"。作为白衣天使，先要学会的一个字也是"爱"，学会热爱职业、关爱人类，特别是对弱势群体和患者。护理是一门充满爱的职业。

南丁格尔带来了职业的分化。在中国中医的医药护是不分家的，孙思邈是药王，更是名医，李时珍写了《本草纲目》，但不是单纯的药学家，而是一个医学家,在中医的职业分类里,也没有专门的护士职业。随着科学的发展,分工越来越细,医学不断分化,职业内容也随之分化,但不论是怎么细分,最终目的都是为了提高医疗服务水平,让患者早日康复。

南丁格尔还带来了学科的变化,医学的学科不断地分化,护理成为一个专门的职业,不仅仅是一个简单的技能,而是成为一门学科——护理学学科。

护理人员要了解中医

作为护理人员在职的继续教育,我们应该如何开展教学?当前,护理学科的构建以西医为主,学习内容包括护理学基础、解剖学、生理学、病理学、免疫微生物学、药理学等。由于学科的分化,临床学科又可分为内科护理学、外科护理学、妇产科护理学、儿科护理学等,中医的内容少之又少。笔者认为,在学习西医的过程中必须掌握一部分中医知识。

我们要了解医学模式的发展历史

西方医学的发展最早是从神灵医学模式开始,此后经历自然医学模式也称古希腊与古罗马的医学模式,宗教医学模式,机械医学模式,生物医学模式。到了20世纪后期,随着疾病谱的变化,心血管疾病、脑血管疾病、肿瘤等疾病,呈现出慢性疾病特征,发病的原因和机理很难用西医的病毒、细菌去解释,很难用生物医学思维去预防和护理。故此,提出了生物—社会—心理医学模式,也就是现代医学的模式。新的医学模式的出现给我们带来了新的思考。

我们要了解中医的基本特点

最早的医是"毉",下面是一个"巫"字,中医最早的历史跟西方的神灵医学很相似,《黄帝内经》问世以前,巫就是医,医就是巫,当今的农村仍有这种现象,小孩睡觉不安稳,贴个门神画个符,"天皇皇,夜皇皇,我家有个夜哭郎,过往君子读一遍,一夜睡到大天光。"《黄帝内经》问世以后,巫医才逐渐分开。

第二个医是"醫",下面是一个"酉"字,"酒"字的一边,由此可见酒是中医重要的药物，酒也是医，酒是中药的一个重要的剂型，而且是重要的文化元素。中医看病又称"悬壶济世"，这个壶不但是个药壶，还是个酒壶。

药，最早的"藥"是草字头加上快乐的"乐"的繁体字，中医认为，中医补益药补不如食补，食补不如心补，开心快乐是最重要的药物。无论是养生保健，还是在慢病的调理过程中，心理治疗是很重要的一个药物，中医特别强调心情的愉悦。

中医很早就认为人要健康就要开心快乐，药物使人开心快乐，《黄帝内经》记载："精神内守，病安从来，恬淡虚无，病安从来"，中医从《黄帝内经》开始到中医学科体系的构建，一直强调心理的健康，强调人要适应于社会。过去护理学科更多的是以生物医学模式为基础构建的，但在当今时代，我们要做到整体护理，不但要考虑生物的因素，也要考虑心理的因素。

中医的三大特色适用于护理

一般认为中医有两大理论特色，笔者认为有三大理论特色。

第一，中医强调整体观念，这也是中医最大的特点。首先，天人合一，人与自然界息息相关，人是生物的人，也是社会的人，心理的人。外界气候的变化、地理环境的变化、时间的变化、季节的变化、包括每一天早上、中午、晚上时间的差异，都会对人体产生一定的影响。中医特别强调心理因素与生理疾病之间的关系。在培训班中，我们要把中医整体观的哲学思想和理论基础落实到临床。

第二，第二大特点是辨证论治。我们的治疗护理应该以病为中心，还是以人为中心呢？西方医学更强调辨病论治，中医强调的是辨证论治，西方医学更强调人得的病，中医更强调得病的人。

我们的护理方法，应该抓住每一个人的个性所在，不是所有高血压患者的护理方法都一样，有的是肝肾阴虚引起的，有的是肝阳上亢引起的，在临床过程中，无论是防与治，护理也应该是不一样的。中医的"同病异护、异病同护"是中医临床护理最重要的思维方法，也是中医护理最大的特色。所以，一定要把这种辨证施护的思想融入护理工作、学习，实施精准护理。

第三，治未病理念的实施。《中医药发展战略规划纲要（2016—2030年）》中提出：养生保健，中医要发挥主导作用；重大疑难疾病救治，中医要发挥协同作用；预防康复医疗，中医要发挥核心作用。《黄帝内经》中，"夫圣人不治已病治未病"，孙思邈"上医治国，中医治人，下医治病"，"上医治未病之病，中医治欲病之病，下医治已病之病"。中医有完整的治未病的养生保健的理论体系、思维方法以及大量的养生保健的经验，包括四季养生、运动养生、情志养生、饮食养生和传统保健方法等。所以，要把中医治未病的思维方法和经验融入治疗和护理过程中。

中医文化有助医患和谐

护理人员要了解中医特色，要掌握中医这些防病治病、趋于自然的特色方法，如食疗、药膳、针灸、推拿、拔罐、艾灸、刮痧等中医的实用技术。中医护理特色技术简便廉验，可以有效解决看病难、看病贵问题。现在国家政策也很扶持，中医特色护理是中医医院今后一段时间发展的主要方向。

我们要了解中医文化的作用。西方医学的发展更强调科技的进步，但在某种程度上忽视了文化的要素。现在80%疾病的发生与心理因素有关系，护士的精神面貌、外在气质、文化修养可以影响每一位患者。在护患交流过程中，同样一句话，讲得好可以让人笑，讲得不好可以让人跳，护士应该要体现出应有的文化、素养、水准，传递正能量，给患者带来开心愉悦。中医重视文化，如何通过文化这个桥梁搭建和谐护患关系，也值得我们每个护理人员深思。

西医的优势是诊断准确，但需要检测设备，如 X 光机、B 超机等，成本高，并且有创伤。而中医的优势是不要检测设备，成本低，无创伤性，而经验丰富的老中医国学功底高深，书也读得多，性格好，一般不易与人发生冲突。这两种选瓜模式的差别反映的就是思想文化的差异。

他山之石，可以攻玉，中医是我国传统文化的瑰宝，传承和发扬中医文化，我们责无旁贷，而中医的传播和应用也终将造福于患者、造福于社会、造福于人类。

（文章来源：何清湖．现代护理应融入中医文化．中国中医药报，2016年6月1日第3版）

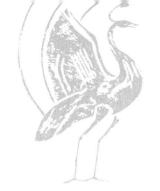

第三章 湖湘中医

一 探索湘医源流，打造现代湖湘中医文化

观点采撷

• 作为湖湘文化重要一脉的湖湘中医文化，有着炎帝陵、仲景祠、马王堆汉墓、药王殿等特色风景线，我们更应该利用好湖湘中医文化这种"力"，抓住机遇，深入研究，加强宣传，实现湖湘中以文化的大众化，从而促进湖南中医药事业的发展。

• 必须把对湖湘中医药古籍的整理研究，提到继承发扬湖南中医药学事业的高度去认识，在对传统文献整理研究工作的基础上进行延伸，构建湖湘中医古籍数据库，促进文献的数字化。

• 要将湖湘中医文化打造成文化湖南的旅游名片，形成"马王堆汉墓—炎帝陵—仲景祠—药王殿—湖南中医药大学博物馆"旅游产业链的时机已经成熟，其作为湖湘中医文化的顶极代表，又有着浓郁的湖湘山水特色，能促进湖湘中医文化的广泛传播。

• 营造湖湘名中医的土壤，宣传湖南的名老中医，将其学术思想、临证经验，广播于众，让其走出湖南，影响中国，此乃湖湘中医之幸事、大事。

湖南，自古就有"人文湘楚，山水湖南"之美誉，虽"北阻大江，南薄五岭，西接黔蜀，群苗所萃"，是一块"不为中原人文所沾被"的荆蛮之地。然在这"四塞之地"上孕育的却是堪称中国传统文化之奇葩的湖湘文化。自炎帝于姜水而徙于南，数千年来，湖湘文化之发展可谓大儒迭起，书院崛兴，承前启后。

其大儒一者战国·屈原，楚国人，著"无韵之《离骚》"、《天问》《九歌》，为文学之鼻祖；二者北宋·周敦颐，湖南道州人，作《太极图说》（仅249字）、《通书》（仅 2600 汉字），诠释《周易》奥义、阐发儒家"性命之道"，言简意赅，被后代学者视为不刊之典，诚为宋明理学之开创者。梁绍辉在《周敦颐评传》中亦说："湖湘之学源自濂溪（周敦颐号濂溪），创于胡宏而盛于张栻，流于明清而接续近现代，形成了以岳麓书院为中心的跨时代人材群体。"

论书院，有长沙岳麓书院、衡山石鼓书院，当时与庐山白鹿洞书院、应天之应天府书院并称宋初四大书院，岳麓书院更是湖湘学派的活动基地，在学术研究、人才培养等方面都走在全国书院的前列，成为天下士人学子所向往的求学问道圣地，同时也吸引了朱熹、陈傅良等著名学者前来讲学。湖南其他地方的讲习所也是不胜枚举。活跃的湖湘文化学术氛围，培养造就了大量人才，促进了湖湘文化的发展，也有利于医学的进步、医籍的问世。

自"洪杨之难"（指洪秀全、杨秀清所领导的太平天国运动）始，曾国藩领导的"湘军"与太平军交战中一举成名，更是确立了湖湘文化在中国近代史上的显赫地位。从魏源"师夷之长技以制夷"；曾国藩、左宗棠等有识之士开启中国洋务运动之门；蔡锷、黄兴高举反对帝制、倡导共和的大旗；到毛泽东、刘少奇、彭德怀等共和国的缔造者，他们不愧为湖湘文化孕育和造就的美玉良才。

迄于今，马王堆西汉古墓，三国吴简，龙山里耶秦简以及有"苗疆万里墙"之称的凤凰南方长城等考古文物的相继发现，更是极大地丰富了湖湘文化遗存的宝库。

我们不禁感叹于"惟楚有材，于斯为盛"惊世骇俗之评价。然医，亦为材之一也。如此荆楚之域，历代名医更是迭起不穷。初有炎帝神农氏"尝味草木，宣药疗疾，救夭伤人命"，尝百草，一日而遇七十毒。汉·苏耽"庭中井水，檐边橘树，可以代养。井水一升，橘叶一枚，可疗一人"之良药。又有长沙马王堆古医书 14 种，医经、经方、房中、神仙四者毕具，可谓中国医学稀世之璧玉。其后，自秦汉至晋隋，历经战乱，百业不兴，医亦不振。

然唐宋以后，"不为良相，则为良医"者，不乏其人，他们不仅医术精湛，医德高尚，而且不少医家穷究岐黄之旨，著书立说，汇成了浩瀚的湖湘医籍，给我们留下了宝贵的医学财富。宋代有刘元宾，通阴阳医药、术数，真宗试之，验，赐名通真子，著作十三种，二十余卷，尤精脉诊。朱佐著《类编朱氏集验医方》十五卷，采掇议论，详尽曲当，所载多为宋及宋以前不传之秘籍，有很高的临床实用价值。

元代有曾世荣著《活幼心书》二十卷、《活幼口议》三卷，精研小儿之生理、病理、诊断、治疗、药物、方剂及预防。其切脉观症，用药之道，靡不悉具，可谓集毕生之精华。

明代有郑元龙，医名于湘，可使躄者弃杖，蛊者约带，羸者控拳，来诊者，轮蹄争门。许希周著《药性粗评》，杂举诸药中性味相对者，属之以词，其言用途，缀成骈句以便记诵。

清代有郑玉坛著《丹园医书》，阐发《伤寒论》"三纲鼎立"之说，倡言三阴病阴邪阳邪之论，辨别 69 个伤寒证治。大纲毕举，万目咸张，可谓集医学之大成。杨尧章，善医而长于辨治瘟疫，有《瘟疫辨义全集》行世，为医学名家中之佼佼者。朱增集，集三十年之经验，撰《疫证治例》五卷，对疫病之传变、鉴别、治疗见解精辟，所创芦根方，投之立应，效捷桴鼓。刘裁吾，"稽诸皇古往哲，参诸海内时贤，而以三十余年之经验，诊痉病十有一届之艰苦备尝"撰成《痉病与脑膜炎全书》，独倡"宣发太阳"，"开泄厥阴"，别开生面，揆诸临床，甚是至理。鲍相敖认为单方最多，选择宜精，故自幼立愿广求，或见于古今之载籍，或得之戚友之传闻，著成《验方新编》，荟萃宏富，各门俱备，且具简、便、廉、验之特点，广为流传。周学霆著《三指禅》以发微脉学，先以缓脉说明正常脉象，然后依次论述各种病脉，以阴阳对待，恰好安置二十七脉，一奇一偶，配合天成。熊应相著《金针三度》，一度脉，二度病，三度方，别开生面，寻出候内候外奥秘，千古疑城，经先生点破，虽圣人复起不能易。黄朝坊著《金匮启钥》，凡三十五卷，约二百万言，具有医学全书的内容，且论理当，论证详，论治切，阅者一目了然。

民国有孙鼎宜，一生著述甚多，毕生精力从事古典医籍的编次、校订、疏证，贡献颇丰。何舒，中西医兼晓，提倡汇通，所著《何氏医学丛书》，凡十九种，三十六卷，宗《内经》之旨，荟萃诸家，分门别目，条理井然，理法方药悉备。

如此，湖湘医家所著之医经、伤寒、金匮、温病、诊法、本草、方剂、针灸、内科、外科、妇科、儿科、眼科、喉科、医史、医案、医话、养生面面俱到，实为湖湘中医文化之材。然有四人与湖湘中医渊源甚厚，分述于下：

炎帝神农氏

中华民族，肇始于炎黄。炎帝，号神农氏，于上古时代，尝百草，开医药先河。世人尊之为"医药之神""华夏之祖"。其在与大自然，与疾病的斗争中，他总结经验，留《神农本草经》传于世，为后世医药事业的发展奠定了基础。诚如韩愈在《赐樱桃诗》中所云："汉家旧种明光殿，炎帝还书《本草经》"。《司马负·三皇本纪》载：炎帝"味草木之滋作方书以疗疾（察其寒温平热之性，办其君臣佐使之义，常一日而遇七十毒）。……后迁于曲阜，卒于茶乡。"茶乡即今湖南省株洲市炎陵县鹿原陂，由此炎帝与湖湘中医有着不解之缘。人们为了祭奠这位祖先，西汉时期，在今之株洲炎陵就建有炎帝陵，唐代已有奉祀，至宋代，太祖赵匡胤奉炎帝为感生帝，于是"立届陵前，肖像而祀"，并设守陵记，禁樵牧。现今炎帝陵已成为全国重点文物保护单位和全国爱国主义教育示范基地，"弘扬炎黄文化，振兴民族精神"，炎帝陵已成为湖湘中医文化中不可缺少的一部分。

辛追

1973年，长沙马王堆发掘了三座西汉古墓，墓主分别是辛追、利苍及利苍的儿子，墓中出土了大批帛书及部分竹木简。其中有相当部分是医药学方面的著作，包括《足臂十一脉灸经》《阴阳十一脉灸经》甲本、《脉法》《阴阳脉死候》《五十二病方》《却谷食气》《阴阳十一脉灸经》乙本、《导引图》《养生方》《杂疗方》《胎产方》等帛医书，尚有《十问》《合阴阳》《杂禁方》《天下至道谈》等竹木简医书，共计十四种。这些都是后世已经失传了的古医书，就连《汉书·艺文志》也未能著录，其出土填补了我国医学史上的空白。

论内容，《足臂十一脉灸经》和《阴阳十一脉灸经》，全面论述了人体十一条经脉的循行走向、所主疾病和灸法，这是我国最早论述经脉学说的文献。《脉法》和《阴阳脉死候》，虽残损严重，难以窥其全貌，但是最早关于脉学、诊断学的文献。《五十二病方》，是我国现在所能看到的最早的方剂。全书一万余字，共分五十二题，每题都是治疗一类疾病的方法，少则一方、二方，多则二十余方，现存医方总数 283 个，书中提到的病名现存的有 103 个，所治包括内、外、妇、儿、五官各科疾病。其中关于痔疮还记载了精彩的手术疗法，实在令人叹为观止。《却谷食气》是目前所能见到的最早专门论述气功导引的文献之一；《导引图》是我国现存最早的导引图谱，所绘人物形态逼真，栩栩如生，为研究我国特有的气功疗法的源流和发展，提供了很有价值的线索。《胎产方》则专论有关胎产的宜忌，内容涉及求子、养胎及产后处理等，类似古医书《产经》，是我国迄今发现的专论妇产科的最早文献。《杂禁方》及《养生方》《杂疗方》的一小部分，是一些禁祝方术。《养生方》《杂疗方》的主体，以及《十问》《合阴阳》《天下至道谈》等，其性质皆属于古代房中类著作，内容涉及养生学、性医学和性保健等。

这些医书的出土，更凸显了长沙作为历史文化名城的地位，也丰富了湖湘中医文化的内容，让世人看到了湖湘中医璀璨夺目的辉煌历史。

张仲景

张仲景，名机，史称医圣。南阳郡涅阳（今河南省邓县穰东镇张寨村，另说河南南阳市）人。北宋高保衡、林亿等在《校正伤寒论·序》中说："张仲景，《汉书》无传，见《名医录》云：南阳人，名机，仲景乃其字也。举孝廉，官至长沙太守。始受术于同郡张伯祖。时人言，识用精微过其师。其所论，其言精而奥，其法简而详，非浅闻寡见者所能及。"其与湖湘中医的关系也始于此。因其做过长沙太守，故亦有称"张长沙"者，其方书亦被称为"长沙方"。

张仲景在任长沙太守期间，用自己的医术，广救百姓，并择定每月初一和十五两天，端坐于衙门大堂，挨个仔细为群众诊治。后来时间久了便形成了惯例，每逢农历初一和十五的日子，其衙门前求诊者盈门。为了纪念张仲景，"坐堂医生"之称呼则始于此。

现在长沙蔡锷中路、湖南省中医院院内尚有张仲景祠，只可惜因年代久远失修，原有"张仲景祠"和"保节堂"，现均已不复存在。

孙思邈

提起唐·孙思邈，其所著之《大医精诚》堪称"千古绝唱"，《备急千金要方》《千金翼方》更是我国最早的医学百科全书，然其与湖湘中医之缘结于涟源龙山。俗话说"草生福地皆为药，人在名山总是仙"，涟源龙山自古就是"天下药山"。汉·张仲景任长沙太守时，著《伤寒杂病论》，曾由昭陵（邵阳）县令陪同登龙山采药。

孙思邈的《备急千金要方》即撰于此，他长期居住于龙山采药、治病，许多地方都留下了他的足迹，如种药地"圣草坪"，采药地"药柜山"，晒药地"安坪村"，药王庙遗址"捣药臼"，给百姓治病的村庄"李八庄""汤洼"，给龙虎治病之地"龙潭""虎岭"等。为纪念药王孙思邈，于唐贞观年间在龙山上建有药王殿，同时龙山山麓世世代代沿用孙家桥、孙家桥村、孙家桥乡、孙水河等地名，而孙家桥村全都姓孙，据考证系孙思邈嫡传后裔，到现时已有30余代。

文化现已成为当今世界的一种"力"，这种"力"可以强国、强省和强市，通过文化产业的迅速崛起，可以推动经济社会的发展。湖南如此丰富的历史文化资源，多姿多彩的民族民间文化资源，独特的旅游文化资源，融而成独特的湖湘文化，其文化产业的发展，相比于全国，更是"朝阳"中的朝阳。2007年5月27日，张春贤书记在湖南省第九次党代会的政府工作报告中，根据湖南的实际，即提出要着力于"文化强省"的建设。而作为湖湘文化重要一脉的湖湘中医文化，有着炎帝陵、仲景祠、马王堆汉墓、药王殿等特色风景线，我们更应该利用好湖湘中医文化这种"力"，抓住机遇，深入研究，加强宣传，从而促进湖南中医药事业的发展。

加强对湖湘中医文化的宣传，从广度和深度上促进"文化湖南"建设

在以上对湖湘文化以及湖湘中医文化的粗略评述中，我们已经大致了解了具有深厚底蕴的湖湘中医文化。然而很多时候这种文化都被视为一种"精英文化"，不为人民群众所熟知。就如同中医一样，被很多的人认为只是一种国宝，一种很古老的学问，只有停留于博物馆。所以也就失去其作为"文化"本身的意义，即需要教化，需要传播，将"文"化到社会当中去的一种现象。因此实现湖湘中医文化大众化，才是"化"最有效的途径。使它像屈原、李白、杜甫的诗，像罗贯中的《三国演义》，像曹雪芹的《红楼梦》，像

欧洲贝多芬的音乐,像达·芬奇、米开朗基罗的绘画一样,人人都知道,人人都爱读爱看爱听,成为大众文化,才能做到最广泛的宣传。

湖南媒体有着丰富的宣传经验及成功案例,在以湖南广播影视集团、湖南出版集团、湖南日报报业集团等优势企业为代表下,其在全国的影响力不断扩大。曾经创造出了一批特色鲜明、风格各异、享誉全国的拳头电视产品,如《雍正王朝》《汉武大帝》等鸿篇巨制;《超级女声》《快乐男声》等更是使"电视湘军"享誉全国。《湖南日报》《三湘都市报》《文萃报》也同样广传着湖湘文化。所以在这些强势媒体庇护下,我们有信心将湖湘中医文化发扬光大。

对于湖湘中医文化的宣传,《大长今》热播的成功,应该给了我们一个很好的启示,它通过娱乐的方式,通俗易懂的形式,生动活泼的例子,介绍了大量有关中医中药方面的知识,如辨证论治、天人合一、针灸等,让广大老百姓看完后都津津乐道中医中药的良好功效,并从中学到一些有关中医的养生方法,增加其对中医中药的兴趣。还有像中国的少林文化、中国武功,现在以其博大精深而闻名于世,它靠的不是单纯的李小龙、李连杰,更多的是通过以少林文化为背景的电影的宣传。

所以我们在宣传过程中,一定要注意形式的多样性和灵活性,不断探索,找到最佳方案。一方面,可以加强湖湘中医文化在人民群众中的宣传教育,通过媒体、电视剧、纪录片、文学体裁、深入社区服务等多种形式,在社会中营造出湖湘中医文化的氛围,让更多的人来了解它,从广度上扩大其影响力。另一方面,可以通过开展湖湘中医文化学术论坛、专题讲座等,邀请湖湘中医名家、大家,阐释湖湘中医文化,从深度上扩大其影响力。

进一步整理湖湘中医文库

中医药古籍,上起周秦,下至清代,历时两千余年,是一个伟大而丰富的文献宝库,是我们的宝贵财富。从1950年10月中医古籍出版社成立以来,一直到现在,党和国家政府都非常重视中医古籍整理工作的展,2001年原国家中医药管理局局长佘靖在全国中医药工作会议上关于《深化改革,开拓进取,努力推动新世纪中医药事业的新发展》报告中仍然指出:当前和今后一个时期中医药继承发展的工作重点之一是"要着重做好对中医药古代文献的系统整理研究,对历代各种学说和流派进行研究"。据统计,目前我国已经初步建成了全国中医药科学数据资源共建、共享平台；在文献和基础研究方面，已整理、出版中医古籍 600 余种，包括《中医方剂大辞典》《中华本草》《中华医书集成》《传世藏书·医部》《中国医学通史》《中医古今脉案》《中医年鉴》《汉方研究》等巨著，还从国外影印回归 20 多种善本中医古籍。

而湖南对于湖湘中医古籍的整理，也是硕果累累，早在"九五"期间，就组编出版了大型中医古籍丛书《湖湘名医典籍精华》，该套丛书搜集、整理、精选了湖南历代名医的著作 10 余部，汇编成 13 卷 9 册共 1900 余万字，具有很高的学术价值和临床指导意义，并荣获全国优秀图书三等奖。还有曾勇教授著《湘医源流论》，系统记录了湖湘中医发展之脉络，内容翔实丰富。

但从总的情况来看，无论是理论，还是临床方面，都有必要进一步努力发掘，并加以提高，特别是对湖湘中医药古籍的整理研究，还不能满足当前的需要。因此，必须把对湖湘中医药古籍的整理研究，提到继承发扬湖南中医药学事业的高度去认识，进一步加强这一工作，扎扎实实地去整理研究。包括对历代湖湘名医其人、其术、其著、其事的整理研究；历代湖湘中医名著集成的整理；还包括现代湖湘名医专科专病丛书以及常见病中医科普丛书等。

在整理过程中，我们应根据其古籍在学术上的地位和影响，有重点，有计划地进行。若是学术价值较高的经典医籍，应列为重点古籍，按校勘、注释、按语和撰写校后记的方式进行整理研究；若是普通的、流通较广的古籍，则主要进行校勘和撰写点校说明。

对于古籍的校勘、注释等，应该来说只是最基础的，难以满足当今高科技时代对于信息的需求，所以应该在对传统文献整理研究工作的基础上进行延伸，构建湖湘中医古籍数据库，促进文献的数字化。成立湖湘中医古文献数字化研究室，以广泛服务于湖湘中医药文献研究、教学、临床、科研与开发。

促进"马王堆汉墓—炎帝陵—仲景祠—药王庙—湖南中医药大学博物馆"旅游产业链形成

湖南有着悠久历史和鲜明地域特色，其名胜古迹、文化名城、民俗风情、历史传说、名人名篇和爱国主义、革命传统教育基地等比比皆是。"十五"以来，湖南省委省政府结合实际，作出了"把湖南旅游业作为第三产业龙头和国民经济新的增长点来抓"的重大决策，"十一五"期间更是提出要"实现湖南由旅游资源大省向旅游产业大省跨越"的战略目标。所以高起点、高水平地规划、策划、开发一批深具湖湘文化内涵的旅游产品和旅游商品，增加湖南旅游业文化品位和内涵，扩大旅游消费领域，带动全省各区的文化产业发展，是一条必然之路。

目前，有如"韶山—花明楼"红色旅游线路、"湘西魅力""韶乐"等带有湖湘文化烙印的旅游成功经验，但是我们在文化与旅游的结合上并没有从整体上取得突破。而以湖湘中医为特色的旅游路线的提出，应该是一个很好的尝试。那么接下来的关键就是宣传、旅游、文化等三部门在深入加强湖湘中医文化研究、挖掘湖湘中医文化内涵的过程中，如何找准其与旅游的切合点和切合方式，从而采取市场运作办法，设计一台精彩的文艺节目，将湖湘中医文化打造成文化湖南的旅游名片，搬上正规舞台。

所以形成"马王堆汉墓—炎帝陵—仲景祠—药王殿—湖南中医药大学博物馆"旅游产业链的时机已经成熟，其作为湖湘中医文化的顶级代表，又有着浓郁的湖湘山水特色，应该有着诱人的前景，也能促进湖湘中医文化的广泛传播。

造就全国知名名老中医

20世纪，湖湘大地，五大名老中医声名鹊起，李聪甫，深究东垣脾胃理论，倡"形神学说为指导、脾胃学说为枢纽"的整体论，结合临床，确立"益脾胃、和脏腑、通经络、行气血、保津液，以至平衡阴阳"的治疗大法。刘炳凡，业医七十年，孜孜精研医理，"开建国以来研究脾胃学之先河"，其研究的抗衰老药"古汉养生精"，现已成为中国名牌中成药，畅销国内外。谭日强，十七岁拜师学医，博览群书，对传染病的论治更是得心应手。欧阳锜，毕生从事中医临床、中医病名的系统化规范化研究，造诣精深，建树颇多。其研制的驴胶补血冲剂，迄如今仍为湖南名药。夏度衡，精于内科杂病，其从肝论治内科杂病独树一帜，所创肝胃百合汤疗效独特。

忆往昔，五大名老中医之峥嵘岁月，享誉全国；望今朝，湖南省现有省级名老中医78人（1999年湖南省中医药管理局评定的有50人，2006年评定的有28人），他们涵盖内、外、妇、儿、五官等各科，在湖南也算久负盛名，然能与李、刘、谭、欧阳、夏等相提并论者，又有几何？但不可否认，他们当中确有中医理论扎实，诵《内经》《伤寒》《金匮》如流水而滔滔不绝，学术造诣颇高，且临床水平精湛，活人无数，乞诊者门庭若市之人，他们完全有实力成为全国响当当的名老中医，只是我们在如何塑造现代名老中医方面未引起足够的重视。

2007 年 1 月 11 日，吴仪在全国中医药工作会议上强调，要以"名院、名科、名医"为重点，大力建设中医医疗服务网络，提高中医药服务水平和可及性。2007 年 3 月 27 日，湖南省政府关于加快中医药发展的决定（湘发〔2007〕5 号）中，继续提出要实施"名医战略"，大力加强中医药人才队伍建设，培养造就新一代名中医。2007 年 5 月 24 日，在长沙召开的纪念"衡阳会议"25 周年会议上，再次落实必须高度重视并认真贯彻"名院、名科、名医"战略。

所以，无论从国家政策，还是湖南现状，我们都有责任培育营造湖湘名中医的土壤，宣传湖南的名老中医，将其学术思想、临证经验，广播于众，让其走出湖南，影响中国。当人们再次问起：现如今湖南中医界谁能在全国独领风骚？也不至于你推我让，难挑其一。此乃湖湘中医之幸事，大事！

（文章来源：何清湖，周兴．探索湘医源流，打造现代湖湘中医文化．湖南中医药大学学报，2007 年第 5 期）

二　再论湖湘中医文化

观点采撷

• 湖湘中医文化源于湖湘，是湖湘文化遗产中的一块瑰宝，也可以说是中国地域中医药文化中的一朵奇葩。振兴湖湘中医文化应该是每一位湖湘中医人义不容辞的责任。

• 湖湘中医文化是指以湖湘文化和中医药为背景，湖湘历代医家在医疗实践中所形成的医疗品德、治学方式、学术思想、临证经验等非物质文化和湖湘中医物质文化的总和。其精神特质包括：医德为先，心忧天下；思变求新，敢为人先；执中致和，道法自然；兼容并举，中西汇通。

• 湖湘中医文化的研究内容主要包括湖湘中医溯源、湖湘中医各家学说、现代湖湘中医风采、湖湘中医文化风景线、湖湘中医文化现代化五个方面。

> ·实现湖湘中医文化的可持续发展，需构建湖湘中医文化体系，大力宣传湖湘中医文化，深入挖掘湖湘中以文化内涵并将其转化为企业生产力，加强对湖湘名医的保护和研究。

笔者曾撰文《探索湘医源流，发展现代湖湘中医文化》，文章首次提出"湖湘中医文化"一说，其后在 2008 年、2009 年湖南省政协会议中，笔者的两次提案内容均涉及"湖湘中医文化研究"，得到省委省政府、省发改委的高度重视，引起了一定的社会关注。两年前提出的建议只能算是为"湖湘中医文化"研究"抛砖引玉"，还有许多问题值得我们思考。比如：湖湘中医文化的产生背景？如何定义"湖湘中医文化"？湖湘中医文化有着怎样的精神特质，具体研究内容有哪些？等等。本文将就此一一进行论述。

湖湘中医文化的产生背景

湖南，东南西三面为崇山峻岭围阻，然北临洞庭湖，纳湘、资、沅、澧四水，吞吐长江。虽谓"四塞之地"，实则"隔山不隔水"。隔于山，闭塞不通，交流不便，故湖湘文化有其相对独立性；连于水，动辄不腐，又给湖湘文化带来活力和发展空间。所谓"一方水土养一方人"，湖湘的这种区域特色，千百年来促成了极具内涵的湖湘文化，也为湖湘中医文化的形成、发展与繁荣奠定了坚实的基础。

"湖广熟，天下足"

湖湘之地，据现有考古资料分析，于旧石器时代便有人类繁衍生息。炎帝自姜水而徙于南、舜帝南巡葬于九嶷山等故事传说，也足以证明湖南与中原的早期联系。后楚人入湘，为湖湘发展之活水源头，以洞庭湖为中心，湘、资、沅、澧四水为区域的湖湘之地，因气候温和，雨量充沛，土地肥沃，四季分明，成为水稻种植之福地。在几千年的封建统治中，湖湘民众男耕女织，自给自足，得"鱼米之乡"美名。明清两代，更是转入全盛时期，《地图综要》载曰："楚故泽国，耕稔甚饶。一岁再获柴桑，吴越多仰给焉。谚曰'湖广熟，天下足'。言其土地广阔，而长江转输便易，非他省比（明·李釜源）。"清·乾隆时甚有"湖南熟，天下足"一说。即当时包括长沙在内的整个湘北地区已是全国重要的粮食产地。明·宣德（1426—1435）年间，湘江河上曾现"巨舰潜米，一载万石"的场面。粮食的增产丰收，促进了湖湘地区农业经济的大发展，很快邻省江西等地人口大批吸引入湖南，他们"插标为界，开垦落业"。据载，至洪武二十四年（1391年）长沙人口已达50.913万人，此前明洪武四年（1371年），国都南京的人口也不过20万人。经济繁荣、人口密集成为湖湘医药发展的最好助推剂。

同时，这种亚热带季风湿润气候，为动植物提供了良好的生存环境，也适宜中药材的生长、种植和栽培。如涟源的龙山自古就有"天下药山""植物王国"美称。张仲景、孙思邈、李时珍、周学霆等都曾亲赴山中采药。据统计，我省有药用动、植物种类2384种，总蕴藏量达1200余万吨，药材年产量17万多吨，居全国前列；全国361个重点中药材品种我省就占了241个，居第2位，堪称中药材资源大省，其中枳壳、白术、玉竹、杜仲、金银花、茯苓、鳖甲等41种道地药材更是驰名中外。这些都为湖湘医药的发展提供强有力的保障。

"惟楚有材，于斯为盛"

"楚材"一直视为湖湘的骄傲，究其形成，湖湘文化功莫大矣。自楚人始，灿烂辉煌延续至今。屈原楚辞、马王堆汉墓、耒阳蔡伦造纸术等，无疑都是这一时期的代表之作。后魏晋玄学盛行，道教、佛教开始传入湖湘之地，促进了楚文化的进一步完善。这些与当时的中原文化相比还影响甚小，唯有宋时湖湘理学的形成，才可谓湖湘文化的集大成者。北宋营道（今道县）人周敦颐作《太极图说》《通书》，成为宋明理学开山鼻祖，后经胡安国、胡宏、胡寅相承，全盛于"朱张会讲"之时，影响着后世王夫之、魏源、曾国藩、左宗棠等的经世哲学。至近、现代，谭嗣同、陈天华等资产阶级革新思潮，田汉、沈从文、丁玲、周立波等新民主主义和社会主义思潮星月相争，亦展现着几千年来厚重的湖湘文化。各种文化的相互交融，成为湖湘中医发展的沃土。笔者认为，影响最大者莫过于理学。俗话说"秀才学医，笼中捉鸡"，湖湘许多儒者，或因考场失利、或因仕途不顺，承袭"不为良相，则为良医"之风，他们或师门传授、或亲炙、或私塾，一方面，因有理学之根基，故多能在医学中有所成就；另一方面，长期理学思想的影响，也使他们独具"仁""和"之性。此外，清朝"八股取士""考据之学"盛行，也影响了湖湘许多医家，他们皓首穷经，致力于《黄帝内经》《难经》

《伤寒论》等书的诠注，为后世留下了一笔丰富的财产。而近、现代湖湘文化中的革新、求变思潮则成为湖湘中西医汇通的有效推动力。

"船到郴州止，马到郴州死，人到郴州打摆子"

在《史记·食货列传》中有"江南卑湿，丈夫早夭"的说法，一度使中原人望而生畏，这里的"江南"主要是指今江西、湖南和湖北一带。也就是说早在2000多年前，湖南的气候因过于湿热，男子的寿命都不太长。史料中还有同样的记载，如汉文帝时，贾谊被贬为长沙王太傅，曾担心"长沙卑湿"，竟以为自己"寿不得长"。尤其是湘南等地，因处于南岭山脉之北，山高林密，交通不便，时年瘟疫流行，更有"船到郴州止，马到郴州死，人到郴州打摆子"的说法。汉·苏耽"井水一升，橘叶一枚"之良药则为此写照。然而，这些地区恶劣的自然环境又从另一方面促使湖湘医家穷极医理，与病魔相争，为百姓疾苦而孜孜不倦。如单在瘟疫证治方面，就著有《瘟疫论辨义》《瘟疫治例》《治疫十书》《瘟疫辑略》《瘟病正宗》等书14部，书中许多内容皆能发前人之所未备。

湖湘中医文化的提出与定义

目前，国家对于中医药文化的研究越来越重视。2009年6月，国家中医药管理局还特别成立了以王国强同志为主任的中医药文化建设与科学普及专家委员会，负责规划和指导中医药文化研究和科普宣传。地域中医药文化的研究，如新安医学、孟河医学、吴门医学、岭南医学、津沽医学等，也取得了一系列成绩。这些使"湖湘中医文化"概念的提出有着浓厚的中医文化氛围。而近年来，风靡全国的"湖南文化现象"，在传统湖湘文化的推动下，涌现了"电视湘军""出版湘军""报业湘军""动漫湘军""演艺湘军"等一批文化品牌，又为"湖湘中医文化"研究提供了良好的平台。基于文化和地域等原因，笔者遂提出"湖湘中医文化"研究，借以丰富湖南"文化高地"建设的内容。作为一种新兴的区域中医文化概念，"湖湘中医文化"从一开始就受到人们的关注和学术界的认可，许多人也开始研究，这是好事。但我们遇到的第一个问题就是如何定义"湖湘中医文化"？每个人站的角度、高度不同，那么定义起来肯定就会存在许多分歧，为了有利于下一步研究，我们有必要对它进行初步的规定，为湖湘中医文化划出一个可供讨论的范围。

笔者认为，湖湘中医文化是指以湖湘文化和中医药为背景，湖湘历代医家在医疗实践中所形成的医疗品德、治学方式、学术思想、临证经验等非物质文化和湖湘中医物质文化的总和。

湖湘中医文化的精神特质

我们谈文化，很多时候偏重于文化具体内容的搜集，而对文化本身的精神和价值取向缺少总结，这样就显得太流于表面，缺乏对世人的启示作用。而精神特质作为文化意识层面的东西，作为一种思想元素，才是文化研究的重点。笔者将湖湘中医文化的精神特质大致归纳为这么几点：

医德为先，心忧天下

湖湘文化是一种忧乐文化，强调"先天下之忧而忧，后天下之乐而乐"，中医文化亦与其一脉相承，湖湘医家自古便怀救死扶伤之心，抱大医精诚之德。炎帝神农氏"遍尝百草，一日而遇七十毒"，后因误食断肠草卒于株洲炎陵，为医药而贡献生命；医圣张仲景任长沙太守期间，感百姓之疾苦，于衙门大堂公开应诊，其医人重德之风亦昭于后世；药王孙思邈涟源龙山采药而作《千金方》，篇中《大医精诚》为湖湘乃至全国医家医德之规绳；时有长沙人卢佩芝，遇瘟疫流行，朝夕往视病者，毫无难色，且不索贽，人咸德之；元·曾世荣，衡阳人士，所著《活幼心书》首先便倡"（医者）凡有请召，不以昼夜、寒暑、远近、亲疏、富贵、贫贱，闻命即赴，视彼之疾举切吾身，药必用真，财无过望，推诚拯救，勿惮其劳"；其后，明·吴中允，"凡延诊者，不分贫富，咸亲视诊，病痊不责其酬，乡党以此推重"；清·善化人龚梁、湘乡人文负吉、邵阳人罗国瑛、新化人李志星、武冈人彭顺纪、安化人陶孝忠；近代名医李聪甫、刘炳凡等，皆仁心仁术，医德盛誉乡党之辈，不可胜数。

思变求新，敢为人先

湖南人从来是不甘人后的，于医学亦不例外。马王堆医书，据考证，书中很多内容都早于《黄帝内经》，实为湖湘中医之渊源，亦为中国医药创新之源泉；后张仲景创伤寒六经学说，开辨证论治先河；湘乡罗国纲不拘古方之药，而师古方之法，创新方184首，"照脉照症制之，屡试屡验"；周学霆，邵阳人，其发微缓脉，剖析病脉，重视足脉，以脉证病，舍脉从证，于脉学研究可谓自成一家，后乏来者；长沙郑玉坛阐发"三纲鼎力"之说；杨尧章创"胃气论"；湘乡朱增籍对疫病初起，力主透发，所创芦根方，无不应手取效；双峰刘裁吾治流行性脑脊髓膜炎，或"宣发太阳"，或"开泄厥阴"，别具匠心；岳阳吴汉仙则倡形气并重，认为细菌之生灭由六气之变化；衡南欧阳锜建立"三纲鼎足，互为纲目"的辨证体系，倡"病证结合"；当代蔡光先研制中药超微饮片，堪称"打破千年药罐第一人"等，这些思变、求新思想于湖湘医学之发展影响巨大。

执中致和，道法自然

我们知道，在湖湘文化发展历程中，儒家文化和道家文化为历代湖湘思想之主流，儒家承于周敦颐濂溪学说，后有朱张之名；道家继屈子之后，亦一脉相传至近、现代，深刻影响着湖湘医家的治学精神和治病思维，他们中许多倍崇执中致和之理、道法自然之效。如醴陵黄朝坊强调"天人合一"，谓"人之生也，本天地之道化，而其体极具一小天地"，"凡医家治病，须揆天道以治人"；罗国纲于《会约医镜》中曰"诡僻之方，怪险之法，毫不敢登"，（用药）"必取其中正平稳，切于病症"；李聪甫深究东垣脾胃理论，创"益脾胃、和脏腑、通经络、行气血、保津液，以至平衡阴阳"治疗大法；汨罗刘炳凡以"柔剂养阳"而达阴阳平和之效；欧阳锜更是明确提出"求衡是中医临床思维的核心"。故"和""道"实乃湖湘中医文化之精髓。

兼容并举，中西汇通

湖湘文化同样是一种开放、包容的文化。宋时有张栻与闽学派朱熹会讲于岳麓书院，互相取长补短，促进了湖湘理学的发展；清·隆回魏源为"近代睁眼看世界第一人"，倡"师夷长技以制夷"，主张洋务运动；后有浏阳谭嗣同等戊戌维新，皆因"西学东渐"思潮涌动，湖湘医学界中西医汇通之说亦渐盛。如吴汉仙认识到细菌繁殖和"细菌之死亡消灭，亦莫不以六气之偏胜为转移"，而且还认为中医治病"即不杀菌而菌亦灭也"，开始有意识地将中医理论与西医理论相结合；邵阳何舒亦力倡中西医汇通，其"治医学有年，既究中医，兼通西法"，且精通外语，涉诸西学，从而和之。这些都为后世湖湘医家中西医汇通的研究打下了基础。1993年湖南中医药大学开始招收全国第一批中西医结合专业本科学生，创建中西医结合系、中西医结合学院；1995年编撰出版了全国第一版中西医结合系列教材，许多年来湖南的中西医结合事业一直走在全国前列，深究起来亦与湖湘文化息息相关。

湖湘中医文化的研究内容

通过前面的叙述，我们对湖湘中医文化应该有了一个大概的了解。那么，我们具体应该研究些什么内容呢？笔者认为有以下几点。

湖湘中医溯源

从马王堆汉墓出土的古医书开始，上起先秦，下至民国，查阅历代正史、野史、人物传记、地方志、医史专著，对湖湘历代医林人物的有关资料进行收集、考证、整理，介绍其人姓名、字、号、籍贯、医德修养、医术专长、著作等，理清湖湘中医发展之源流。

湖湘中医各家学说

论述湖湘著名医家的学术成就，内容大致分为医家生平、著作、主要学术或临床经验，简要总结等几部分。充分展示湖湘中医名家在古医籍的整理，新学术理论的建树，以及内科、外科、妇科、儿科、五官科、伤寒、本草等诸方面的证治经验和研究成果。

现代湖湘中医风采

展现现代湖湘中医风采可以从以下五个方面进行：

一是湖湘"中医五老"。介绍新中国成立初期李聪甫、刘炳凡、欧阳锜、谭日强、夏度衡等"中医五老"的生平简介、成才之路、学术思想、主要经验（含专病诊治经验、独创处方、用药诀窍、独特疗法、康复保健等）、代表成果和著作。

二是当代湖湘名中医。对国家两部一局评定的国家级名老中医和湖南省中医药管理局评定的省级名老中医生平、著作、学术思想、主要经验等进行收集、整理、总结。

三是湖湘中医教育文化。以湖南中医药大学、湖南省中医药研究院和湖南省中医药高等专科学校为依托，介绍湖湘中医的现代教育体系、人才培养模式、科研成果等。

四是湖湘中医医院文化。论述湖南省各中医院的发展情况、专科专病建设以及医院文化建设方面的经验。

五是湖湘中药企业文化。介绍湖湘本土的、有影响的、规模较大的中药企业的基本情况、特色优势产品、企业文化等内容。

湖湘中医文化风景线

以马王堆汉墓、炎帝陵、苏仙岭、仲景祠、药王庙等为代表，全面介绍与湖湘中医药文化有关的遗址、出土文物、重大历史事件、历史人物、名胜古迹、旅游景点，以及与中医药有关的湖湘非物质文化遗产。

湖湘中医文化现代化

在上述文献研究的基础上，深入调研、分析、论证，为实现湖湘中医文化的可持续发展，促进湖湘中医文化现代化、产业化，提出初步建议与设想，内容包括：

成立湖湘中医文化研究所，建立湖湘中医文化网，实现湖湘中医文库的数字化，出版相关书籍，初步构建湖湘中医文化体系，为进一步研究建立平台。

大力宣传湖湘中医文化，一"化"政府，使其加大对湖湘中医文化研究的政策倾斜和经济投入；二"化"百姓，使其更加关心、关注湖湘中医文化事业；三"化"湖湘中医人士，使其更坚定继承发展中医的信心。内容包括：①逐步规划建设株洲炎帝陵"神农中医药文化馆"、中国龙山华夏中药文化园、湖南省博物馆马王堆汉墓陈列馆中医药专馆以及湖南中医药大学中医药博物馆等，对于构建"炎帝陵—马王堆汉墓—仲景祠—药王庙—湖南中医药大学博物馆"湖湘中医文化精品旅游产业链的可行性、科学性以及前景进行论证，促进湖湘中医药文化旅游产业的发展壮大；②定期举办全国性的湖湘中医文化研讨会。

深入挖掘湖湘中医文化内涵，一方面将其转化为企业生产力，促进产—学—研—医的结合，继肝复乐、古汉养生精、乙肝宁、驴胶补血颗粒、妇科千金片、中药超微饮片等全国知名产品之后，如何再创造出更多的、更好的产品；另一方面，汲取其在养生保健、治病防病方面的经验，用于指导现代老年病、常见病、多发病的预防治疗，如以马王堆养生、导引、性保健方面的成就为基础，开创"马王堆养生学"，出版相关书籍等。

对湖湘中医文化的进一步传承，加强对湖湘名医的保护和研究。探索湖湘名医的思想渊源，力求揭示名医的个人特征，各人的特殊经历、思想和贡献，为启发现代中医教育的人才培养，以及如何打造现代湖湘名中医提供历史参照，开展湖湘名医培养工程。

振兴湖湘中医文化是湖湘中医人的责任

湖湘中医文化源于湖湘，是湖湘文化遗产中的一块瑰宝，也可以说是中国地域中医药文化中的一朵奇葩。振兴湖湘中医文化应该是每一位湖湘中医人义不容辞的责任。一方面，加强对湖湘中医文化的研究，是为了更好的弘扬湖湘文化，传播优秀中医药文化，将对中医学的发展、对中华文化的复兴、对构建民族精神以及和谐社会建设起到积极的推动作用。另一方面，我们深知地域中医药文化是与当地的名医、名企文化密不可分的，如南阳的张仲景、亳州的华佗、新安的汪机、孟河的王肯堂、岭南的采芝林等，这些名医、名企无疑将成为当地的名片，从而提高本地区的知名度，带来本地区经济、文化、旅游、餐饮等产业的繁荣进步，给当地带来了不可估量的无形资产。因此，加强对湖湘中医文化的研究，更有利于湖南"文化强省""经济强省"战略的实施。

（文章来源：何清湖．再论湖湘中医文化．湖南中医药大学学报，2009年第5期）

三　三论湖湘中医文化

——打造现代湖湘名医

观点采撷

· 打造现代湖湘名医的内因在于学医者刻苦修炼"内功"。中医治学当溯本求源，古为今用，继承是基础，创新是归宿，认真继承中医经典理论，重视名老中医经验，指导临床诊疗实践，是打造现代湖湘名医的有效途径。

· "了解湖湘文化"是源头，"信中医"是前提保证，"读经典"是理论基础，"多临床"是求真根蒂，"拜明师"是提速捷径，"多总结"是提升手段，六大要素相互依靠、共同构建，才能打造现代湖湘名医。

· 打造现代湖湘名医要重视外因，要充分利用国家有利政策，营造一个适合打造湖湘名中医的土壤，要加大宣传力度，主动出击。其一，名医要自身主动宣传，要走出去，多到外地去讲学交流，要敢于发表自己的观点；其二，加大媒体宣传力度，充分发挥本土强势媒体力量，将湖湘中医文化发扬光大。

人类社会的发展"人才是关键",湖湘中医的发展同样要靠人才,其中最重要的是要靠大量汲取着湖湘文化养分长大的"湖湘名医"。三湘大地,医学发达,历代名医迭起不穷,初有炎帝神农氏尝百草葬于茶乡、张仲景长沙坐堂、孙思邈采药于龙山。传承到现代,以"湖南五老"而名扬全国的李聪甫、刘炳凡、谭日强、欧阳锜、夏度衡前辈,创造了湖湘中医的辉煌。时至今日,湖南省在国家遴选的第一至第四批全国老中医药专家学术经验继承工作指导老师中,共有 70 余人次入选。湖南省中医药管理局分别于 1999、2006 年评定了"湖湘名中医"共 78 人,他们涵盖内、外、妇、儿、五官等各科,在湖南亦久负盛名,然能与"湖南五老"相提并论者,又有几何? 不可否认,他们当中确有中医理论知识丰富,诵《内经》《伤寒》《金匮》如流水而滔滔不绝,学术造诣颇高,且临床水平精湛,活人无数,乞诊者门庭若市之人,他们完全有实力成为全国响当当的名中医。然而,我们在全国有影响力的名医却寥寥无几,这使得我们在如何打造现代名中医方面值得深思。本文就如何打造现代湖湘名医方面谈几点看法。

湖湘中医的精神特质

医德为先,心忧天下

湖湘医家自古便怀救死扶伤之心,抱大医精诚之德。炎帝神农氏"遍尝百草,一日而遇七十毒",后因误食断肠草卒于株洲炎陵,为医药而贡献生命;医圣张仲景任长沙太守期间,感百姓之疾苦,于衙门大堂公开应诊,其医人重德之风亦昭于后世;药王孙思邈涟源龙山采药而作《千金方》,篇中《大医精诚》为湖湘乃至全国医家医德之规绳;近代名医李聪甫、刘炳凡等,皆仁心仁术,医德盛誉乡党之辈,不可胜数。

思变求新,敢为人先

湖湘医学从来不甘人后。马王堆医书很多内容都早于《黄帝内经》,实为湖湘中医之渊源,亦为中国医药创新之源泉;后张仲景创伤寒六经学说,开辨证论治先河;当代蔡光先研制中药超微饮片,堪称"打破千年药罐第一人"等,这些思变、求新思想于湖湘医学之发展影响巨大。

执中致和,道法自然

湖湘医家的治学精神和治病思维受儒家文化和道家文化影响深刻。他们中许多倍崇执中致和之理、道法自然之效。李聪甫深究东垣脾胃理论，创"益脾胃、和脏腑、通经络、行气血、保津液，以至平衡阴阳"治疗大法；汩罗刘炳凡以"柔剂养阳"而达阴阳平和之效；欧阳锜更是明确提出"求衡是中医临床思维的核心"。故"和""道"实乃湖湘中医文化之精髓。

兼容并举，中西汇通

湖湘医学是一种开放、包容的医学，兼容并举，中西汇通。如吴汉仙认识到细菌繁殖和"细菌之死亡消灭，亦莫不以六气之偏胜为转移"，而且还认为中医治病"即不杀菌而菌亦灭也"，有意识地将中医理论与西医理论相结合；邵阳何舒力倡中西医汇通，其"治医学有年，既究中医，兼通西法"，且精通外语，涉诸西学，从而和之。这些都为后世湖湘医家中西医汇通的研究打下了基础。1993年湖南中医药大学开始招收全国第一批中西医结合专业本科学生，创建中西医结合系、中西医结合学院；1995年编撰出版了全国第一版中西医结合系列教材，许多年来湖南的中西医结合事业一直走在全国前列，深究起来亦与湖湘文化息息相关。

湖湘中医的历史地位

湖湘中医是中国医学的重要组成部分，为中国医学的发展做出了巨大贡献。论名医，早在黄帝时期，有浮邱子种苦读于浮邱岗，洗药于道水的记载；汉文帝时，桂阳苏耽，以庭中井水、橘叶，治疗天下疾疫，橘井佳话，传遍医林；晋代许旌阳，弃官炼丹方顶山，其铺毡处，草色皆赤。唐、宋、元、明、清乃至今天，更是名医辈出，数不胜数。他们治学严谨，理论渊博，医术精湛，医德高尚，堪为今人学习的楷模；论名著，长沙马王堆古医书，形成经络、疾病诊治、药物方剂、养生保健、性学、胎产、祝由等医学理论基础、临床治疗之雏形而发其端；炎帝著《神农本草经》创药学，为中药之鼻祖；汉代张仲景著《伤寒杂病论》确立了辨证论治原则，奠定理法方药理论基础，继其后由此成为完整的医学理论、临床治疗体系，可谓中国医学发展之渊源。

湖湘中医五老

20世纪，湖湘大地，五大名老中医声名鹊起。李聪甫，深究东垣脾胃理论，倡"形神学说为指导、脾胃学说为枢纽"的整体论，结合临床，确立"益脾胃、和脏腑、通经络、行气血、保津液，以至平衡阴阳"的治疗大法。刘炳凡，业医七十年，孜孜精研医理，"开建国以来研究脾胃学之先河"，其研究的抗衰老药"古汉养生精"，现已成为中国名牌中成药，畅销国内外。谭日强，十七岁拜师学医，博览群书，对传染病的论治更是得心应手。欧阳锜，毕生从事中医临床、中医病名的系统化规范化研究，造诣精深，建树颇多，其研制的驴胶补血冲剂，迄今仍为湖南名药。夏度衡，精于内科杂病，其从肝论治内科杂病独树一帜，所创肝胃百合汤疗效独特。湖湘五老使湖湘中医在20世纪达到了一个新的历史高度，他们的成才之路、学术思想都是我们在打造现代湖湘名医时可资借鉴的。

湖湘中医的几个发展趋势

向专科发展

从历代名医来看，他们往往也只是在某一个学科领域内有自己独特的临床经验和学术成就，如东汉名医华佗，其精于外科治疗；明代傅山尤善治疗妇科病，著有《傅青主女科》。中医学博大精深，我们每个人的精力和能力都是有限的，很难全面掌握每一个临床学科的知识，我们难以"全而精"，提倡"专而精"，像湖南省中医药研究院附属医院的潘敏求教授，专于肿瘤的临床与研究，创制了我国第一个肝癌中成药制剂肝复乐；湖南中医药大学第一附属医院的张涤教授，精于儿科病的治疗，现已成为儿科著名教授，社会影响很大。

掌握现代医学

任何一门学科都有自己的长处，也有自己的缺陷，我们在学习中医的时候，要掌握临床所需要的相关的西医学知识与诊疗技能，要注意吸收西医学有用的知识，取他人之长，补己之短，相互兼容，融贯中西。

在临床中创新

作为一名中医临床医生，主要在于临床中比较熟练地运用中医药基本理论和辨证论治思维方法处理常见病、多发病和一些疑难杂症，在临床中不断积累经验和加深巩固中医药基本理论。但中医除了继承外，更应该创新，真正的名医不仅要有扎实的中医基本理论和丰富的临床经验，还应在自己的专科专病领域内有所发现，有所创新，具备有区分于其他医家所独特的学术思想与临床经验。

打造现代湖湘名医

中医治病时将致病因素归纳为内因、外因和不内外因，其实打造现代湖湘名医也受内因、外因的影响。

内因

即学医者自身的因素，这需要学医者刻苦修炼"内功"。那么，怎样修炼内功呢？笔者认为可以从以下几方面着手。

一是了解湖湘文化。中医有着丰富的文化内涵，湖湘中医是生长在湖湘文化的土壤中，这就要求学医者首先了解湖湘文化，懂得湖湘文化的精神特质与内涵，只有这样在研究和学习湖湘中医时才能"为有源头活水来"。

二是读经典。从古到今，没有一个成功的医家不熟读经典的。因此，要打造现代湖湘名医，必须在读经典上下功夫，要精读《内经》《伤寒论》《金匮要略》《温病条辨》中医四大经典著作。有人曾形象地把中医学比作一棵大树，四大经典著作则是树根（本），其余各科及各家学说才是树干和树冠，可见四大经典的重要。要想在中医学上有所建树，必须熟读经典著作。

三是多临床。必须是做中医的临床，即真正依靠中医的办法解决临床的实际问题，其疗效最能体现中医药学的生命力，而疗效主要来源于临床实践。"国医大师"朱良春曾说："中医之生命在于学术，学术之根源本于临床，临床水平之检测在于疗效。"有了扎实的基础知识理论后，必须经过大量临床病案诊治的检验，才能学验俱丰，在诊治疾病时才能得心应手。当然，也应辩证地看问题，熟读理论能指导实践，临床实践反过来也能丰富理论。名医之所以称之为"名"，主要是能比一般医生更快速、更彻底地治愈常见病，能治愈一般医生治不好的疑难病，这与临床实践密不可分。在临床实践方面，我们认为要与读经典相结合，形成读经典—临床—再读经典的良性发展模式。总之，中医治学当溯本求源，古为今用，继承是基础，创新是归宿，认真继承中医经典理论，重视名老中医经验，指导临床诊疗实践，是打造现代湖湘名医的有效途径。

四是拜明师。老师固然多多益善，大师固然更能指点迷津，但并不是完全成比例的，因为真正起作用的是与你的困惑相适应的明师，其核心是能让你及时真切地感受到中医的实际境地，把你领入正途而能登堂入室，因此，在成才的不同阶段会有不同层次的明师。中医学是一门实践性非常强的学科，有众多的学派、模糊的定性定量、独特的诊治方法。每一位老中医，通过几十年的实践积累，都各有独到的经验，这些经验是很宝贵的，他们的指点可起到事半功倍的效果。古代的许多名医，如张仲景、孙思邈等大家，他们都有师承的记载，清代名医叶天士，先后拜过 17 位老师，终于成为一代大医。

在国家大力倡导发展中医药事业的今天，尤其需要跟师学习，学习他们的临床经验，怎样看病，怎样处理疾病的一些方法和技巧，这如同是站在巨人肩膀上，很快使医术得到很大提高。任何一门科学的发展，都是离不开继承和创新两个方面的。有继承才有创新，要创新就必须很好的继承。过去培养中医都是师带徒，一个一个地带出来。现在的硕士生、博士生，也可吸取师带徒的模式，湖南中医药大学第二附属医院和附属浏阳中医院在这方面即有很好的尝试。

五是信中医。就是要相信中医、信仰中医、热爱中医，这是决定能否真读经典、真做临床、真拜明师的前提，如果骨子里对中医缺乏信念、甚至怀疑，怎么会潜心、用心去寻找、领悟中医的真谛。

六是多总结。是指对历经实践积累的临床经验和学习别人的有效成果，要注意从理论的高度和全局的角度进行梳理、比较、归纳，形成较具规律性的或较有理论性的结论，这样才能从局部经验、分散学说中，得出具有普遍意义的观点，进而举一反三，推而广之地加以运用和提高。中医的博大精深，非一人之力所能穷尽，只有相互借鉴、互为补充，才能相对得到一个比较全面完备的知识框架，不断总结就是不断给这个博大的知识框架添砖加瓦，不断提高层次，开阔眼界。

总之，这六大要素之间，"了解湖湘文化"是源头，"信中医"是前提保证，"读经典"是理论基础，"多临床"是求真根蒂，"拜明师"是提速捷径，"多总结"是提升手段，它们是打造现代湖湘名医过程中相互依靠的不同方法，彼此共同构建才能打造现代湖湘名医。

外因

一是充分利用国家政策。当前，国家政策高度重视中医药的发展，中医药事业迎来了一个新的历史发展时期。2007年1月11日，吴仪在全国中医药工作会议上强调，要以"名院、名科、名医"为重点。其中，大力实施名医战略是核心和关键所在。2007年3月27日，湖南省政府关于加快中医药发展的决定（湘发〔2007〕5号）中，继续提出要实施"名医战略"，大力加强中医药人才队伍建设，培养造就新一代名中医。2007年5月24日，在长沙召开的纪念"衡阳会议"25周年会议上，再次落实必须高度重视并认真贯彻"名院、名科、名医"战略。无论从国家政策，还是湖南现状，都已经营造了一个适合打造湖湘名中医的土壤，我们要充分利用国家有利的政策，打造现代湖湘名医。

二是加大宣传力度。现代社会"酒香也怕巷子深"，对湖湘名医要多宣传，不要被动地等别人来宣传，要主动出击进行宣传。这其中包含两方面：其一，名医要自身主动宣传，要走出去，多到外地去讲学交流，要敢于发表自己的观点；其二，加大媒体宣传力度。湖南是文化强省，湖南媒体有着丰富的宣传经验及成功案例，在以湖南广播影视集团、湖南出版集团、湖南日报报业集团等优势企业为代表下，其在全国的影响力不断扩大，曾经创造出了一批特色鲜明、风格各异、享誉全国的拳头电视产品，如《雍正王朝》《汉武大帝》等鸿篇巨制；《超级女声》《快乐男声》等更是使"电视湘军"享誉全国。《湖南日报》《三湘都市报》《文萃报》也同样广传着湖湘文化。所以在这些强势媒体庇护下，我们要有信心将湖湘中医文化发扬光大，将湖湘名医宣传出去。

湖湘名医俱乐部

为了促进湖湘中医学术的发展，繁荣湖湘中医药事业，我们成立了"湖湘名医俱乐部"，旨在促进湖湘名医内部的学术交流，加强对湖南省名中医临证经验和学术思想的研究整理，加大湖湘名医的宣传力度，打造大师级名中医；加强湖湘中医文化建设，凝聚湖湘中医的号召力。现在，我们已经出版了《当代湖湘名医》《马王堆古汉养生大讲堂》《一名真正的名中医——熊继柏》等书，获得了一致好评，尤其是《一名真正的名中医——熊继柏》一书对宣传湖南名中医熊继柏起到了较大的作用。"十年树木，百年树人"，要培养一批真正的湖湘名医不是一朝一夕之功，需要学医者自身的努力，需要有一个良好的外部环境，需要我们湖湘中医人通过一代、二代甚至几代人的不懈努力！

（文章来源：何清湖．三论湖湘中医文化——打造现代湖湘名医．湖南中医药大学学报，2010 年第 9 期）

四　马王堆古医书养生思想浅谈

观点采撷

• 马王堆汉墓出土古医书大部分成书年代早于《黄帝内经》，填补了我国医学史上的许多空白，为经络学、脉学、方药学、保健学以及性医学的溯源提供了更为久远的可考文献资料。其中有部分篇幅论述了养生的理论与方法，提出了"聚精、养气、存神"的养生思想精髓。

• 马王堆养生以精、气、神为基础，通过食养生精、房中守精（聚精）、导引行气、寒头暖足护气、却谷食气、劳逸养气（养气），顺察天地之道、神形相安、喜怒制神（存神）而达"寿参日月"。

马王堆汉墓出土古医书 14 种，包括：《足臂十一脉灸经》《阴阳十一脉灸经》（甲本、乙本）《脉法》《阴阳脉死候》《五十二病方》《养生方》《杂疗方》《胎产方》《却谷食气》《十问》《合阴阳》《天下至道谈》《杂禁方》《导引图》。据考证，大部分书的成书年代早于《黄帝内经》，填补了我国医学史上的许多空白，为经络学、脉学、方药学、保健学以及性医学的溯源提供了更为久远的可考文献资料。其中有部分篇幅论述了养生的理论与方法，提出了以精、气、神为基础，通过聚精、养气、存神而达"寿参日月"，在今天仍有现实指导意义。笔者下面就这一养生思想作一浅谈。

聚精

"凡彼治身，务在积精"（《天下至道谈》）。"累巡（世）安乐长寿，长寿生于蓄积"；"以精为充，故能久长"（《十问》）。就是说凡调养身体，都必须

133

积蓄精气，只有精气充满才能长生久视。如若过于耗泄阴精，则会经脉郁闭痿废，损身折命，即“坡（彼）生有央（殃），必斤（其）阴精（漏）泄，百脉宛（菀）废”（《十问》）。明确提出养生必须聚精、蓄精，勿使阴精漏泄。

食养生精

安生之本，必资于食，最有益于身体健康的莫过于饮食，故《天下至道谈》曰：“人产而所不学者二，一日息，二日食。非此二者无非学与服。故贰生者食也。”《十问》开篇也提出：“食阴（拟）阳，稽于神明。”通过服食滋阴之品养阴扶阳，就可通达于神明。以下是马王堆医书中有关食养生精的记载：

柏实、牛羊乳：“君必食阴以为当（常），助以柏实盛良，饮走兽泉英，可以却老复壮，曼泽有光”（《十问》）。常食滋阴之品，加上柏实（《神农本草经》载柏实：久服令人悦泽美色，耳目聪明，不饥不老，轻身延年）、牛羊乳，可返老复壮，使肌肤细腻润泽有光。

毒韭：“子泽（绎）之，卧时食何氏（是）有？淳酒毒韭……草千岁者唯韭，亓（其）受天气也蚤（早），亓（其）受地气也葆，故辟聂（慑）慈胺（怯）者，食之恒张；目不蔡（察）者，食之恒明；耳不闻者，食之恒葱（聪）；春三月食之，苛疾不昌，筋骨益强，此胃（谓）百草之王”（《十问》）。毒（《说文》：毒，厚也。害人之草，往往而生）韭，即厚腴的韭菜。其受天地之气，睡觉前食用，可使心志舒张，眼睛明亮，听觉灵敏，疾病不生，筋骨强健。

淳酒：“酒者，五谷之精气也，亓（其）人（入）中散溜（流），亓（其）人（入）理也彻而周，不胥卧而（究）理，故以为百药繇（由）”（《十问》）。酒由五谷精气凝聚而成，能通行周身，助行药力。

鸡蛋：“夫鸡者，阳兽也，发明声葱（聪），信（伸）头羽张者也。复阴三月，与韭俱彻，故道者食之”（《十问》）。鸡属于动物中的阳类，可以改善人的视力、听力，以鸡蛋与韭菜配合食用，有补阴通阳之效。

对于饮食方法，马王堆医书中也有严格的要求，如“于味也移”，即饮食口味要多样化，不能偏食。因为美酒佳肴，五味之食，各有其功效（“酒食五味，以志治气”），只有这样才能达到“目明耳葱（聪），被（皮）革有光，百脉充盈，阴乃盈生，豑使则可以久交，可以远行，故能寿长"（《十问》）。

房中守精

房中养生是马王堆医书中的一个重要部分，《十问》《合阴阳》《天下至道谈》中都有许多关于积聚阴精的认识。《十问》曰："人气莫如竣（朘）精。"就是说男阴之精是最重要的，"是以圣人合男女必有则也"（《天下至道谈》）。因此，我们在性生活中就应该遵循一定的原则与法度。主要包括：

节欲："阴阳九（窍）十二节俱产而独先死，何也？……至多暴事而勿（无）礼，是故与身俱生而独先死"（《天下至道谈》）。男阴与身体其他器官同时产生，功能却最先衰萎，主要是由于性生活太频繁而无节制。因此要做到"必爱而喜之，教而谋之，饮而食之，使其题頷坚强而缓事之"（《十问》）。爱护它，掌握一定的性科学知识，用食物滋补它，节制房事，这样才能使男阴变得更为坚强。

固精少泻："于（呜）虖（呼）謓（慎）才（哉），神明之事，在于所闭。审操玉闭，神明将至"（《天下至道谈》）。性生活关键在于闭精少泻，若能持守闭精之道，精神元气就会到来。但我们也应当认识到"闭精"并不是完全的不泄精，正确的理解当如《十问》所说："精盈必写（泻），精出必补。"

七损八益：指在性生活中，有七种做法对人体精气有损害作用，即"一日闭，二日泄，三日渴（竭），四日勿，五日烦，六日绝，七日费"（《天下至道谈》）。也有八种做法对人体精气有补益作用，包括："一日治气，二日致沫，三日智（知）时，四日畜气，五日和沫，六日窃（积）气，七日寺（待）赢，八日定顷（倾）。"如果不能运用八益，除去七损，"则行年册而阴气自半也，五十而起居衰，六十而耳目不葱（聪）明，七十下枯上涚（脱），阴气不用，澡泣留（流）出"（《天下至道谈》）。

不先女人："人人有善者，不失女人……如已不已，女乃大台（怡）。…（嬲）乐之要，务在（迟）久。句（苟）能迟久，女乃大喜"（《天下至道谈》）。善行房事者，绝不会在女子产生性冲动之前进行交合，这样才能使性生活舒缓持久，女子倍加欢喜。因此，《合阴阳》《天下至道谈》篇提出了在性生活中做到不先女人的具体技巧与方法，如五欲、十动、十茹（节）、十惰（修）、八动、十已之徵等。

药食养精："与竣（朘）饮食，饮食完竣朘），如养赤子"（《十问》）。告诉我们应像哺乳婴儿一样给男阴以饮食滋养，如用春雀卵、才开鸣的雄鸡等，即"桉（接）阴将众，繼（继）以蚩虫，春时（爵）员驵，兴坡（彼）鸣雄，鸣雄有精，诚能服此玉笑（策）复生"。《养生方》中也有治疗阳痿方，如老不起、不起等；壮阳方，如加、麦卵等；补益方，如轻身益力、除中益气等，这些都有益于阴精的积聚。

养气

马王堆医书中有许多关于养气的理论，如《十问》中谈及的曹傲（第三问）、舜（第五问）、耆老（第七问）、师癸（第八问）等的接阴、养气之法，还提到具体方法与禁忌，"善治气者，使宿气夜散，新气朝最，以彻九徼（窍），而实六府。食气有禁，春辟（避）浊阳，夏辟（避）汤风，秋辟（避）霜（雾），冬辟（避）凌阴，必去四咎，乃探（深）息以为寿"（《十问》）。笔者认为，最重要的是明确了养气与聚精之间的辩证关系："治气有经，务在积精。""翕（吸）气之道，必致之末，精生而不厥。"即积精是养气的基础，养气有利于精生。

导引行气

导引行气之法，首载于帛画《导引图》，开创了我国气功导引养生先河。书中绘有 44 个不同姿态的男女，配以标题。其中大都是徒手运动，如通过上下肢、头、腰的姿势变换，也有少数是利用器械，如盘、球、棍杖、袋等辅助运动以及呼吸运动等。通过肢体运动、呼吸运动、意念活动的结合，使人体气血疏通，达到治疗某些疾病的目的，如烦、引颃、引聋、引膝痛、引肤积、引温病等；或保健养生的目的，如龙登、鹞背、鸟伸、熊经等。

寒头暖足护气

"寒头暖足"首载于《脉法》："气（也）者到下而【害】上，从煖（暖）而去清焉。听（圣）人寒头而煖（暖）足。"就是说阳气的运行常常有利于人体上部而有害于下部，因为它秉性追随温暖，远离清凉，所以圣人养生治病都采用使头部清凉，足部暖和的方法，用以保护阳气。经后世医家发挥而成为一条重要的养生原则。

却谷食气

马王堆医书中有《却谷食气》专篇,主要记载的是有关服食养气的方法,如"去(却)谷者食石韦,朔日食质,日驾(加)一节,旬五而止;旬六始铫(匡),日□一节,至晦而复质,与月进退"。介绍了石韦的服食养气方法。还有呼吸养气,如"食气者为昫(呴)炊(吹),则以始卧与始兴。凡昫(呴)中息而炊(吹)"。以及四时的食气宜忌,"春食一去浊阳,和以铫光、朝暇(霞),昏清可。夏食一去汤风……秋食一去□□……冬食一去凌阴……"。

劳逸养气

导引、呼吸吐纳、服食之法皆属于运动养生范畴,即《十问》所说:"非事也,无以动斤(其)四支(肢)而移去其疾。"通过四肢的运动可以去除疾病。马王堆医书中也同样强调休息的重要性,如要适当的使头脑放松,"于脑也失";重视睡眠的作用,"子之长卧何邪?夫卧,非徒生民之事也。举凫雁、鹄、萧(鹔)相(鹴)、蚖檀(蟺)、鱼鳖(鼈)、奠(蝡)动之徒,胥食而生者也;食者,胥卧而成者也。夫卧,使食靡宵(消),散药以流刑者也"(《十问》)。因为睡眠是所有生物所必须的事,通过睡眠有利于食物的消化吸收;若是睡眠休息不好,会导致"食不化"等。

存神

《十问》第一问记载了天师服食神气的方法,第三问、第七问、第八问也有关于存神的记录,如通过固精勿泻之法或呼吸之法积聚神气,即"长生之稽,偵用玉闭(玉,生殖器之雅称;闭,闭精勿泻),玉闭时辟,神明来积","将欲寿神,必以奏(腠)理息"。还明确了聚精、养气与存神之间的关系,"故善治气槫(抟)精者,以无征为积,精神泉益(溢),翕(吸)甘潞(露)以为积,饮榣(瑶)泉灵尊以为经,去恶好俗,神乃溜刑"。就是说若善于养气聚精,神气就会泉源不竭。

顺察天地之道

《十问》首先讨论了万物与阴阳的关系,"(尔)察天地之请(情),阴阳为正,万勿(物)失之而不繼(继),得之而赢"。提出天地万物的变化都是以阴阳为准则。而人作为万物之一,要想养生长寿,也必须遵阴阳规律,故曰"君若欲寿，则顺察天地之道……天地之至精，生于无征，长于无刑（形），成于无（体），得者寿长，失者夭死。"并以巫成招"长生不死"为例，曰"巫成招以四时为辅，天地为经，巫成招与阴阳皆生"。进一步说明顺察天地之道对于存神的重要性。

神形相安

存神的另一个重要方面就是要做到神形相安，也可以说是"魂魄安形"，即《十问》所说："云云（魂）柏（魄）安刑（形），故能长生。""神和内得，云（魂）柏（魄）皇□，五臧（藏）軦（固）白（薄），玉色重光，寿参日月，为天地英。"只有神志相合，魂魄内守，五脏精气凝聚，方可寿比日月。

喜怒制神

若是喜怒无常，就很容易损伤神气，如《十问》所说："喜怒不时，不明大道，生气去之。"如能谨慎控制着心志、精神，就将长生久视，即"心（制）死生，孰为之败？慎守勿失，长生累迣（世）"（《十问》）。

注：本文中有关马王堆医书原文参考周一谋主编的《马王堆医书考注》（1988，天津科学技术出版社）。原文中的异体字、假借字随文注出，外加（）号；原有脱字，随文补出，外加【】号；不能辨认或无法补出的字用□表示。

（文章来源：何清湖，周兴．马王堆古医书养生思想浅谈．中医药文化．2009 年第 5 期）

五　论马王堆养生文化的产生背景

观点采撷

• 以马王堆医书和出土文物为背景的马王堆养生文化，在内容和文献表述上具备通俗化的特点，在养生取材和养生方法上体现源于民众、服务于民众的文化内涵，对于现代养生保健具有重要的指导意义和参考价值。

• 自然环境孕育地域特色显著的马王堆养生文化；民本政治培植民生内涵深厚的马王堆养生文化；社会思潮孵化人文色彩鲜明的马王堆养生文化。

・马王堆养生文化既深受湖湘风土人情的影响，又处处流露出所处历史时代的印迹，尤其文化中所承载的深厚的民生情感，应当成为当前传承、弘扬、发展中医药文化的价值追求。

马王堆三号汉墓出土古医书（以下简称马王堆医书）14 种，主要包括《足臂十一脉灸经》《脉法》《五十二病方》《导引图》《却谷食气》《十问》《合阴阳》《天下至道谈》《养生方》《胎产书》等。据考证，大部分书的成书年代早于《黄帝内经》，为经络学、脉学、方药学、保健学以及性医学的溯源提供了更为久远的可考文献资料。马王堆医书从饮食、房事、气功、导引、药物、起居、情志等方面，记载了先秦西汉时期养生保健的原则和方法，书中贯穿的养生思想强调聚精、养气、存神等方面的整体调节，对亚健康者的养生和保健具有极大的优势。以马王堆医书和出土文物为背景的马王堆养生文化，在内容和文献表述上具备通俗化的特点，在养生取材和养生方法上体现源于民众、服务于民众的文化内涵，对于现代养生保健具有重要的指导意义和参考价值。

据考证，马王堆医书的抄录年代大概是战国末期至西汉文帝十二年（公元前 168 年）之间，著作年代则更早。因此，探讨马王堆养生文化的产生背景，其历史时期大致可以划定为先秦末期到西汉初期。笔者将从自然环境、政治环境、社会环境三个方面着手，探讨马王堆养生文化的产生背景。

自然环境孕育地域特色显著的马王堆养生文化

据现有考古资料分析，湖南于旧石器时代便有原始先民繁衍生息。湖南道县玉蟾岩洞穴遗址发现了迄今为止最早的人工培植稻谷，距今约 14000 年。湖南澧县彭头山遗址发现了迄今为止最早的人工栽培稻作农业遗存古稻田，距今约 7000～9000 年。而有关中华农耕文化始祖炎帝自姜水而徙于南、乘凤鸟执衡司夏、尝百草卒于茶陵的故事传说，也充分说明湖南与中华民族农业文明的早期联系。先秦时期楚人入湘，筚路蓝缕，开启山林，中原文化的输入为湖湘发展注入活水源泉。同时，得天独厚的自然环境为湖南农耕文明的发展提供天然优势和保障。湖南北临洞庭湖，有湘、资、沅、澧四水归汇，水资源相当丰富，且地处亚热带季风湿润气候，日照充足，雨量丰富，土地肥沃，四季分明，为动植物提供了良好的生存环境。从马王堆汉墓出土的 30 个食品竹笥所装实物来看，可谓五谷杂粮，样样俱全。有稻、麦、黍、粟、大豆、赤豆、麦子等谷物；梨、梅、杨梅、枣、甜瓜等果品；冬葵、芥菜、竹笋、姜、藕等蔬菜；牛、羊、猪、鹿、狗、兔等兽类；鸡、鸭、雉、斑鸠、鹌鹑等禽类；鲤、鲫、鳊、鳜等鱼类。这充分表明，当时发达的农耕文明和丰富的物产资源，为饮食养生创造了良好的物质基础。而这种环境条件亦适宜中药材的生长、种植和栽培，如涟源龙山自古就有"天下药山""植物王国"的美称。

马王堆汉墓出土了一批中药，包括佩兰、辛夷、桂皮、茅香等 10 余种，大都为辛香发散类药品，具备杀菌除湿、温中散寒、行气止痛等功效。这与当时南方地区面临湿气、瘴气威胁的生活环境是密切相关的。《史记·食货列传》中载有"江南卑湿，丈夫早夭"的说法，这里的"江南"主要是指今江西、湖南和湖北一带，当时因过于湿热，男子的寿命都不太长，曾一度使中原人望而生畏。史料中便有类似记载，汉文帝时贾谊被贬为长沙王太傅，曾担心"长沙卑湿"，竟以为自己"寿不得长"。尤其是湘南等地，因处于南岭山脉之北，山高林密，交通不便，瘟疫流行，更有"船到郴州止，马到郴州死，人到郴州打摆子"的说法。这种恶劣的生活条件促使湖湘民众积极探索防病防疫的方法，中药除秽保健也就成为民间盛行之法。

民本政治培植民生内涵深厚的马王堆养生文化

纵观马王堆出土医书，有关养生的内容几乎占据半数，包括《导引图》《却谷食气》《十问》《合阴阳》《天下至道谈》《杂疗方》《养生方》等，所用俗文、俗药、俗法皆体现出为民所用的强烈意图。结合马王堆汉墓出土的中药、香囊、药枕、熏炉、食品竹笥等物品，亦可推测当时养生保健受到高度重视，并贯穿于百姓生活的方方面面。马王堆养生文化凸显出深厚的民生内涵，笔者认为这与西汉初期的民本政治密切相关。

西汉初年，由于长期战乱，灾害频繁，"民失作业而大饥馑"，呈现出生殖失时、民力疲乏、人口锐减的凋敝之状。汉初统治者主张"反秦之弊，与民休息"，实行休养生息和轻徭薄赋政策，推行"无为而治，从民之欲"的黄老政治。汉高祖实行"量吏禄、度官用，以赋于民"。惠帝、吕后主张"从民之欲，而不扰乱，是以衣食滋殖，刑罚用稀。"汉文帝多次"躬修言默，劝趣农桑，减省租税"，允许百姓入粟拜爵。这些民生政策的实施，创造了宽松、自由、安定的生存环境，有助于百姓休养生息，进而在生活实践中不断积累、总结有利于民力恢复、身体康健、人口繁衍的经验和方法。与此同时，统治者开展大规模的生产活动，必然需要快速增长人力，这就使得养生保健在增加人口数量、提升人口素质方面的优势得以显露，必然受到高度重视。

汉初统治者确立了以孝治国的社会风尚，在政治上亲身躬行树立孝行典范；在经济上刺激生育，奖励孝悌力田；在文化上整合忠孝观念，把"孝"看成是修身之本，立国之基。同时颁布养老敬老诏令。汉高祖诏令称，凡八十岁以上老人均可享受"养衰老、授几杖，行糜粥饮食"的待遇；凡五十岁以上的子民，若人品好，又能带领大家向善的，便可担任"三老"职务，与县令丞尉"以事相教"。汉文帝诏令称，"老者非帛不暖，非肉不饱。……"这种奉行孝道、尊老敬老的社会风尚，对于人们重视养生、力争长寿的心态起到了鼓励和倡导作用；同时也使得帮助老人防治疾病、颐养天年成为奉行孝道的重要体现。

马王堆出土帛书《老子》甲乙本以及附于乙本之前的《黄帝四经》抄本，充分表明当时"黄老之学"已在长沙地区得以传播，汉初长沙国王侯治理国家的思想理念与汉初统治者提倡"无为而治"的黄老学说是完全一致的。而探寻当时长沙国民本政治的另一个源头，还可以追溯到西汉长沙太傅贾谊，其思想体系中最为重要、最广为流传的便是民本思想，这无疑对当时的长沙国治国理政产生过深刻影响。长沙国作为马王堆养生文化的诞生地，其浓厚的民本政治氛围为马王堆养生文化的酝酿、形成奠定了坚实的民生基调。

社会思潮孵化人文色彩鲜明的马王堆养生文化

马王堆养生文化具有鲜明的人文色彩，无论是房中养生体现的阴阳调和、守精节欲的中和思想，还是饮食导引体现的天人相应、顺应自然的生态智慧，以及情志调摄体现的神和内得、形神共养的内修境界，都打上了深刻的文化烙印，并与当时的社会文化思潮密不可分。

先秦时期诸子百家学术争鸣，养生学说也尤为丰富多彩。道家养生提倡"重生""尊生"，即珍惜、尊重生命，认为"贵以身为天下，若可寄天下；爱以身为天下，若可托天下""夫天下至重也，而不以害其生，又况他物乎!"，即珍视生命为治理天下的前提和普天之下的至高价值。道家提出了"返璞归真""虚静无为"的养生理论，其中老子主张清虚静泰、顺其自然、知足常乐，庄子则主张循天之理、虚无恬淡，认为"平易恬淡，则忧患不能人，邪气不能袭，故其德全而神不亏"。儒家孔子提出了"仁者寿"的观点，认为"大德……必得其寿"，并在饮食方面提出"食不厌精，脍不厌细"，在生活起居方面提出"食不语""寝不言""寝不尸""居不容"等安适自养的观点。此外，荀子提出"修身养心"之术，认为养生应顺应自然，而又要有所节制。而法家韩非子的"啬神""少欲"说，管子的"节欲存精"说，都和老子的养生思想一脉相承。先秦时期尊重生命的价值观念和多元多样的养生思想，为汉初马王堆养生文化的发展提供了丰富的理论素材，这些原则和理念历经养生学家和普通百姓的再创造、再丰富，实现了从养生观到方法论的转化，形成了一系列行之有效的养生方法和技巧，从而构建起马王堆养生文化的独特知识体系。

在马王堆养生文化中，房中养生的内容占据相当大的比重，主要包括"节制房事""固精少泻""采阴补阳""七损八益""不先女人"等观点。形成于春秋战国时期的阴阳学说，是马王堆房中书产生的时代文化背景。孔子所作《易传》强调性交是一切生命的基础，所谓"男女构精，万物化生"，"一阴一阳之谓道……生生之谓易。"阴阳学说成为房中书指导思想的理论骨架，阴阳两极的对立、交合与运作体现于房中书的各个方面。马王堆房中书非常注重女性在房中养生中的作用，无论是性交合过程中有关女性"五声""十征""十势""八动"的细致观察，还是交合法则中的"不先女人"，都体现出关心女性生理和情感的倾向。这与道家重阴的思想是有关联的，老子把道称作"玄牝"，说宇宙万物出于玄牝，曰："谷神不死，是谓玄牝。玄牝之门，是谓天地根。绵绵若存，用之不勤。"这种思想可能使房中家们注意从女阴中寻找健身强体的生命力。秦汉时期开放、自由、浪漫的性观念和爱情观，亦为房中术的盛行提供了宽松、健康的环境。而汉初楚风北上，社会巫风方术盛行，具有神秘主义色彩的神仙思想对于房中术的形成亦具一定的影响。

自然环境、民本政治和社会思潮的共同作用，造就了地域特色显著、民生内涵深厚、人文色彩鲜明的马王堆养生文化。作为湖湘中医文化的重要组成部分，马王堆养生文化既深受湖湘风土人情的影响，又处处流露出所处历史时代的印迹，尤其文化中所承载的深厚的民生情感，应当成为当前传承、弘扬、发展中医药文化的价值追求。

（文章来源：陈洪，何清湖，陈小平．论马王堆养生文化的产生背景．中华中医药杂志，2014 年第 10 期）

六 论马王堆养生文化的历史地位

观点采撷

· 大量研究文献表明，马王堆医书已出现"精气""神气""经脉""五脏""六腑"等中医基本概念，针对这些概念以及它们的内在联系有着初步的描述和认识，并且呈现出"五行学说""阴阳学说""辨证论治"等中医基础理论的端倪。

· 纵观马王堆养生理念和方法，涵盖"天人相应""四时调摄""饮食调摄""起居调摄""情志调摄"等内容，初步呈现出中医养生理论的框架。

· 作为我国形成年代最早的中医养生理念和方法，马王堆养生文化的学术价值和地位不容忽视。无论从前人经验传承的角度来看，还是从理论建构素材的角度来看，马王堆医书对于中医理论之大成者《黄帝内经》皆有奠基之功，可以称之为后世中医理论及养生理念的源头活水。

马王堆医书的出土刷新了多个中医发展史上之"最早"，从而将中医理论、方法的发源追溯到先秦时期。其中，包括最早论述经脉学说的文献《足臂十一脉灸经》（以下简称《足臂经》）；最早提出人体气脉关系的脉学理论文献《脉法》；最早的医方书《五十二病方》；最早的气功导引养生文献《导引图》；最早的气功辟谷文献《却谷食气》；最早的房中养生学文献《十问》《合阴阳》《天下至道谈》；最早的养生学文献《养生方》；最早的妇产科学文献《胎产学》。另有《阴阳十一脉灸经》（甲本、乙本，以下简称《阴阳经》）《阴阳脉死候》《杂疗方》《杂禁方》等，均为同时期抄录的珍贵医学文献。笔者通过分析马王堆医书对中医基础理论和养生文化的贡献，对马王堆养生文化的历史地位作出探讨。

马王堆医书初现中医基础理论的端倪

大量研究文献表明，马王堆医书已出现"精气""神气""经脉""五脏""六腑"等中医基本概念，针对这些概念以及它们的内在联系有着初步的描述和认识，并且呈现出"五行学说""阴阳学说""辨证论治"等中医基础理论的端倪。

呈现人体五行的朴素认知

五行学说是中医基础理论的重要组成部分，而医学方面关于五行的朴素认识在马王堆医书中已有提及。比如，《胎产书》中论及十月怀胎，认为胎儿的血、气、筋骨、肤、毛之生长过程与自然界之水、火、金、木、土、石相应，"怀孕四月而水授之，乃使成血……五月而火授之，乃使成气……六月而金授之，乃使成筋……七月而木授之，乃使成骨……八月而土授之，乃使成肤革……"又如《十问》论及睡眠，有"辟（譬）卧于食，如火于金"之说；论及"五味"，有"含其五味，饮夫泉英""酒食五味，以志治气"之说。

呈现阴阳调和的思想萌芽

阴阳学说贯穿中医基础理论体系，而关于人体与阴阳的关系在马王堆医书中已有论及。如《十问》假托尧舜对话，将阴阳之道视为保全生命的首要法则，载有"尧曰：'治生奈何？'舜曰：'审夫阴阳。'"又如《却谷食气》提出"六气"之法，"六气"即呼朝霞、输阳、正阳、铣光、输阴、沉瀣，通过"和以朝暇（霞）""和以铣光"等六种呼吸吐纳方法，达到食气养生的目的。"六气"的命名及吐纳法则，均体现出阴阳调和的朴素认知，为中医学的"阴阳"提供了常识概念和医学概念的基础。阴阳学说亦贯穿马王堆房中书的思想主旨当中，不仅将男女交合视为阴阳交合，并且在房中术中充分推崇阴阳运动的法则和规律，主张"采阴拟阳"的保健方法。

呈现辨证论治的思维迹象

辨证论治是中医学的特色和精华，有关经络辨证的思维在马王堆医书中已有迹象。《足臂经》完整论述了十一条经脉的生理、病例和治疗方法，而《阴阳经》进一步发展，出现经脉的远心循行，并最早记录"是动病"与"所生病"的灸法治疗。有关"同病异治、异病同治"的思想在马王堆医书中亦有体现。如《五十二病方》记载治"癃"病的两种方法：一方用"水三斗，以龙须一束并煮"；又方"以水一斗煮葵种一斗，大围束一，分以为三，以酒半斗，煮之"。又如《五十二病方》记载"疽"病题下有一个医方："治血茹、黄芪、芍药、桂、姜、椒、茱萸凡七物。骨疽倍血茹，肉疽（倍）黄芪，肾疽倍芍药。其余各一，并以三指大撮一入杯酒中，日五六次饮之"。指出针对疽病的不同证型来调整药物比例，体现了同病异治的观念。

呈现藏象关系的理论滥觞

藏象学说是中医基础理论体系的核心，而关于"脉""五藏""六腑"以及人体生理的认知，在马王堆医书中已有多种体现。《足臂经》及《阴阳经》承袭了晚周以来"脉"的初始概念（即"血管"），此时"脉"的起迄循行与实体观念已大抵形成。参看《足臂经》可见，当时为了描述"脉"的分布路线与相关症状，必须详细指出身体的各相关位置，才得以说明不同部位之关系。这种身体"繁复化"的描述过程，使得医学内容变得复杂、范围得以扩大，同时也促成了精细化与深度。参看《阴阳经》可见，其已出现心、肝、脾、肠、脘等器官的描述，列举了"脾（髀）不可以运""心与胁痛""骭蹶（肝厥）""心肠〈惕〉""（脘）痛"等病症。而"五藏六府"之名，最早同时出现于《十问》，其提到"虚而五藏""实而六府"等句。《十问》凸显当时除了内脏形质化的探索之外，时人的观察已扩展到内脏生理功能的表现，"藏、府"之名不再局限于实质器官，因器官运作而表现出来的身体内外诸现象逐渐吸引医家大部分的注意力成为主流意识，《内经》"藏象"理论之滥觞由此而生。

马王堆医书初现中医养生理论的框架

马王堆医书载有大量养生的理论与方法。譬如，《养生方》记载了以滋补强壮、增强体力为主的 79 个医方（目前可辨出的方数）；《却谷食气》记载了气功辟谷的理论、方法与经验；《导引图》展示了各种养生功和医疗功；《脉法》提出了"寒头暖足"的养生理念；《十问》讲述了天人相应、情志养生的原则方法；《合阴阳》《天下至道谈》提出了房中守精的原则法度；并有多部养生文献记载食养守精的方法。纵观马王堆养生理念和方法，涵盖"天人相应""四时调摄""饮食调摄""起居调摄""情志调摄"等内容，初步呈现出中医养生理论的框架。

注重天人相应

《十问》中关于人与自然的关系的论述，被认为是现存最早关于天人相应的记录。《十问》记载，"黄帝问于天师曰：万物何得而行？草木何得而长？日月何得而明？天师曰：尔察天地之情，阴阳为正，万物失之而不继，得之而赢。"《十问》又载，"君若欲寿，则顺察天地之道。……天地之至精，生于无征，长于无刑（形），成于无（体），得者寿长，失者夭死……"而关于如何处理人与自然的关系，《十问》进一步提出按照自然变化规律来聚积精气的方法，"故善治气槫（抟）精者，以无征为积，精神泉益（溢），翕（吸）甘潞（露）以为积，饮榣（瑶）泉灵尊以为经，去恶好俗，神乃溜刑"。

注重顺应四时

《却谷食气》中关于服食石韦和气体的时间均有讲究。食用石韦要顺应日月盈亏的变化规律，"朔日食质，日贺（加）一节，旬五而〔止〕。〔月〕大始桃，日〔去一〕节，至晦而复质，与月进退。"食气要选择一天之中的"六气"，即太阳即将从地平线升起时出现的"朝霞"、上午七八点出现的"输阳"、中午十二点出现的"正阳"、午后太阳被密云遮蔽出现的"铣光"、傍晚太阳落至地平线后出现的"输阴"、夜间十二点出现的"沆瀣"。四时的食气皆有宜忌，"春食一去浊阳……夏食一去阳风……秋食一去口口……冬食一去凌阴。"而《十问》亦就一天及四季食气的避讳提出"四咎"，"食气有禁，春辟（避）浊阳，夏辟（避）汤风，秋辟（避）霜（雾），冬辟（避）凌阴，必去四咎，乃椫（深）息以为寿"。

注重饮食调摄

马王堆一号汉墓出土的随葬品中，食品类占据 62.5%，其中肉类就有羹、炙、熬、濯、脍、脯、腊等 7 种加工方法，并且偏好营养丰富、易于消化吸收的羹类食品，记载各种肉羹的竹简达 29 枚，占据出土竹简所系 312 枚竹简的 9.3%。根据出土文献来看，当时盛行养阴扶阳、食养生精的养生理念。《十问》提出"食阴（拟）阳，稽于神明"，即通过服食滋阴食物实现养阴扶阳，并载有辅食柏实、牛羊乳等多种食养生精的方法。《十问》还有关于五味调和的记载，"酒食五味，以志治气。目明耳聪，皮革有光，百脉充盈，阴乃盈生，豩使则可以久交，可以远行，故能寿长"。《养生方》《杂疗方》中载有"益内利中"等多种食疗方法。

注重起居调摄

马王堆一号汉墓出土的锦面枕，其填塞物全部为佩兰，具备芳香化湿、消毒辟秽、养血安眠的功效，是迄今为止发现的最早的保健药枕。随药枕出土的还有香囊、药袋、熏炉等，装有花椒、桂皮、杜衡、茅香、辛夷、高良姜、藁本等 10 余种中药，其共同特性都具有行气祛湿、通气健脾、防腐杀菌等作用。由此可见，当时的人们善于利用中药来改善居室环境卫生，预防湿气、瘴气等带来的疾病。出土文献也有关于起居养生方法的记载。《脉法》指出，"气（也）者到下而【害】上，从媛（暖）而去清焉。听（圣）人寒头而煖（暖）足。"这是古医书中首次将"寒头暖足"四字紧密联系起来立论，为日常起居确立了指导原则。《十问》中还专门谈论了睡眠与人体发育及健康的关系，指出"夫卧，使食靡宵（消），散药以流刑者也。辟（譬）卧于食，如火于金。故一昔（夕）不卧，百日不复……故道者敬卧"。

注重情志调摄

《十问》明确了积精、养气、存神之间的关系，指出"故善治气摶（抟）精者，以无征为积，精神泉益（溢）"，即善于养气聚精，神气就会泉源不绝。怎样存神呢？《十问》主张"神和内得，云（魂）柏（魄）皇口，五臧（藏）钻白，玉色重光，寿参日月，为天地英。"只要神志相合，魂魄内守，五脏精气凝聚，就会容颜焕发青春，并且可以长寿，成为身体素质很强的人。《十问》还提出"喜怒"是引发疾病的重要原因，"坡（彼）得有央（殃），必其阴精漏泄，百脉宛废，喜怒不时，不明大道，生气去之"。

关于马王堆养生文化仍有更多散见的思想和方法值得探讨，作为我国形成年代最早的中医养生理念和方法，马王堆养生文化的学术价值和地位不容忽视。无论从前人经验传承的角度来看，还是从理论建构素材的角度来看，马王堆医书对于中医理论之大成者《黄帝内经》皆有奠基之功，可以称之为后世中医理论及养生理念的源头活水。

（文章来源：陈洪，何清湖，陈小平．论马王堆养生文化的历史地位．中华中医药杂志，2014年第11期）

七　论马王堆养生文化的价值取向

> **观点采撷**
>
> ·马王堆养生文化具备地域特色显著、民生内涵深厚、人文色彩鲜明等显性特征，而蕴藏其内的精神内核则是注重生命、注重民生、注重实用、注重生态四种价值取向。
>
> ·马王堆养生文化以养护形神、延长寿命为目的，总结、积累了一系列追求长寿乃至获得永生的经验与方法，从其墓葬以及出土文物的盛况亦可窥见对于生命的高度尊重和对于永生的不懈追求。
>
> ·马王堆养生文化是一种根植于民本政治、来源于民众实践、服务于民众健康的养生文化，其产生背景、内容表述、方法取材等各方面均体现出重视民生的价值取向。
>
> ·马王堆养生文化是所涉养生理念与方法，既有理论上的分析阐释，又有实践上的方法指导，具备很强的可操作性和可传播性，体现出注重实用的价值取向。
>
> ·马王堆医书不仅记载了有关天人相应的深刻认识，而且将人与自然的关系以各种生动、直观的形式，贯穿于饮食、睡眠、房事、日常锻炼之中，呈现出鲜明的生态价值取向。

文化层次理论认为，文化的外围是其显性的精神文化，内核则是其价值取向，即创造该文化的主体在思维和行为时的首要导向。文化的价值取向是决定文化性质和发展方向的本质因素。中医药文化包括中医内在的价值观念、思维方式和外在的行为规范、器物形象等文化元素，其中的核心是价值取向和思维方式。弘扬和发展中医药文化，必须建立在价值传承的基础之上。因此，当前探讨马王堆养生文化的价值取向，对于弘扬和发展马王堆养生文化具有重要意义。笔者通过深入剖析马王堆养生文化的产生背景和内容特点，认为其具备地域特色显著、民生内涵深厚、人文色彩鲜明等显性特征，而蕴藏其内的精神内核则是注重生命、注重民生、注重实用、注重生态四种价值取向。

注重生命的价值取向

马王堆养生文化以养护形神、延长寿命为目的，它的产生深受先秦以来道家"重生"价值观的影响，对人的生死问题进行了各种思考与探索，总结、积累了一系列追求长寿乃至获得永生的经验与方法。从马王堆汉墓的墓葬以及出土文物的盛况，亦可窥见当时社会对于生命的高度尊重和对于永生的不懈追求。

马王堆三号墓出土的帛书中，包括《周易》《老子》等古籍抄本，说明以《周易》为理论源泉的道家思想在当时社会得到了继承与传播。根据相关专家考证，《周易》中最基本的阴阳观念，最早象征的正是生殖文化，其大部分内容都是围绕人生与生命这类问题而展开，传达出浓厚的生命关怀思想。道家对《周易》生命哲学思想的继承，集中体现为对《易经》中个体生命意识的继承，由此提出了"重生"观念，形成了敬畏生命的养生观。从马王堆医书中可以找到多处关于生命及生死的探讨，如《十问》中黄帝问于曹熬，"民何失而死？何得而生？"黄帝问于容成，"民始敷淳溜刑，何得而生？溜刑成体，何失而死？何泄之人也，有恶有好，有夭有寿？"秦昭王问王期，"寡人何处而寿可长？"这些对话借托先人之口，表达了民众对于生死问题的各种困惑，其后所隐藏的正是对生的珍视，对死的避讳，以及对长寿的不懈追求。其中，尧问于舜曰："天下孰最贵？"舜曰："生最贵。"这一问答更是直接表明了以生命为天下至贵，视生命为至高价值的重生思想。

马王堆一号墓出土的T形帛画，用浪漫主义的手法表现了西汉人对于天国的想象和永生的追求。这幅帛画被推测为一种叫幡的东西，用来召唤死者的灵魂。《礼记·郊特牲》言："魂气归于天，形魄归于地"。人作为生命体，由魂气和形魄两部分组成，死后魂气升天，形魄则归于地。因此，西汉人相信，只要肉体不腐，有一天魂气归附形魄，人就可以"复活"，从而获得永生。正是这种关于"魂魄二元一体，天界地界人界自由游走"的生命想象，使得马王堆一号汉墓的墓主辛追在生前耗费了众多精力、物力和财力来营建死后的居所，并且借助至今难以破解的防腐手段，创造了历经 2200 余年而尸身不朽的传奇。这种关于永生的美好愿望和积极探索，在马王堆医书中亦可窥见。如《十问》中，"神和内得，魂魄皇□，五藏固薄，玉色重光，寿参日月，为天地英。""明大道者，其行陵云，上自琼瑶，水溜（流）能远，龙登能高，疾不力倦，巫成昭不死。"等，这些都是关于长生不死的生动描述。而《合阴阳》《天下至道谈》中对于阴阳交合、男女生殖的潜心研究，更是其注重生命的重要体现。另从马王堆出土陪葬物品亦可看出，当时社会流行"视死如视生"的殡葬理念，随葬竹笥中盛有食品、中草药、衣物、丝织品、模型明器等多种物品，而随葬药枕、香囊、熏炉、化妆盒等更是体现出对逝者的悉心关照。

注重民生的价值取向

马王堆养生文化是一种根植于民本政治、来源于民众实践、服务于民众健康的养生文化，其产生背景、内容表述、方法取材等各方面均体现出重视民生的价值取向。

马王堆养生文化形成于民本思想盛行的西汉初期，与当时的统治者恢复战后经济社会，实施百姓休养生息的政治环境相适应。从内容上看，其涵盖民众饮食起居、房事生育、日常锻炼、精神蓄养等各个方面，针对生活实践的多个环节提出了身心养护的原则和方法，为民众颐养生命提供了多种途径，使得民众养生的可行性大大提高。从文法表述上看，马王堆出土文献平实直白，通俗易懂，其中提到的常见病名大部分命名通俗，有的则直接使用地方土名或者民间俗称，如"口烂者"（烧伤致溃疡）、"身疕"（身体疮疡）、"膏溺"（小便混浊）等，使得民众一看便知。从表现形式上看，关于养生方法的表述形象生动而富有吸引力。如《十问》中假托三皇五帝、彭祖等先人之间的十段对话，提出民众对于养生的各种困惑，融合问答形式、先人传说以及类比说明等多种元素，大大增强了对于民众的可读性。同时，善用简单形象的口诀传达丰富的养生内涵，如《天下至道谈》中关于"七损八益"的口诀，《合阴阳》中关于"十动""十节""十修""八动"的口诀，都非常便于民众理解和记忆。而《导引图》更是通过直观形象的图画，以 44 种栩栩如生的人物姿势和动作，介绍了徒手锻炼、器械操作、行气吐纳、意念活动等多种功法。从养生食材和药材的选用上看，大都考虑了普通民众的承受能力，使得养生成本相对低廉，养生途径相对便利。如《十问》中扶阳生精所用的柏食、牛羊乳、淳酒、韭菜、鸡蛋、雄鸡、雀卵等，都是民众日常饮食中随手可取的食材；而《养生方》《杂疗方》中补益精气所用的细辛、干姜、石韦、乌喙（即附子）、防风等，都是非常普通的草药。包括出土药枕、香囊中所用的中药花椒、桂皮、茅香、辛夷等，都是价格低廉、取材方便的草药。

注重实用的价值取向

马王堆养生文化是一门侧重经验和方法传承的养生学，所涉养生理念与方法，既有理论上的分析阐释，又有实践上的方法指导，具备很强的可操作性和可传播性，体现出注重实用的价值取向。

从马王堆养生所要解决的问题来看，皆以服务日常生活为对象。"民以食为天"，因而通过食养生精、药食养精，指导民众合理饮食；"饮食男女，人之大欲存焉"，因而提出"十势八动""七损八益"，指导民众进行性保健；"流水不腐，户枢不蠹"，因而通过导引气功、辟谷食气，指导民众运动身体；七情六欲，人之本能，因而提出神和内得、顺应自然，指导民众调和情志；善摄生者，起居有节，因而提出寒头暖足、道者敬卧，指导民众衣着寝居。从马王堆养生解决问题的方法来看，皆以便于取材、便于操作为原则。如《杂疗方》中记载"益内利中方"，"取醇酒半桮（杯），温之勿热。毁鸡卵，注汁酒中，挠，饮之。恒以旦未食时饮之。始饮，饮一卵，明日饮二卵……"显然具备民间俗法的特点，方法一目了然，取材家喻户晓，十分简单实用。再看《养生方》中记载"增强筋力方"，以"走"和"疾走"为题，讲述了增强行走足力的方法，无论是行走本身，还是有关行走所食草药及其制作方法的指导，都体现出实用的特点。《胎产书》中记载有关生男生女的方法，如"取蜂房中子、狗阴，干而冶之，以饮怀子，怀子产男"，"欲产女，取乌雌煮，令女子独食肉歠汁……"这就高度契合了民间的实用需求。而房中书中对女性性心理生理反应过程的细致观察和研究，有关"五声""十征""八动"的生动描述，以及指导男性配合所用"十势"，都非常直观、实用。另外，马王堆医书中关于药材或者食材的剂量表述，大都采用非规范的民间估量计量方法，如"乌喙十果（颗）""取醇酒半栖（杯）""日捐一垸（丸）""大如酸枣""令薄如手三指""食以二（三）指最（撮）""日驾（加）一节"，这也大大增强了方法的实用性。

注重生态的价值取向

马王堆医书针对"人与自然"这一古老命题的探讨，不仅记载了有关天人相应的深刻认识，而且将人与自然的关系以各种生动、直观的形式，贯穿于饮食、睡眠、房事、日常锻炼之中，足以窥见古人对自然的浓厚兴趣，呈现出鲜明的生态价值取向。

《十问》以黄帝与天师的问答，指出万物的运动变化都是以天地阴阳为准则，"失之不继，得之而赢"，如果违背这个规律万物就不能生存、繁衍，适应这个规律就能兴旺发展。又以黄帝与容成的问答，进一步论述了人与自然的关系，提出"君必察天地之请（情），而行之以身。"人要健康长寿，就必须了解天地自然的变化规律，并按照规律身体力行。"天地之至精，生于无征，长于无刑（形），成于无（体），得者寿长，失者夭死。……"自然规律无征可循，无形可见，只有顺应自然之道才能通晓，从而获得长寿，否则就会短命夭折。关于如何与自然和谐相处，《十问》提出，"君必食阴以为常，助以柏实盛良，饮走兽泉英，可以却老复壮，曼泽有光。""翕（吸）甘潞（露）以为积，饮摇（瑶）泉灵尊以为经，去恶好俗，神乃溜刑。"认为食用自然产物，如柏树叶实、牛羊乳、甘露、瑶泉等，可以汲取天地精气，使人精神健旺、延缓衰老。《十问》还就顺时养生，提出治气应当避开春夏秋冬"四咎"，保持"朝息之志，如藏深渊""昼息之志，呼吸必微"，"暮息之志，深息长除""夜半之息，以长为极"。《却谷食气》亦针对呼吸自然"六气"作了细致阐述。

马王堆养生文化关于自然生态的认识，还在其他方面有所体现。比如，好用自然现象来解释人体生理，如以尺蠖颜色来类比人体肤色改变，"君欲练色鲜白，则察观尺蠖。尺蠖之食方，通于阴阳，食苍则苍，食黄则黄。唯君所食，以变五色。"另有用水鸟鱼鳖蛇等来解释人类睡眠，"夫卧，非徒生民之事也。举凫雁、萧（鹄）、相（鹤）、蚖檀（蟺）、鱼鳖（鳖）、奚（蝡）

动之徒，胥食而生者也；食者，胥卧而成者也。"好用自然之象来描述人类活动，如仿照动物活动来描述男女性交合的"十势"，"一曰虎游，二曰蝉付（附），三曰斥（尺）蠖，四曰困角，五曰蝗磔，六曰猿踞，七曰蟾诸，八曰兔骛，九曰蜻蛉，十曰鱼嘬。"又如仿照动物姿势来描述人体运动，导引图中便有"螳狼（螂）""鹤□""龙登""鹞北（背）""沐猴""猿呼""熊经""鹯"等术式。好用自然时节来取用食材药材，如"□春日鸟卵一，毁"。"到春，以牝鸟卵汁弁"，"以三月茜蔌□熟煮"，"以五月望取莱、兰"，"以五月□备茯苓，才黄"，"五月望取勃赢，纔黄"，"八月取菟芦实阴干"等。

（文章来源：陈洪，何清湖，陈小平．论马王堆养生文化的价值取向．中华中医药杂志，2014 年第 12 期）

八 马王堆医学传播方式的思考

> **观点采撷**
>
> • 马王堆医学的传播从早期对文献的注释，补遗到中期对其内容展开实质性的综合探讨，后期日趋专科化的研究，再到近年来，呈现出侧重对马王堆医学大众化传播探讨的趋向。
>
> • 文化创意产业化发展是对文化发展的新形式，但作为产业来发展，过程中不可避免的是对经济效益的追求，而将文化归元于文化本身，"返璞归真"才能展现出马王堆医学文化的本质。
>
> • 通过博物馆来传播马王堆医学知识，能够对马王堆医学进行系统性规整，同时也为湖湘中医文化的建设提供新思路，建立健全湖湘中医药文化博物馆提供参考依据，使得湖湘中医文化有一个得以永久性继承与发扬的基地，凝聚马王堆医学文化乃至湖湘中医文化的灵魂。
>
> • 高度浓缩马王堆医学知识的永久性展馆陈列，对于打响湖湘中医的口号能够起到有力的支撑，将会是湖湘中医文化的标志性名片之一。

　　1972—1974 年湖南长沙马王堆挖掘出了三座汉代的墓葬，出土精美文物3000 余件，其中包括一具举世闻名的千年女尸，在国际上引起了巨大的轰动。对于中医学界来说，马王堆汉墓的出土也具有里程碑式的重要意义。马王堆三号墓中出土近十二万字的帛书、简牍，其中包含医书 14 种，经马王堆汉墓帛书整理小组整理后定名为：帛书 10 种，包括《足臂十一脉灸经》《阴阳十一脉灸经》(甲、乙本)、《脉法》《阴阳脉死候》《五十二病方》《却谷食气》《导引图》《养生方》《杂疗方》《胎产书》。简牍 4 种，《十问》《合阴阳方》《天下至道谈》《杂禁方》。内容涉及方剂学、诊断学、治疗学、脉学、养生学、导引气功、经络学、妇产科学等多门学科的知识，是研究汉代以前医药学发展的第一手重要资料。这批医书的出现真实地反映出西汉早期医药学的发展水平，并且极大地弥补了现存远古医药文献的不足。马王堆汉墓中还出土了大量外形依然保存完整的中草药，经鉴定有茅香、高良姜、桂皮、花椒、辛夷、藁本、姜、杜衡、佩兰等，女尸出土时手上握有两个香囊，里面均装有茅香、桂皮、花椒、高良姜等多种中草药，头枕着一个装满佩兰的药枕。从 20 世纪 80 年代至今，这批中国现存最古老的医书及最早的中草药标本一直是各界学者研究的热点。

马王堆医学的传播趋势

一是以文物复原为主的早期传播。随着马王堆帛书整理小组整理出的 14 种医书释文的陆续发表，对马王堆医学的研究在国内外广泛的开展。特别是 1980 年我校与湖南省博物馆联合成立的马王堆简帛医书研究小组，进行实地考察及文献整理，展开了医学、哲学、文字考释等全方位的马王堆医学研究，对马王堆医学的研究奠定了很好的基石。1981 年 9 月在湖南南岳召开了第一次全国性的"马王堆医书研究学术报告会"，会上成立了"长沙马王堆医书研究会"，更是大大促进和推动了对马王堆汉墓医书的研究。此期诸多学者从各个不同角度发表了一系列研究论文，内容涉及有帛医书成书年代考证、残缺文字补释、疾病命名、药物炮制、制剂、方药、治法、内外妇儿各科、五官科、皮肤科、食疗、祝由等。

二是以内容考释为主的中期传播。汉墓中出土的简帛作为中国现存最古老的医书，其带来的意义如同春雷一般引发了中医学界的轰动。通过上文可看出，马王堆医学早期的研究集中在对书籍文字的考释，内外妇儿各科分科研究，治法方药等专业内容上，在医学、文献、考古等专业领域内广泛传播为主。国际方面，1979 年美国加利福尼亚大学举行了马王堆帛书学术会议；

日本、加拿大等国家也对马王堆医学进行深入研究，这使得马王堆医学在国际上也享有盛誉。而汇集研究成果的《马王堆医书考注》《马王堆医学文化》《马王堆养生气功》的出版，以及湖南省博物馆打造的马王堆汉墓陈列馆展示出了部分马王堆医学文物，使得马王堆医学开始走入公众的视线，由此也拉开了马王堆医学进入大众化传播的序幕。

三是面向大众化的后期传播。要面向大众化传播，内容必须与大众生活息息相关，通俗易懂，才能起到好的传播效果。众多医家从养生方面入手，从饮食、房事、气功、导引、药物、起居、情志等方面全面介绍了马王堆医书有关养生的内容和方法，对现代居民养生保健具有重要的指导意义。其中湖南中医药大学何清湖教授及其团队对此建树颇多，除上文提到的养生内容探讨之外，还通过一系列的文章，从文化角度对马王堆养生思想进行整理，另与湖南省博物馆共同研发了马王堆养生药枕。此外，依据《养生方》而研制的马王堆养生制药古汉养生精及资阳固本胶囊，这些产品对于马王堆医学起到了极大的推广传播作用，目前，马王堆养生系列产品已经成为湖南省旅游的名片之一。除养生传播之外，有学者从产业方向对马王堆医学的发展传播做出了详细分析，通过地域中医药文化创意产业发展马王堆医学；何清湖教授更提出了"马王堆汉墓—炎帝陵—仲景祠—药王庙—湖南中医药大学博物馆"旅游产业链的传播形式。电视媒体传播方面，湖南公共频道在其"公共大戏台"栏目讲授马王堆养生文化的内容，使得马王堆养生的传播获得有效的途径；此外还有马王堆医学的跨文化传播，推广马王堆养生精神，消除中西文化隔阂。通过对马王堆医学传播的整理分析，可以看出马王堆医学的传播从早期对文献的注释，补遗到中期对其内容展开实质性的综合探讨，后期日趋专科化的研究，再到近年来，呈现出侧重对马王堆医学大众化传播探讨的趋向。顺应这一趋势，笔者从博物馆传播这一视角对马王堆医学文化的大众化传播提出拙见，愿能对马王堆医学文化的传播尽绵薄之力。

马王堆医学博物馆形式传播

对马王堆医学进行大众化的传播研究是切实可行且有现实意义的，但这并不意味着对医学内容本身进行研究的否定。相反，科学的研究是永无止境的，马王堆医学这一座宝库还有无数的珍宝值得我们去挖掘。本文从大众化传播方向展开，一是由于马王堆医学的研究至今已有 40 年，将这期间众多专家、学者的研究成果进行梳理、汇整，并将其推广传播是对马王堆医学研究的众多学者心血的回馈。二是马王堆汉墓具有超然的地位，作为湖南地域文化的组成部分有着深远的影响和意义，其中马王堆医学占有很重要的部分，值得我们去推广传播。

在上文中提到部分学者的构想，通过文化创意产业化发展、电视传媒及跨文化传播等，笔者认为文化创意产业化发展是对文化发展的新形式，但作为产业来发展，过程中不可避免的是对经济效益的追求；电视传媒传播方式能够使文化推广面广，受众多，但也存在着一定的问题，即电视节目首要一点既是经济效益—冠名权、赞助商等等软广告植入；其二，为了吸引观众的眼球，节目过份娱乐化，类似湖南卫视的《百科全说》栏目，终因专业性不足而停播。笔者认为将文化归元于文化本身，"返璞归真"才能展现出马王堆医学文化的本质。所以通过博物馆媒介来传播马王堆医学不失为一种良好的传播方式。

其一，马王堆医学内容作为出土的重要文物，在湖南省博物馆也仅仅只有稍许带过，未曾展现出其精髓及意义，北京中医药博物馆等馆也仅零散展现了马王堆医学的部分内容，目前系统的马王堆医学的博物馆传播还属空缺；其二，博物馆传播具有其他传播方式最大的不同在于集科研、教育、传播为一体，能够系统、直观、立体、生动并且专业的来进行知识的传播，这是博物馆传播的特色和优势，也是与其他传播活动的重要区别，对传播湖湘的区域文化有着积极作用。再者，中医学这类专业知识的传播，对它的认识不可能一蹴而就。中医文化的传播需要耳濡目染，需要有一个连续传承的条件及环境。通过博物馆来传播马王堆医学知识一方面能够对马王堆医学进行系统性规整，同时也为湖湘中医文化的建设提供新思路，建立健全湖湘中医药文化博物馆提供参考依据，使得湖湘中医文化有一个得以永久性继承与发扬的基地，凝聚马王堆医学文化乃至湖湘中医文化的灵魂。另一方面，高度浓缩马王堆医学知识的永久性展馆陈列，对于打响湖湘中医的口号能够起到有力的支撑，将会是湖湘中医文化的标志性名片之一，丰富博物馆的种类。再者，能够成为中医药文化的教育基地。博物馆承载有教育的职能，与其他传播方式相比，"基于真实物件和现象来传播科学的博物馆所提供的信息会比口述或文字更可靠、可信、自主与安全",对于中医药这门博大精深的学科来说科学性是重中之重,不能仅仅为着好的传播效果而制造子虚乌有的噱头。抓住马王堆医学文化的鲜明的特色、超然的地位、非凡的意义及生动的实例进行专题展,借助现代科技的运用,如多媒体技术、3D 技术等,穿越到 2000 年前的汉朝,了解古老的中医魅力。实现思想性与艺术性、科学性与观赏性、教育性与趣味性完美结合。利用寓教于乐的方式对于大众特别是医学生了解马王堆医学知识,了解湖湘本土中医文化有极大的帮助。博物馆的教育意义不仅仅是一次授课,它能很好地引发观众的求知欲,在博物馆的环境中人们更愿意去思考,更能引起参观者的共鸣,使得知识的记忆更加牢固。因此笔者认为以博物馆传播中医文化,传播马王堆医学是一种十分适宜的方式。

(文章来源:邓婧溪,何清湖,刘朝圣.马王堆医学传播方式的思考.中医药导报,2016 年 3 月第 22 卷第 6 期)

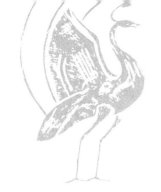

第四章　学科创建

一　论中医"治未病"的源流

观点采撷

· "治未病"是中医学的一大特色和优势，是中医学理论体系中最具影响的理论之一。

· "治未病"思想的萌芽最早可追溯至殷商时代，春秋战国时期"有备无患"的预防思想进一步发展，《黄帝内经》首见"治未病"概念，汉代张仲景实现了对"既病防变"思想的具体应用，至唐代孙思邈"治未病"理论达到比较成熟的阶段。

· 进入21世纪以来，随着医学模式的转变以及医学发展趋势"由以治病为目标对高科技的无限追求"，转向"预防疾病与损伤，维持和提高健康"，给"治未病"的发展带来了前所未有的机遇。

· 中医药的整体观、辨证施治、治未病等核心理念，顺应了当今健康观念的深刻变化和医学模式的深刻变革，顺应了21世纪医学发展的新趋势和世界医药市场的新需求，将有望对新世纪的医学模式的转变以及医疗政策、医药工业甚至整个经济领域的改革和创新带来深远的影响。

"治未病"是中医学的一大特色和优势，是中医学理论体系中最具影响的理论之一，它根植于中国文化的"肥沃土壤"。几千年来，"治未病"思想经历了萌芽、形成、发展、成熟等不同历史阶段，对人民群众的卫生保健活动有着重要指导意义。

萌芽

"治未病"思想与中医学中的阴阳、五行、精气学说一样，都源于古代哲学思想，其萌芽最早可追溯至殷商时代，《商书·说命》曰："惟事事，乃其有备，有备无患"。说明当时人们已认识到预防的重要性。

春秋战国时期，"有备无患"的预防思想进一步发展，《左传·鲁襄公一一年》："书曰：'居安思危'。思则有备，有备无患"。《管子·牧民》亦曰："惟有道者能备忠于未形也，故祸不萌"。这种避祸防患的观念，既而影响到医学界，开始有医家意识到疾病应早发现、早治疗。如《史记·扁鹊仓公列传》载扁鹊对齐桓公望色诊病，"君有疾在腠理，不治将深"，"君有疾在血脉，不治恐深"，"君有疾在肠胃间，不治将深"等。故《淮南子·人问训》曰："人皆轻小害易微之事以多悔，虽至而后忧也，是犹病者已倦（倦，剧也）而索良医也，虽有扁鹊、俞跗之巧，犹不能生也"。《国语·楚语下》亦云："夫谁无疾眚，能者早除之。……为之关藩篱而远备闲之，犹恐其至也，是之为日惕。若召而近之，死无日矣"。强调了疾病早期治疗，防止传变的重要性。这些朴素而原始的防患于未然的思想，虽未形成系统的医学理论，然观其主旨，实为"治未病"概念之滥觞。

这一时期，对"治未病"概念形成影响较大的，当属《易经》《道德经》《庄子》《孙子兵法》《淮南子》等各思想流派。《易经·既济卦》曰："既济：亨小，利贞。初吉终乱"。既济卦是离（火）下坎（水）上，水在火上象。孔子在《易传·象》中解释此卦说："水在火上，既济。君子以思患而预防之"。也就是防在于预，预在于思，其目标是"患"，充分反映了防患于未然的预防思想。《道德经·六十四章》亦曰："其安易持，其未兆易谋，其脆易洋，其微易散。为之于未有，治之于未乱"。告诫人们事物在萌芽阶段易于被消灭，所以要居安思危，及时发现变化的征兆和苗头，采取相应的措施，形象地论述了"治之于未乱"的道理。应用于医学方面即《道德经·七十一章》提出的"以其病病，是以不病"，若时常害怕生病而先作预防，就可以避免疾病为害。《庄子·盗拓篇》云："丘，所谓无病自灸也"。可见当时人们已经用灸法来防病保健了。《孙子兵法》是我国现存最早的一部军事著作，就其哲学思想的内涵来看，也包含有许多"治未病"的思想。如《孙子兵法·九变》曰："用兵之法，无恃其不来，恃吾有以待也；无恃其不攻，恃吾有所不可攻也"。体现了兵家"有备无患"的战略指导思想。《淮南子》则主张"治无病之病"，指出"良医者，常治无病之病，故无病。圣人者，常治无患之患，故无患也"。这些都为治未病思想的形成奠定了基础。

形成

"治未病"概念的提出，首见于《黄帝内经》，书中有三处直接提及"治未病"。归纳起来大致有四层意思：

未病先防

《素问·四气调神大论》曰："是故圣人不治已病治未病，不治已乱治未乱，此之谓也。夫病已成而后药之，乱已成而后治之，譬犹渴而穿井，斗而铸锥，不亦晚乎！"从正反两方面强调了治未病的重要性，告诫医生和患者，应重视未病先防。包括顺应四时，所谓"顺四时而适寒暑"（《灵枢·本神》），"春夏养阳，秋冬养阴，以从其根"（《素问·四气调神大论》）；形神共养，如《素问·上古天真论》所说："法于阴阳，和于术数，食饮有节，起居有常，不妄作劳，故能形与神俱而尽终其天年，度百岁乃去"。

治病萌芽

《素问·刺热》篇云："肝热病者，左颊先赤；心热病者，颜先赤；脾热病者，鼻先赤；肺热病者，右颊先赤；肾热病者，颐先赤。病虽未发，见赤色者刺之，名曰治未病"。就是说，疾病初发，苗头初露，就要及时采取措施，积极治疗。即《素问·阴阳应象大论》所说："邪风之至，疾如风雨。故善治者治皮毛，其次治肌肤，其次治筋脉，其次治六腑，其次治五脏。治五脏者半死半生也"。《素问·八正神明论》更指出："上工救其萌芽……下工救其已成，救其已败。"后世张景岳释曰："祸始于微，危因于易。能预此者，谓之治未病。"

待衰而刺

《灵枢·逆顺》说："方其盛也，勿敢毁伤，刺其已衰，事必大昌。故曰：上工治未病，不治已病。此之谓也"。在针刺治病时，对于病势猖盛的病症，要避其猖獗之势，选择适当时机。如《素问·疟论》所举："夫疟者之寒，汤火不能温也；及其热，冰水不能寒也。……当此之时，良工不能止，必待其自衰乃刺之，其故何也？……经言无刺熇熇之热，无刺浑浑之脉，无刺漉漉之汗，故为其病逆未可治也。"

既病防变

既病之后，防止疾病传变，亦谓之"治未病"。《素问·玉机真藏论》指出："五藏有病，则各传其所胜"。后《难经》《伤寒杂病论》等根据这一规律有进一步论证。

《难经·七十七难》曰："经言上工治未病，中工治已病者，何谓也？然所谓治未病者，见肝之病，则知肝当传之于脾，故先实其脾气，无令得受肝之邪，故曰治未病焉。中工者，见肝之病，不晓相传，但一心治肝，故曰治已病也"。《难经》运用五行乘侮的理论，并以肝为例，突出体现了在既病防变中如何防止疾病传变，丰富了《素问·玉机真藏论》中有关疾病传变的论述。

发展

汉代，张仲景发展了《黄帝内经》《难经》中"治未病"的思想。在《金匮要略·脏腑经络先后病脉证》中列"上工治未病"于首条，告诫人们平时就应注意"房室勿令竭乏，服食节其冷热苦酸辛甘"。只有"五脏元真通畅，人即安和"，"若人能养慎，不令邪风干忤经络"，"不遗形体有衰，病则无由入其腠理"，均说明如果能内养正气，外慎风邪，疾病是可以预防的。并重视"治病萌芽"，提出"适中经络，未流传脏腑，即医治之"的有病早治的思想，具体采取的防治措施，如"四肢才觉重滞，即导引、吐纳、针灸、膏摩，勿令九窍闭塞"。

张氏最突出的是实现了对"既病防变"思想的具体应用，在《金匮要略·脏腑经络先后病脉证》中遵《难经》之意，曰："夫治未病者，见肝之病，知肝传脾，当先实脾"，并创"四季脾旺不受邪，即勿补之"，所以"防变"还当根据临床具体情况具体对待，成为既病防变灵活运用的经典论述。书中处处蕴含着既病防变的思想，如《金匮要略·痉湿暍病脉证并治》曰："太阳病，无汗而小便反少，气上动胸，口噤不得语，欲作刚痉，葛根汤主之"。太阳病虽在表，有里传之势，为发痉先兆，若不加治疗，将发展成角弓反张、卧不着席的痉病，故选用葛根汤以生津养筋；《伤寒论》第8条云："太阳病，头痛至七日以上自愈者，以行其经尽故也。若欲作再经者，针足阳明，使经不传则愈"。即是根据六经传变规律，预先针刺阳明经穴位以防太阳病邪气内传；又如《伤寒论》第 65 条，由于"发汗后，其人心下悸者"，"欲作奔豚"，予以茯苓桂枝甘草大枣汤，使奔豚将发而未发；以及治阳明腑实证所创三承气汤急下存阴法，皆是为"治未病"的典范。

张氏的"治未病"思想还应包括"病后防复"，即病后通过采取各种措施，防止疾病的复发。如《金匮要略·脏腑经络先后病脉证》中谓："五脏病各有所得者愈，五脏病各有所恶，各随其所不喜者为病。"强调适其所喜，避其所恶，选用适当的治疗药物和护理方法。并在《伤寒论》中于六经病篇之后，设有《辨阴阳易差后劳复病脉证并治》，指出伤寒新愈，若起居作劳，或饮食不节，就会发生劳复、食复之变，从而示人疾病初愈，应慎起居、节饮食、勿作劳，做好疾病后期的善后治疗与调理，方能巩固疗效，防止疾病复作，以收全功。

华佗，强调运动健身之法，也是"治未病"的重要内容之一。他曾对弟子吴普说："人体欲得劳动，但不当使极尔。动摇则谷气得消，血脉流通，病不得生，譬户枢不朽是也。"认为运动有强健脾胃的功能，可促进饮食的消化输布，使气血生化充足，气血流通，而健康长寿。《后汉书·方术传》载其创"五禽戏"，"一曰虎，二曰鹿，三曰熊，四曰猿，五曰鸟，亦以除疾，并利蹄足，以当导引"。同时，还提到"从天地阴阳""调神气""慎酒色""节起居""省思虑""荣滋味"等，都是未病先防，养生保健的重要原则。

晋代，中医治未病思想也有广泛运用。范汪所著的《范东阳杂病方》中即有灸法防霍乱可使人"终无死忧"的记载，并把这种防病的灸法称为"逆灸"。葛洪提倡导引和药物预防保健，"夫导引不在于立名象物"，"或伸展、或俯仰，或行卧，或倚立，或踯躅，或徐步，或吟，或息，皆导引也"，"上药令人身安命延，升为天神"，"中药养性"，"下药除病"。《肘后方》还述及了艾叶熏灸住室，可防止传染性疾病蔓延。

隋代，巢元方著《诸病源候论》记载了寒冷地区用灸法预防小儿惊风的民间习俗，"河洛间土地多寒，儿喜病痉，其俗生儿三日，喜逆灸以防之；又灸颊以防噤"。同时，巢氏还反对不分寒热一律给新生儿逆灸的做法，体现了灸法保健也要辨证施灸的思想。

成熟

唐代，"治未病"理论已达到了比较成熟的阶段。最具代表者当属孙思邈，孙氏在《备急千金要方》中言："上医医未病之病，中医医欲病之病，下医医已病之病。若不加心用意，于事混淆，即病者难以救矣"。将疾病比较科学地分为"未病""欲病""已病"三个层次，反复告诫人们要"消未起之患，治未病之疾，医之于无事之前"，并将"治未病"作为评判好医生的标准。因此，孙氏倡导积极养生，认为治未病主要从养生防病和既病早治着眼，在《备急千金要方》中载有一整套养生延年的方法和措施，很有实用价值。如提出用针刺预防中风，"惟风宜防，针耳前动脉及风府甚良"；并创"苏酒方"以"辟疫气"，"一人饮之，一家无疫；一家饮之，一里无疫"；在既病防变方面提出有消渴病的防变措施，"消渴之人，愈与外愈，常须虑有大痈，何者？消渴之人必于大骨节间发痈而卒，所以戒之在大痈也，当预备痈药以预防之"。

宋代，治未病思想同样受到了医家的重视。如南宋王执中在《针灸资生经》中提及刺泻风门，可令背不痛疽。又明言脐灸有壮元气之功效，能强壮身体，延年益寿。窦材在《扁鹊心书·住世之法》中则将灸法列为各种养生保健法的首位，主张常灸关元、气海、命关、中脘以防病摄生，而且要求早灸、多灸，"若灸迟，真气已脱，虽灸亦无用矣。若能早灸，自然阳气不绝，性命坚牢"。并指出熏灸关元于无病时可预防保健，在既病后可防病传变。《太平圣惠方》载有"将中风之候"："未中风一两月前或三五个月前，足胫上忽发酸重顽痹"，提出"便须急灸三里穴与绝骨穴"，以预防中风，这对后世运用针灸防治中风有重要的指导作用。张杲在《医说》中认为"若要安，三里莫要干"的原因，是"三里者五脏六腑之沟渠也，常欲宣即无风疾"，因此，灸足三里亦可预防中风。钱乙《小儿药证直诀》载有，胎儿初生，即"俗以黄连汁压之"以清解胎毒，能防胎中诸疾。认为小儿"五脏六腑，成而未全……全而未壮……易虚易实，易寒易热"，极当摄生防邪侵，用药宜小心谨慎，"或无下证，慎不可下也"，"凉药久则寒不能食"。

元、明时期，医家亦主张"摄养于无疾之先"，大都是对《黄帝内经》中"治未病"概念的延伸。如元代邹铉所续宋代陈直的《寿亲养老新书》

中提及，按擦涌泉穴可"终不染痒，面色红腻，腰足轻快"。《丹溪心法》云："与其救疗于有疾之后，不若摄养于无疾之先。盖疾成而后药者，徒劳而已。是故已病而后治，所以为医家之法；未病而先治，所以明摄生之理。夫如是则思患而预防之者，何患之有哉？此圣人不治已病治未病之意也。"李东垣注重调理脾胃，认为治未病始终要重视脾胃的调养，以扶助正气，抵抗邪气。"真气又名元气，乃先身生之精气也，非胃气不能滋之"，"脾胃之气既伤，而元气亦不能充，而诸病之所由生也"。其论著反复阐述脾胃与元气的关系："养生当实元气"，"欲实元气，当以调脾胃"。（《脾胃论》）

明代，张景岳云："故在圣人则常用意于未病未乱之先，所以灾祸不侵，身命可保"。强调体质强弱在治未病中的关键作用，"脏病唯虚者能受而实者不受，脏邪唯实者能传而虚者不传"。汪绮石著《理虚元鉴》，虽是治疗虚劳病的专书，但也有鲜明的"治未病"特色，提出"虚劳当治其未成"，认为若病已成而后治之则"病虽愈亦是不经风浪"；"当以未成之先，审其现何机兆，中何病根，尔时即以要言一二语指示之，令其善为调摄，随用汤液十数剂或丸剂胶剂二三斤，以断其根，方为善策"。万全的《育婴家秘》也体现了预防为先，不治已病治未病的理念。其提出"育婴四法"，即预养以培其元，胎养以保其真，蓐养以防其变，鞠养以慎其病。实质上加强了小儿先天、后天之本。小儿先天充足，后天强盛则邪不可干，故孕育正常，生长健康，发育良好，疾病免生。至今仍有临床指导意义。这一时期，对艾灸神阙防病保健，延年益寿的运用十分广泛，《医学入门》《类经图翼》《医学汇言》中分别对于灸此穴的时间、灸量及有关验案都有具体描述。如《类经图翼》载隔盐灸神阙穴"若灸至三五百壮，不惟愈疾，亦且延年"。杨继洲在《针灸大成》中还详细记录了应用艾灸预防中风，"但未中风时，一两月前，或三四月前，不时足胫发酸发重，良久方解，此将中风之候也，便宜急灸三里、绝骨四处，各三壮"。

清代，治未病思想更趋完善。喻嘉言深谙治未病要义，所著《医门法律》以"未病先防，已病早治之精神贯穿始终。如《中风门》中的人参补气汤便是抵御外入之风的绸缪之计。张璐在《张氏医通》中提出："夏月三伏用药贴敷肺俞、膏肓俞、百劳等穴，可预防哮喘冬季发病"。更是发展了

"冬病夏治"的防病复发思想。王清任的《医林改错》也体现有未病先防的思想，其专篇列有"记未病以前之形状"，载有中风之先兆症状34种，提醒人们"因不痛不痒，无寒无热，无碍饮食起居，人最易于疏忽"。叶天士将治未病思想广泛应用于温热病中，其在《温热论》中指出，对于温热病控制其发展变化的积极措施"务在先安未受邪之地"。温病属热证，热偏盛而易出汗，极易伤津耗液。故保津护阴属未雨绸缪、防微杜渐之举，是控制温病发展的积极措施。并根据病人体质采取不同的原则及方药，以防传变。如对素体阳气不足者，治疗时注意顾护阳气，即《温热论》所述"面色白者，须要顾其阳气"，"湿盛则阳微也，法应清凉，然到十分之六七，即不可过于寒凉，恐成功反弃。何以故也？湿热一去，阳亦衰微也"。对于素体阴虚者，则指出"须要顾其津液，清凉到十分之六七，往往热减身寒者，不可就云虚寒，而投补剂，恐炉烟虽息，灰中有火也"。这种辨体质、先安防变的用药方法，对后世具有重要意义。其后，吴鞠通在《温病条辨》中不厌其烦地提出保津液和防伤阴，指出温病易伤阴动风而致痉，所以要"于其未痉之先……以法治之，而痉之源绝矣"，"全在见吐泻时，先防其痉"，若"热邪深入下焦，脉沉数，舌干齿黑，手指但觉蠕动，急防痉厥，二甲复脉汤主之"，用以养阴清热息风防痉厥，与叶氏"务在先安未受邪之地"之意吻合，充实了治未病思想的内涵。吴氏还认为温病瘥后，最易因食而复，强调病后防复的重要性，"阳明温病，下后热退，不可即食，食者必复……勿令饱，饱则必复，复必重也"。

新中国成立后，"预防为主"一直是我国卫生工作的基本方针。1950年8月，在第一届全国卫生工作会议上，毛泽东主席为会议题词"面向工农兵，预防为主，团结中西医"成为我国最早的卫生工作方针，"治未病"的概念不断深入人心。随着国家疾病防控与卫生监督体系逐步完善，科技水平提高，部分严重危害人民健康的疾病已得到控制或基本消灭，人们的工作和生活环境得到明显的改观。麻疹、白喉、百日咳、乙型脑炎、流行性脑脊髓膜炎等传染病发病率大幅度下降，结核病、乙肝、艾滋病等防治也取得明显进展；一些慢性非传染性疾病防治得到重视和加强，如高血压、糖尿病、冠心病、精神病等，开展了社区综合防治干预，取得了一定的效果；在地方病的防治，如克山病、大骨节病、碘缺乏病等，也取得了举世瞩目的成绩。进入

21世纪以来，随着医学模式的转变以及医学发展趋势"由以治病为目标对高科技的无限追求"，转向"预防疾病与损伤，维持和提高健康"，给"治未病"的发展带来了前所未有的机遇。2006年3月，国家16部委联合发布了《国家中长期科学和技术发展纲要（2006—2020）》，将"人口和健康"作为重点领域之一，明确提出疾病防治重心前移，坚持预防为主、促进健康和防治疾病相结合的方针，研究预防和早期诊断关键技术，显著提高重大疾病诊断和防治能力。2007年1月，原国务院副总理吴仪在全国中医药工作会议上的讲话提出："我特别提请大家思考和研究一个问题。中医学有一个理念：'上工治未病'，我理解就是重视预防和保健的医学，也就是防患于未然。如果预防工作做得好，身体强壮，抵抗力增强了，不生病或少生病不是更好吗?"吴仪副总理一语道出了中医学思想的精髓，符合"预防为主"的卫生方针，"治未病"的理念和实践被提升到了前所未有的高度，开启了中医"治未病"的新纪元。2008年8月，国家中医药管理局出台了《"治未病"健康工程实施方案（2008—2010年）》，紧接着，遴选确定了两批，共46家"治未病"预防保健服务试点单位，涉及17个省（区、市）和局直属直管医院。同时确定了上海、广东为实施"治未病"健康工程试点省市，开展区域性试点工作。研究制定了"治未病"科研规划，组织实施了一批科技项目并及时转化推广成果。2009年1月，在第二届"治未病"高峰论坛上，时任卫生部副部长、国家中医药管理局局长王国强同志说，中医药的整体观、辨证施治、治未病等核心理念，顺应了当今健康观念的深刻变化和医学模式的深刻变革，顺应了21世纪医学发展的新趋势和世界医药市场的新需求，其精髓如能得以进一步诠释和光大，将有望对新世纪的医学模式的转变以及医疗政策、医药工业甚至整个经济领域的改革和创新带来深远的影响。在党中央、国务院的决策领导下，"治未病"将开启中医药的新时代。

（文章来源：何清湖，周兴．论中医"治未病"的源流．中国中医药现代远程教育，2009年第12期）

二 突出中医特色，科学构建亚健康学科体系

观点采撷

· 随着社会发展和国人疾病谱的转变，生活方式病和慢性病日趋占主导地位，迫切需要有效地对亚健康进行深入研究与指导，突出中医特色，科学构建亚健康学科体系为利国利民之举。

· 随着国家宏观卫生政策的调整和民众健康意识的提高，以及伴随着国家卫生事业的发展和进步，亚健康事业的机遇和挑战日渐凸显，压力和困惑也应运而生。

· 目前亚健康服务水平整体低下，亚健康服务手段普遍粗糙，亚健康服务管理总体混乱，亚健康专业人才严重匮乏的客观现状，已成为制约亚健康事业发展的瓶颈。

· 突出中医特色，科学构建亚健康学科体系有利于亚健康事业的又快又好发展，将对亚健康研究起到核心推动力作用。

· 亚健康学科体系建设必须注重"三结合"，即基础与临床相结合、理论与技能相结合、传统与现代相结合。

随着社会的发展，虽然先进的药物和诊疗仪器不断出现，人类的寿命不断延长，病死率不断下降，但人群中有不适感觉的"病人"却越来越多。亚健康研究就是在这种形势下应运而生的。但是，正如王永炎院士所讲"亚健康是一个新问题，目前国内还少有同类书出版。国外一些保健类的实用书和其他书，以及国内一些医学书涉及了部分亚健康问题，但不尽全面、系统"。基于此，本文特就突出中医特色，科学构建亚健康学科体系做一阐述。

科学构建亚健康学科体系的必要性

医学模式的转变与健康概念的新认识需要

随着社会的发展和科学技术的进步，人们完全突破了原来的思维模式。世界医学模式也发生了转变，从原来的"纯生物模式"转变为"社会—心理—生物医学模式"，使得西医学从传统的"治疗型模式"转变为"预防、

保健、群体和主动参与模式";另外,世界卫生组织对健康提出了全面而明确的定义:"健康不仅是没有疾病和虚弱,而且是身体上、心理上和社会适应能力上三方面的完美状态。"从而使对健康的评价不仅基于医学和生物学的范畴,而且扩大到心理和社会学的领域。由此可见,一个人只有在身体和心理上保持健康的状态,并具有良好的社会适应能力,才算得上是真正的健康。而随着人们观念进一步更新,"亚健康"这个名词已经越来越流行,你有时感觉心慌、气短、浑身乏力,但心电图却显示正常;不时头痛、头晕,可血压和脑电图没有什么问题,这时你很可能已经处于"亚健康"状态。所以,"亚健康"是指人体介于健康与疾病之间的边缘状态。值此,不单是孤立追求身体健康,而是追求"顺应自然—身心健康—适应社会"这样一种整体和谐状态模式的中医学日益受到重视。中医学发展的模式涵盖了健康、亚健康、疾病状态下的各个过程,它反映了人类对完美人生的追求。因此,抓住契机,与时俱进,突出中医特色,科学构建亚健康学科体系为当务之急。

社会发展与疾病谱变化需要

目前由于社会发展,人们生活水平的提高,寿命不断延长,老龄化问题日益突出,老年人常见疾病如高血压、冠心病、糖尿病及高脂血症等倾向症状表现日益突出;随着竞争的日趋激烈,人们用心、用脑过度,身体的主要器官长期处于入不敷出的非正常负荷状态,一是引发急慢性应激直接损害心血管系统和胃肠系统,二是引发脑应激疲劳和认知功能下降,三是破坏生物钟,影响睡眠质量,四是免疫功能下降,导致恶性肿瘤和感染机会增加;还有如水源和空气污染、噪声、微波、电磁波及其他化学、物理因素污染对人体的心血管和神经系统、消化系统等都会产生不良影响,这些是防不胜防的健康隐性杀手与新疾病谱的不同源泉;城市里高层建筑众多、交通拥挤、住房紧张、房间封闭、办公场所过于狭小等,均可使空气中负氧离子浓度降低,长期处于这种环境,人体血液中氧浓度和组织细胞对氧的利用率都会降低,进而影响组织细胞的正常生理功能,从而使人感到心情郁闷、烦躁不安等。概言之,随着社会发展和国人疾病谱的转变,生活方式病和慢性病日趋占主导地位,迫切需要有效地对亚健康进行深入研究与指导,但现状是缺乏适合国情、被国民普遍接受的亚健康全面而系统的知识。故此,突出中医特色,科学构建亚健康学科体系为利国利民之举。

国家宏观卫生政策的转变需要

党和国家提出提高健康素质、人人均享有医疗和保健的总方针，并提出医疗保健工作的战略前移和重心下移。战略前移：就是抓预防、治未病，真正贯彻"预防为主"的方针。以一、二级预防为重点，以疾病发生的"上游"入手，增进健康意识，改变不良生活方式与行为。加强健康的监测、预测、管理与促进，预防重大疾病的发生。重心下移：主要是将卫生防病保健工作的重点放在社区、农村、社团和家庭。加强基层卫生机构建设，健全医疗卫生服务保障体系，提高医疗保障的覆盖面。随着国家宏观卫生政策的调整和民众健康意识的提高，以及伴随着国家卫生事业的发展和进步，亚健康事业的机遇和挑战日渐凸显，压力和困惑也应运而生。这也要求我们卫生工作者应从国情出发，站在历史责任感的高度，积极响应党和国家号召，有计划、有组织、有系统地努力突出中医特色，科学构建亚健康学科体系。

中国亚健康状态的流行现状需要

据王月云等撰文中国国际亚健康学术成果研讨会公布的数据：我国人口15％属于健康，15％属于非健康，70％属于亚健康，亚健康人数超过 9 亿。中国保健科技学会国际传统医药保健研究会对全国 16 个省、直辖市辖区内各百万人口以上的城市调查发现，平均亚健康率是 64.00％，其中北京是75.31％，上海是 73.4％，广东是 73.41％，经济发达地区的亚健康率明显高于其他地区。据傅善来等介绍世界卫生组织一项全球性调查报告全世界真正健康者仅占 5％，找医生诊病者占 20％，剩下的 75％就是属于亚健康者。张梅珍介绍我国原卫生部对 10 个城市上班族调查，处于亚健康的人占 48％以上，沿海城市高于内地，脑力劳动高于体力劳动。2005 年 4 月 8 日在北京举办的"21 世纪中国亚健康市场学术成果研讨会"提供的有关统计资料显示，在我国，约有 15％的人是健康的，15％的人非健康，70％的人呈亚健康状态，且处于亚健康状态者年龄多在 20～45 岁之间，亚健康状态也是很多疾病的前期征兆，如肝炎、心脑血管疾病、代谢性疾病等等。随着社会经济的发展，生活环境的变化，今后还将呈上升趋势，并将严重影响人们的生活质量和工作效率。因此，突出中医特色，科学构建亚健康学科体系，积极干预和调治亚健康状态，对于预防疾病的发生，提高人们身心健康水平与生活质量均具有重要意义。

中医特色有利于科学构建亚健康学科体系

面对亚健康状态，一般西医的建议都是以改善生活或工作环境为主，如合理膳食、均衡营养以达到缓解症状目的，但是需要的时间比较长，且依赖个人的自律。而中医的特色在于可以不依赖西方医学的检测，只根据症状来治疗。它的理念是"整体观念，辨证论治"，随着被治疗者的年龄、性别、症状等的不同，治疗的方法也各不相同。更强调把人当做一个整体，而不是"头痛医头，脚痛医脚"。因为亚健康状态本身就是一种整体功能失调的表现，所以中医治疗有独到之处。中医理论认为，健康的状态就是"阴平阳秘，精神乃治"，早在《内经》中就有"不治已病治未病"的论述，因此调整阴阳平衡为让人摆脱亚健康状态的总体大法。从健康到亚健康再到疾病是个连续的渐进的过程，亚健康状态的预防包括两层含义：从亚健康到健康的扭转和从亚健康到疾病的预防。在这方面，中医强调"治未病"的思想，正如《素问·四气调神大论》所说："是故圣人不治已病治未病，不治已乱治未乱，此之谓也。夫病已成而后药之，乱已成而后治之，譬犹渴而穿井、斗而铸锥，不亦晚乎？"其次中医认为健康的生活、行为、工作方式是提高生命质量，预防"亚健康"和疾病的根本方法。其主张的饮食有节、起居有常、调畅情志、劳逸适度等养生之术即是对其高度的概括。如《素问·上古天真论》云："虚邪贼风，避之有时；恬淡虚无，真气从之；精神内守，病安从来？"告知人们养生之道应注意生活起居，保持良好的生活态度，则可预防疾病、保健身体。

总之，社会需求是任何学科和产业发展的第一推动力，因此，近几年来亚健康研究机构和相关服务机构应运而生，蓬勃发展。但由于亚健康学科总体发展水平还处于起步阶段，所以目前的客观现状是亚健康服务水平整体低下，亚健康服务手段普遍粗糙，亚健康服务管理总体混乱，亚健康专业人才严重匮乏。尤其是亚健康专业人才的数量匮乏和质量低下，已成为制约亚健康事业发展的瓶颈。而这些问题的存在，其根源皆在于没有科学地构建出亚健康学科体系。笔者认为，科学的学科体系是一个学科发展的一切前提。而亚健康学科体系的构建，是一个全新的课题，没有任何经验可以借鉴。因此，突出中医特色，科学构建亚健康学科体系是对亚健康事业与研究的一种开拓性探索。

亚健康学概述

亚健康学的概念

亚健康状态是一种人体生命活力和功能的异常状态，不仅表现在生理功能或代谢功能的异常，也包含了心理状态的不适应和社会适应能力的异常，其最大的特点就是尚无确切的病变的客观指征，但却有明显的临床症状。这种处于健康和疾病之间的状态，自 20 世纪 80 年代被前苏联学者称为"第三状态"这个新概念以来，得到国内越来越多学者的认同与重视，并将其称之为"亚健康状态"。临床上常出现以疲乏无力、精力不够、肌肉关节酸痛、心悸胸闷、头晕头痛、记忆力下降、学习困难、睡眠异常、情绪低落、烦躁不安、人际关系紧张、社会交往困难等种种躯体或心理不适为主诉来就诊的人群，通过运用现代的仪器或方法检测却未发现阳性指标，或者虽有部分指标的改变，但尚未达到西医学疾病的诊断标准。亚健康是指人在身体、心理和社会适应能力方面出现各种不健康的问题，有可能向疾病发展的一种过渡状态，主要表现在三个方面，即身体亚健康、心理亚健康和社会适应能力亚健康。

亚健康是一个新概念，"亚健康"不等于"未病"，其是随着医学模式与健康概念的转变而产生的，而"未病"的概念是与"已病"的概念相对而言，即非已具有明显症状或体征的疾病，亦非无病，而是指机体的阴阳气血、脏腑功能失调所导致的疾病前态或征兆。因此未病学主要讨论的是疾病的潜伏期、前驱期及疾病的转变或转归期等的机体变化。其宗旨可概括为"未病先防、既病防变"，从这一点上看可以说中医"未病"的内涵应当是包括了亚健康状态在内的所有机体阴阳失调但尚未至病的状态。

总体上讲，亚健康学是运用中医学及现代医学与其他学科的理论知识与技能研究亚健康领域的理论知识、人群状态表现、保健预防及干预技术的一门以自然科学属性为主，涉及心理学、社会学、哲学、人文科学等多个领域的综合学科。

亚健康学的研究对象

处于亚健康状态的人群。

亚健康学的研究思路

亚健康状态不仅仅是一个医学问题，它还涉及了心理学、社会学、哲学、人文科学等多个知识领域。因此，在亚健康诊疗中突出中医特色的同时，必须采取综合、开放的态度，把社会医学、医学心理学、行为科学、医学伦理学、预防医学、营养学、现代检测技术等一切有利于亚健康研究的知识融入进来，以拓宽对亚健康的诊断方法、技术、干预原则、干预种类、干预途径等应用，以有利于亚健康状态的早期诊断、早期干预。另外，建立健康的生活方式和行为习惯，也是防治亚健康状态的关键所在之一；开展全民健康教育活动，更新健康理念，挑战不良生活行为，也是突破亚健康、实现真健康的重要举措。目前大力倡导"健康四大基石"，即做到平衡心理、合理膳食、适量运动、戒烟限酒，主要还是从健康生活方式做起，发现存在的主要卫生问题和健康危险因素，及早采取预防措施干预亚健康状态。

亚健康学的归类

亚健康学不仅仅是一个医学问题，它是以自然科学属性为主，兼有人文科学特性和自然科学属性的交叉产物。涉及心理学、社会学、哲学、人文科学等多个领域的一门综合学科。

亚健康学科特点

突出中医特色

亚健康者大多以个人感受为主，处在亚健康状态的人体检无阳性体征，各种实验室检查多为阴性，在诊断上有一定难度，而中医学对人体的认识论、方法论区别于现代医学的最显著特点，就是注重研究人体的功能反映状态。现代医学所着眼的重点是治"病"，而中医所着眼的重点却是不同的个体生理特征（体质）与病理反应状态（证型）。中医既重视疾病的共性，也重视人的个体差异，既治"病"，更治处于自然和社会中的"人"。它通过望闻问切对就诊者所有的有异于健康状态的外在反应和表现如症状、体征、舌苔、脉象等进行归纳、分析，运用自己独特的理论体系判断"阴阳、气血、脏腑所偏"，并应用相应的治疗手段和药物进行纠偏以使其回归"阴平阳秘，脏腑气血调和"的健康状态。尤其治疗方法的多样化，更能灵活体现对亚健康状态的综合治疗理念：亚健康状态的临床表现形形色色，复杂多变，也因社会环境、文化差异、家庭背景、教育、年龄、性别等不同因素而有所不同。对于亚健康状态的调治，中医学针对不同情况有着极其丰富的调治方法，面对亚健康状态预防及治疗上的广谱需求可谓游刃有余。中医学在长期的临床实践中，总结了调摄情志、适度劳逸、合理饮食、谨慎起居等养生调摄之术，形成了食疗、针灸、推拿、气功、导引、心理、音乐、内服与外用药物治疗等多种调治方法，正所谓"杂合以治，各得其所宜"（《素问·异法方宜论》）。对于心理情感、生活交往异常者，则可以"告之以其败，语之以其善，导之以其所便，开之以其所苦，虽无道之人，恶有不听者乎"（《灵枢·师传》）。对于不同的躯体症状可以"补其不足，损其有余"（《灵枢·邪客》），采用食疗、针灸、推拿、药物干预等方法使其所"偏"归于"平"、归于"和"。因此，在亚健康学科体系建设中中医特色必须突出。

突出"三结合"

首先，基础与临床相结合。在亚健康学科建设中，我们应以突出中医特色为基石，撷取中西医之长，注重基础与临床相结合，系统地阐述亚健康的病因病理、临床表现、诊断方法，干预方法等，力求内容全面充实，叙述严谨准确，力争反映最新理论和最有效的干预方法，使之具有较强的科学性和实用性；其次，理论与技能相结合。理论一般是概括的、抽象的，甚至是难以理解的。所以亚健康学科建设时，必须结合实际技能对抽象的理论加以说明，则可达到深入浅出的效果；第三，传统与现代相结合。中医不能厚古薄今，现代医学也不能厚今薄古，要相互渗透，相互借鉴，取其所长，补己之短。科学方法与技术无国界之分，亚健康学科体系建设中也不应强圉于中医与现代医学之别。

亚健康学科建设具体结构

本学科建设所涉内容应适用于亚健康人群、普通读者与一般医务工作者。具体结构涵盖以下十门类：

《亚健康学基础》：为亚健康学科体系的主干内容之一。系统介绍健康与亚健康的概念、亚健康概念的形成和发展、亚健康的范畴、亚健康的流行病学调查、未病学与亚健康、亚健康的中医辨证、中医保健养生的基本知识、亚健康的检测与评估、健康管理与亚健康、亚健康的综合干预、亚健康的研究展望等亚健康相关基础理论。

《亚健康临床指南》：为亚健康学科体系的主干内容之一。针对亚健康人群常见症状、各种证候群和某些疾病倾向，介绍相对完善的干预方案，包括中药调理、饮食调理、针灸调理、推拿按摩、运动调理、心理调理、音乐调理等。

《亚健康诊疗技能》：为亚健康学科体系的主干内容之一。介绍临床实用的亚健康诊疗技能，如各种中医常见诊断方法、常用心理咨询的一般理论与方法技巧、各种检测仪器与干预设备、针灸、火罐、水疗、推拿按摩、刮痧、整脊疗法、气功等。

《亚健康中医基础理论》：为亚健康学科体系的辅修内容之一。系统介绍中医的阴阳学说、五行学说、气血津液学说、脏象学说、病因病机学说、体质学说、经络学说、治则与治法、预防和养生学说、诊法辨证等中医基础理论。

《亚健康方药学》：为亚健康学科体系的辅修内容之一。着重介绍与亚健康干预关系密切的常用中药和常用方剂的功效、主治、适应证及注意事项等。

《亚健康药膳与食疗》：为亚健康学科体系的辅修内容之一。以《中医药膳学》为基础，重点介绍常见亚健康状态人群宜用的药膳或食疗方法及禁忌事项。

《保健品与亚健康》：为亚健康学科体系的辅修内容之一。介绍亚健康保健品的研发思路及目前市场常用的与亚健康相关的保健品。

《足疗与亚健康》：为亚健康学科体系的辅修内容之一。着重介绍亚健康足疗的基本概念、机理、穴位、操作手法及适应的亚健康状况。

《亚健康产品营销》：为亚健康学科体系的辅修内容之一。介绍一般的营销学原理、方法与语言沟通技巧，在此基础上详细介绍亚健康产品营销技巧。

《亚健康管理》：为亚健康学科体系的辅修内容之一。包括国家的政策法规，亚健康服务机构的行政管理，亚健康服务的健康档案管理等。

总之，突出中医特色，科学构建亚健康学科体系有利于亚健康事业的又快又好发展，将对亚健康研究起到核心推动力作用。没有科学的学科体系作基础、作灵魂，其他培训与机构建设等不可能持续健康发展。

（文章来源：何清湖，樊新荣，刘朝圣．突出中医特色，科学构建亚健康学科体系．中华中医药学会亚健康分会换届选举暨"'治未病'及亚健康防治论坛"论文集，2008年）

三　应时代之需创立中医亚健康学

观点采撷

• 中医亚健康学就是运用中医学理论知识与技能来研究亚健康领域的理论知识、人群状态表现、发生及发展规律、保健预防及干预技术的一门以自然科学属性为主，涉及心理学、社会学、哲学、人文科学等多个领域的综合学科。

• 针对亚健康状态本身作为一种整体功能失调的表现，中医有其独到之处和较为领先的优势。因此，中医学在应对我国亚健康诊治的社会需求上是当仁不让的重要学科。

• 中医亚健康学科体系的构建与研究涉及多学科知识，从理论研究上升到临床实践更是一条蜀道坎途，需要从人才、行业标准的制定和规范、教育、健康服务产业化等方面进行大量深入的工作。

• 建议从政策上引导、督促中医亚健康学的发展进步，大胆开发中医亚健康领域所涉及的各个学科方向，为进一步完善健康服务业、完善疾病预防体系提供强助力。

2013年10月，国务院印发《关于促进健康服务业发展的若干意见》，针对如何促进健康服务业发展提出诸如全面发展中医药医疗保健任务、支持发展多样化健康服务、培育健康服务业相关支撑产业、健全人力资源保障机制等意见，标志着我国健康事业即将迎来发展完善的新机遇，同时也面临一系列挑战。在此，笔者从中医亚健康学的产生、体系的构建、人才的培养等方面谈谈中医亚健康学的创立对解决健康难题、满足社会需求、完善学术发展的重要意义。

亚健康的渊源与内涵

目前，"亚健康"一词对于广大群众来说并不陌生。但到底什么是亚健康，它的准确内涵是什么？作为一种人体生命活力和功能的异常状态，亚健康不仅表现为生理、代谢功能异常，也包含了心理状态和社会适应能力的异常，而其重要特点是目前病变诊断指征尚不明显、确切，但却有较为明显的临床症状；这种介于健康与疾病之间的状态，在 20 世纪 80 年代被前苏联学者率先以"第三状态"冠名，随后得到国内外越来越多学者的认同与重视，并称之为"亚健康状态"。主要表现在三个方面，即身体亚健康、心理亚健康和社会适应能力亚健康。

那么，为什么亚健康的内涵意义目前在健康领域得到了专家学者的普遍重视呢？随着社会的发展，诸如环境污染，生态平衡失调，医源性、药源性疾病激增，人口老龄化，疾病谱改变等一系列威胁人类生态的问题日益凸显，形势紧迫。在如此恶劣的情形下，美国罗彻斯特大学医学院精神病学和内科教授恩格尔（O. L. Engel）在 1977 年《科学》杂志上发表了题为《需要新的医学模式：对生物医学的挑战》的文章，批评了现代医学即生物医学模式的局限性，指出这个模式已经获得教条的地位，不能解释并解决所有的医学问题。为此，他提出了一个新的医学模式，即生物—心理—社会医学模式，促使西医学从传统的"治疗型模式"转变为"预防、保健、群体和主动参与模式"。另外，世界卫生组织（WHO）对健康提出了全面而明确的定义："健康不仅是没有疾病和虚弱，而且是身体上、心理上和社会适应能力上三方面的完美状态。"从而使对健康的评价不仅基于医学和生物学的范畴，而且扩大到心理和社会学的领域。

由此可见，一个人只有在身体和心理上保持健康的状态，并具有良好的社会适应能力，才算得上是真正的健康。随着人们对于健康观念的进一步更新，"亚健康"已经成为维护健康、延年益寿不得不重视并加以干预的病态范畴。

中医亚健康学的提出

针对健康领域中不可忽视的"亚健康"问题，我们在把握其本质的基础上，从中医学角度出发展开了一系列前期工作，并最终完成了"中医亚健康学"的初步建立。

"中医亚健康学"具有丰富的学科含义：中医学的本身理念除整体观念、辨证论治以外，还十分重视"未病先防"；而亚健康作为一个新概念，尽管并不等同于中医的"未病"，但"未病"的概念是与"已病"的疾病状态相对而言的，即非已具有明显病理指征的疾病，也并非无病，而是指机体的阴阳气血、脏腑功能失调所导致的疾病前态或征兆。因为中医的"未病先防"主要讨论的是疾病的潜伏期、前驱期及疾病的转变或转归期等的机体变化，其宗旨可概括为"未病先防，既病防变"，从这一点上看可以说中医"未病"的内涵应当是包括了亚健康状态在内的所有机体阴阳失调但尚未患病的状态。因此，从中医学"未病先防"的理论体系中探寻亚健康的干预手段，是优势明显、潜能无限的。

总而言之，中医亚健康学就是运用中医学理论知识与技能来研究亚健康领域的理论知识、人群状态表现、发生及发展规律、保健预防及干预技术的一门以自然科学属性为主，涉及心理学、社会学、哲学、人文科学等多个领域的综合学科。

创立中医亚健康学的意义

早在 2009 年，我们就开始意识到"亚健康"领域蕴含着巨大的健康服务业潜能，并开始着手进行中医亚健康学科的创立。中医亚健康学的创立不仅仅具有解决健康难题的意义，还对于满足社会需求、完善学术发展有着重要意义。

社会需求是任何学科和产业发展的第一推动力，而据中国国际亚健康学术成果研讨会公布的数据：我国人口 15％属于健康，15％属于非健康，70％属于亚健康，亚健康人数超过 9 亿，而这其中又以青壮年居多；中国保健科技学会国际传统医药保健研究会对全国 16 个省、直辖市辖区内各百万人口以上的城市调查发现，平均亚健康率是 64％。其中北京是 75.31％，上海是 73.49％，广东是 73.41％，经济发达地区的亚健康率明显高于其他地区。数据显示中国已然成为一个亚健康大国，如若不能找到有效方法，相信这些数据还会成倍增长。因此，中国社会现阶段对于亚健康的诊治有着巨大的需求力。

面对亚健康状态，作为西医的一般的建议都是以改善生活或工作环境为主，如合理膳食、均衡营养以达到缓解症状的目的，但是需要的时间比较长，且依赖个人的自律；中医的特色则在于可以不依赖西方医学的检测，依据症状便可进行调整。且中医理念重视整体观念、辨证论治，随着被治疗者的年龄、性别、症状等的不同，调理和干预的方法也各不相同，正是因为中医强调把人当做一个整体，而不是"头痛医头，脚痛医脚"，针对亚健康状态本身作为一种整体功能失调的表现，中医就有了其独到之处和较为领先的优势，也因此，中医学在应对我国亚健康诊治的社会需求上是当仁不让的重要学科。

近年来亚健康研究机构和相关服务机构应运而生，蓬勃发展。但由于亚健康学科总体发展水平还处于起步阶段，目前的客观现状是亚健康服务水平整体低下，服务手段缺乏规范，服务管理总体混乱，专业人才严重匮乏，尤其是亚健康专业人才的数量匮乏和质量低下已成为制约亚健康事业发展的瓶颈。因此突出中医特色，科学构建亚健康学科体系，加强亚健康专业人才的培养，对于促进亚健康领域研究、完善医学领域拓展、扩大健康产业发展有着重要意义。

中医亚健康学的构建过程

在中医亚健康学内涵的探讨研究的过程中，我们逐步探索中医亚健康学的知识结构组成、学科体系构建，并确立了"以亚健康为研究对象，以中医学为主体，实现心理学、社会学、哲学、人文科学等多学科交叉"为核心的学科构建设想。

我们团队通过申请并得到国家中医药管理局的专题立项后，在中和亚健康服务中心和中国中医药出版社的支持下，以中华中医药学会亚健康分会、湖南中医药大学为主，组织了百余名专家、学者致力于亚健康学学科体系构建的研究，并着手编纂亚健康专业系列教材，以便于亚健康人才的培养。

首批亚健康专业系列教材有《亚健康学基础》《亚健康临床指南》《亚健康诊疗技能》《亚健康中医基础理论》《亚健康方药学》《亚健康药膳与食疗》《保健品与亚健康》《足疗与亚健康》《亚健康产品营销》《亚健康管理》共10

本，已于 2009 年底出版，该套教材围绕亚健康的中心主题，以中医学为主要理论基础，结合现代亚健康检测技术和干预手段设置课程，以构筑亚健康师所必备的基础知识与能力为主要目的，重在提升亚健康师的服务水平，侧重培训教材的基础性、实用性和全面性。

在随后的 2 年时间里，通过学科交叉研究、知识体系扩充，在原来研究的基础上，我们团队完成了《亚健康中医体质辨识与调理》《亚健康经络调理》《亚健康音乐调理基础》《少儿亚健康推拿调理》等 7 本书的编著，完成了中医亚健康学学科体系的初步构建，且构建实现过程完全契合学科建设的初步设想，为中医亚健康学的进一步深入研究和推广普及打下了较为坚实的学术基础。

在教材充备、知识体系成型的基础上，2012 年湖南中医药大学获得了全国首个中医亚健康学的硕士、博士授予点并面向全国招生，还在本科教育阶段开设了相关选修课程，使中医药大学各个专业的学生都能够有机会学习和研究这门健康领域的新学科。

虽然目前在学科体系的建立上初步取得了一些成绩，但中医亚健康学的研究任重道远，从理论研究上升到临床实践更是一条蜀道坎途，同时如何进一步实现学科的落地，通过产业化实现学术成果服务社会的最大化都是值得我们殚精竭虑、百倍付出。

展望中医亚健康学发展

中医亚健康学尽管已经进行了历时 4 年之久的研究，但依然是一门新兴学科。中医亚健康学要发展要完善，人才和产业发展是重要保证。新兴学科面临的首要问题就是人才培养，中医亚健康学内涵丰富、涉及学科较多，怎样培养相对系统全面的中医亚健康学人才对学科进行统筹、规划是目前学科教育工作的重点、难点。

行业标准的制定和规范也在组织专家团队研究探讨之中，对于与人类健康问题息息相关的学科来说，规准问题不能马虎，目前业内有关的标准尚未统一，其确立也要求我们接下来将要进行大量的更为深入的科研工作。

在教育工作中，我们将加大中医亚健康学在业内的普及推广工作，鼓励各个专业的中医学子通过选修乃至主修来了解并运用它，以实现中医学另一重要特色的突出体现。

在中医亚健康学的健康服务产业化道路上我们才刚刚起步，但随着研究的深入，相信不断产出的科研成果会吸引越来越多有识之士参与产业化。希望政府在健康服务业发展的过程中，能够从政策上引导、督促中医亚健康学的发展进步，大胆开发中医亚健康领域所涉及的各个学科方向，为进一步完善健康服务业、完善疾病预防体系提供强助力。

由于中医亚健康学科体系的构建与研究是一项全新而且涉及多学科知识的艰难工作，加上目前团队的水平与知识所限，时间尚短，其中定有不尽如人意之处，但任何事情均有从无到有，从不成熟、不完善到逐渐成熟和完善的过程，学科的发展本就应当建立在后人否定前人错误的基础之上，希望能有业内外更多的专家、学者参与到中医亚健康学的探讨研究中来，最终促成中医亚健康服务业的成熟壮大。

（文章来源：何清湖，孙相如．应时代之需创立中医亚健康学．中国中医药报，2014 年 3 月 19 日第 3 版）

四　从中医文化角度谈中医亚健康学的学科优势

观点采撷

- 中医文化在亚健康领域的理论优势体现在中医独特的"整体观念""辨证论治"和"治未病"的思想。

- 在提倡回归大自然、倡导自然疗法、天然药物的时代，多样化的中医治法在亚健康的干预和预防方面有着无可比拟的优势。

- 中医文化核心价值重视仁心仁术、以人为本，不仅是对疾病的关注，更强调对健康的关注、对生命的尊重，其理论及实践方法在亚健康领域均具有西医无法比拟的优势。

纵观亘古绵长的中华五千年历史文明，随着岁月的变迁，深厚的中国传统文化不断积淀，成为中华文明的重要标志之一。中医文化是中国传统文化的一个重要组成部分。随着疾病谱的变化、医学模式的转变、人们生活方式和健康观念的提升，"亚健康"作为一个新的医学概念被提出，并成为目前医学领域研究的热点之一。具有深厚文化底蕴的中医学在亚健康领域体现了西医学无法比拟的优势，因此中医亚健康学的产生是医学发展的必然，体现了中医学的特点。

亚健康略谈

亚健康的产生背景

随着中国国民经济的不断发展，中国人的物质生活和精神生活得到了极大提高，生活方式也发生了很大变化。在饮食结构上，肥甘厚味的饮食导致肥胖症、糖尿病等疾病的发病率逐年上升。加之过量饮酒、吸烟等不良生活习惯，使人们的健康受到严重威胁。此外，来自于社会、家庭、工作、学习等各方面的压力也是危害健康的重要因素之一。

根据卫计委发布的《中国卫生统计年鉴》数据可发现，我国的疾病谱已由原来的以传染性和感染性疾病为主转变为以慢性非传染性疾病为主，尤其是恶性肿瘤和心脑血管疾病、内分泌、营养和代谢疾病的患病率和死亡率呈快速上升趋势。而这些慢性非传染性疾病多与人们的不良生活方式有关，且大多是可以预防的。

此外，人们完全突破了原来对疾病的思维模式，医学模式也发生了转变，从原来的"生物医学模式"转变为"生物—心理—社会—生态医学模式"，使得西医学从传统的"治疗型模式"转变为"预防、保健、群体和主动参与模式"；此外，世界卫生组织对健康也提出了全面而明确的定义："健康不仅是没有疾病和虚弱，而且是身体上、心理上和社会适应能力上三个方面的完美状态。"由此可见，一个人只有保持身心健康，且具有良好的社会适应能力才能算是真正的健康。

亚健康的概念

亚健康是指人体处于健康和疾病之间的一种状态。处于亚健康状态者不能达到健康的标准，表现为一定时间内的活力降低、功能和适应能力减退的症状，但不符合现代医学有关疾病的临床或亚临床诊断标准。

随着医学水平的不断提高，更多新的未知医学领域被人们所认识，健康与疾病的概念在不断更新，健康与疾病的概念所涵盖的范围也不断在扩大。亚健康状态是介于两者之间的中间状态，其上游部分与健康状态重叠，其下游部分又与疾病相重叠，在重叠部分可能与健康或疾病状态模糊而难以区分。由"健康"状态和"疾病"状态的范围模糊性导致了"亚健康"概念所包含范围的不确定性。因此，我们从逻辑学角度出发，通过界定健康与疾病的"两端状态"来清晰化"中间状态"的亚健康概念。

亚健康的内涵与研究外延

亚健康的内涵十分丰富，概括而言主要包括以下几个方面：第一，亚健康是健康与疾病之间的动态过渡过程。其具有双向转化性，向疾病方向转化是亚健康的自然转化过程，而向健康方向转化则需要及早诊断并采取主动的防范措施。第二，亚健康是身心处于疾病与健康之间的一种低质状态，具体表现为某些临床检测指标的临界状态。第三，亚健康无临床症状或症状感觉轻微，但已有潜在病理信息，如微生态失衡状态。第四，虽未患病但已有不同程度的各种患病危险因素，具有发生某种疾病的高危倾向，是疾病的病前状态。

亚健康所研究的外延广泛，涉及多个领域，如哲学经济学法学教育学文学历史学农学管理学等。亚健康研究的范围有多大，亚健康涵盖的范围就有多大；疾病谱所涉及的领域有多宽，亚健康谱所涉及的范围就有多宽。

中国亚健康的流行病学现状

2002 年中国国际亚健康学术成果研讨会指出，我国有 7 亿人处于亚健康，占总人口的 70%，15% 的人处于疾病状态，只有 15% 的人处于健康状态。机关公务员高校及科研院所知识分子、企业干部、沿海及经济发达地区高强度劳力者中 50%～80% 甚至更高比例处于亚健康。最近 5 年，中国科学院所属的 7 个研究所和北京大学的专家共 134 人逝世，平均年龄仅为 58 岁，较全国人均寿命低 13 岁。

亚健康目前已被医学界认为是与艾滋病并列的 21 世纪人类健康大敌，成为危害现代人类的头号隐形杀手。

中医文化略谈

中医文化的核心价值体系

中医文化的核心价值主要体现为以人为本、医乃仁术、天人合一、调和致中、大医精诚等理念，简而言之可以用"仁""和""精""诚"4 个字来概括。

医生应具备仁慈之心，崇尚"生命至重，惟人最尊"的道德信念，尊重生命，以人为本，人道为先，提倡医乃仁术济世为本的仁爱思想。如唐·孙思邈的《大医精诚》中所言："凡大医治病，必当安神定志，无欲无求，先发大慈恻隐之心，誓愿普救含灵之苦。"在中医文化中，医生要做到心和，守中守正，为人平易，心和则形和，形和则气和，则可长生久视；退则修己，心态平和，情志宣和，举止柔和，言语谦和；不可偏执激进，固执己见，拒听谏言，不问是非。如汉·张仲景在《伤寒杂病论》中批评医生"心不和"，"怪当今居世之士，曾不留神医药，精究方术，上以疗君亲之疾，下以救贫贱之厄，中以保身长全，以养其生。但竞逐荣势，企踵权豪，孜孜汲汲，惟名利是务，崇饰其末，忽弃其本，华其外而悴其内。"

此外，在成语中诸如"防微杜渐""见微知著""仁心仁术"等均体现了中医文化的核心价值体系。

中医文化的思维方式

中医文化的思维方式概括起来，主要包括 6 个方面，即整体性思维、辩证思维、象数思维、平衡思维、"和"文化思维和思外揣内思维。

整体性思维是在中国古代朴素唯物主义和辩证法影响下形成的中医学独特的思维方法，即认为事物是一个整体，事物内部的各个部分也是相互联系而不可分割的；事物与事物之间也有一定的联系，整个宇宙就是一个大整体。在中医学中，整体性思维主要是关于人体内部及人体与外界环境社会相互关系的认识。

所谓辩证思维是以相互联系、相互制约，从矛盾的运动、变化和发展的观点去观察问题，把客观事物及其在人脑中反映的概念，都看成是相互联系、相互制约，是运动、变化和发展着的。中医学中蕴含着的辩证思维以相互联系、相互制约的观点去观察生命运动，揭示人体生理活动、病理变化过程中矛盾的运动、变化和发展，指导着医生诊断疾病和治疗疾病的思维方式去征服疾病。从古至今，辩证思维使中医学为中华民族的繁衍和健康做出了巨大贡献。

象数思维指运用带有直观、形象、感性的图像、符号、数字等象数工具来揭示认知世界的本质规律，通过类比、象征等手段把握认知世界的联系，从而构建宇宙统一模式的思维方式。象数思维对中国古代自然科学、生命科学，尤其是对中医学产生了极为深刻的影响，无论是临床实践还是理论探讨，中医学均离不开"象数"思维。可以说，象数思维涵盖并体现了中医学整体、中和、变易、直觉、虚静、顺势、功用等思维特点，是中医学思维方法的核心。

平衡是事物发展的普遍现象，是自然界万物保持生存和健康发展的客观规律，是一个相对概念。在中医文化中，平衡是人体生命健康的标志，健康之法本于平衡而受于平衡。中医学认为，健康的实质就是阴阳平衡。如《素问·生气通天论》曰："阴平阳秘，精神乃治；阴阳离决，精气乃绝。"阴阳平衡具体表现为以五脏为中心的各个系统包括脏腑、经络、气血津液等功能的协调与平衡。保持阴阳平衡，人体就会处于健康状态；反之，平衡失调则会发生病理变化，就会导致疾病。

"和"是中国传统文化的灵魂。在以"和"为贵的传统文化思想指导下，以中国古代哲学作为学科构建基础的中医学围绕"和"与"不和"形成了独特的医学概念。即中医的生理观为"和"，病理观为"不和"，诊断观为"察其不和"，治疗观为"调其不和"，养生观则是"顺应自然，因人而异；动态平衡，维持和谐"。

司外揣内是指通过观察事物外在表象，以揣测分析其内在状况和变化的一种思维方法。"有诸内必形诸外"，内在的变化，可通过某种方式在外部表现出来，通过观察表象可一定程度认识内在的变化机理。《灵枢·本脏》曰："视其外应，以知其内脏，则知所病矣。"说明脏腑与体表是内外相应，观察外部的表现可测知内脏的变化，从而了解疾病发生的部位、性质，认清内在的病理性质，便可解释显现于外的证候。

中医文化在亚健康领域的优势

理论优势

中医文化的理论优势体现在中医独特的"整体观念""辨证论治"和"治未病"的思想。

整体观念，是中医学关于人体自身完整性及人与自然、社会环境统一性的认识，其主要体现于人体自身的整体性和人与自然、社会环境的统一性三个方面，即为"天人合一""形神合一"和"藏象合一"。

辨证论治是运用中医学理论辨析有关疾病的资料以确立证候，论证其治则治法方药并付诸实施的思维和实践过程，是中医学认识疾病和处理疾病的基本原则。由于中医辨证是通过望闻问切、四诊合参，收集病人的各种临床资料进行分析的，对于亚健康人群来说，其身心不适的主观感受皆可作为辨证依据而并非局限于各种临床物理、生化检查结果，因此针对亚健康的个体皆可进行中医辨证，在此基础上再进行中医药干预则更具有针对性和有效性。此外，中医辨证论治的对象是患病之人，而非人之病痛，更注重以人为本、三因制宜，为亚健康人群提供个性化的诊疗方案。

"治未病"是中医学的一大特色和优势，是中医学理论体系中最具影响的理论之一，根植于中国传统文化的"肥沃土壤"。"治未病"概念的提出，首见于《黄帝内经》，经过历代医家的不断发展和完善，其思想已发展成熟并形成了未病学的理论体系。"未病"的概念分为 4 种状态，即健康未病态、潜病未病态、欲病未病态、传变未病态。"治未病"的内涵包括：未病养生，防病于先；欲病救萌，防微杜渐；已病早治，防其传变；瘥后调摄，防其复发。而亚健康的概念则相当于"未病"中的潜病未病态和欲病未病态范畴，因此对亚健康的干预有着重要的指导意义。

近年来，根植于中医传统文化的中医学在预防保健领域的核心思想受到了越来越多的重视。2009 年在第二届"治未病"高峰论坛上，时任卫生部副部长、国家中医药管理局局长王国强指出："中医药的整体观、辨证论治、治未病等核心理念，顺应了当今健康观念的深刻变化和医学模式的深刻变革，顺应了 21 世纪医学发展的新趋势和世界医药市场的新需求，其精髓如能得以进一步诠释和光大，将有望对新世纪的医学模式的转变以及医疗政策、医药工业甚至整个经济领域的改革和创新带来深远的影响。在党中央、国务院的决策领导下，'治未病'将开启中医药的新时代。"由此可见，中央政府在中医干预亚健康方面给予了极大的支持，这也是中医亚健康学学科发展的良好契机。

治法优势

中医学在长期的临床实践中，总结了调摄情志、适度劳逸、合理饮食、谨慎起居等养生调摄之术，形成了内外药物治疗、药膳食疗、针灸、推拿、刮痧、拔罐、整脊、传统体育疗法、五行音乐疗法、情志疗法、足浴疗法等多种调制方法。针对亚健康的躯体症状可遵循"补其不足，损其有余"的原则，而针对情志失调则可"告之以其败，语之以其所便，开之以其所苦，虽无道之人，恶有不听者乎"，采用多种干预方法综合干预，使之达到"阴平阳秘"的状态。总之，中医学治疗方法的多样化，在亚健康的干预和预防方面有着无可比拟的优势。

此外，如今在人们提倡回归大自然、倡导自然疗法、天然药物的时代，中医在干预亚健康方面更加显示出独特的优势。中药材多为纯天然植物、动物及矿物，大部分无毒副作用，不仅可以直接用于内外药物治疗，还可以将药食同用的中药材加入到日常饮食中，通过具有特定调摄功能的药膳调理达到调治亚健康的目的。除中药外，针灸、推拿、刮痧、拔罐、整脊、传统体育疗法、五行音乐疗法、情志疗法、足浴疗法等都是趋于自然的调理方法，其具有创伤小、安全性高、费用低廉、副作用小的特点，是亚健康干预的最佳选择。

西医的局限

西方医学在漫长的历史中经历了医学模式的不断更替。从古罗马、古希腊的神学医学模式开始，到"西方医学之父"希波克拉底及亚里士多德时期转变为自然哲学医学模式。欧洲文艺复兴之后，西方医学进入僧侣医学模式，随着维萨里斯创立了现代解剖学，标志着西方医学机械医学模式的开始。随着16世纪末显微镜发明并发现了生物细胞的存在，及英国生理学家哈维提出血液循环理论，标志着西方医学进入生物医学模式。如今疾病谱的变化及病因的复杂程度已经无法用纯生物医学模式的理论来解决，因此产生了"生物—心理—社会"医学模式。

由西医学医学模式的转变历程不难发现，西医对于人体和疾病的认识从器官水平到细胞水平、再到分子水平，如今再到基因水平，研究逐步微观化。西医学以疾病为研究对象，以"还原论"为指导思想，一步步微观化而忽略了"以人为本"的原则。只见树木不见森林，忽视了对生命整体的关注，忽视了作为具有社会属性的人及其自然环境及社会环境对疾病的影响。因此，西医把人体的状态绝对分为疾病和健康两种状态，而亚健康是介于健康和疾病之间的"中间状态"，一般不属于其研究范围。

中医文化核心价值重视仁心仁术、以人为本，不仅是对疾病的关注，更强调对健康的关注、对生命的尊重。中医学理论及实践方法在亚健康领域均具有西医无法比拟的优势。因此，中医学迅速与亚健康学科相互融合渗透，形成了新的学科——中医亚健康学，充分体现了中医学的特点。这是中医学发展的新方向，也是中医学在当今时代背景下发展的必然。

（文章来源：张冀东，何清湖，孙桂香. 从中医文化角度谈中医亚健康学的学科优势. 中国中医基础杂志，2014 年 8 月第 20 卷第 8 期）

五   中医亚健康学学科建设在大数据时代的思考

> **观点采撷**
>
> • 亚健康学与中医学的相互渗透和融合形成了中医亚健康学的新学科，这既是医学不断发展的必然，也是当代中医发展的新方向。
>
> • 中医亚健康学是中医学与亚健康学科交叉的新学科，而数据挖掘技术也是较年轻的研究领域，将两者结合来促进中医亚健康学的发展是值得思考的新方向。
>
> • 流行病学调查缺乏多中心、大样本的数据，且流调数据缺乏统一标准，成为数据挖掘技术应用于中医亚健康学领域最大的制约因素。
>
> • 通过进行多中心、大样本的流行病学调查以及对以往相关文献数据进行筛选和提取，在此基础上进行数据挖掘，尽快制定科学合理的中医亚健康学相关标准是将来工作中亟待解决的重要问题。

近年来，运用新科技促进中医药现代化已成为中医药的发展趋势。从 20 世纪 80 年代至今已有一批中医药数据库较好地解决了中医药信息资源索取的困难，为中医药事业的发展起到了一定的推进作用。中医亚健康学是近年来中医学与亚健康学科交叉产生的新学科，中医亚健康学的学科建设在大数据时代背景下，通过审视数据挖掘技术在中医药领域的巨大推动作用，来思考其借鉴意义，明确中医亚健康学的发展在目前所面临的机遇与挑战。

中医亚健康学的发展现状

目前亚健康服务水平整体较低，亚健康服务手段缺乏规范，亚健康服务管理较为混乱，亚健康专业人才严重匮乏，尤其是亚健康专业人才的数量匮乏和质量低下已成为制约亚健康事业发展的瓶颈。

在此背景下，湖南中医药大学何清湖教授首先提出了中医亚健康学的学科构建思想。突出中医特色，科学构建亚健康学科体系，加强亚健康专业人才的培养，是促进亚健康事业发展的重要工作之一。亚健康学与中医学的相互渗透和融合形成了中医亚健康学的新学科，这既是医学不断发展的必然，也是当代中医发展的新方向。

国家中医药管理局对中医亚健康学学科的构建给予了极大的支持并予以专题立项。在中和亚健康服务中心和中国中医药出版社的支持下，以中华中医药学会亚健康分会和湖南中医药大学为主，百余名专家、学者致力于中医亚健康学学科体系的构建，并着手编纂中医亚健康专业系列教材，以便于亚健康学科人才的培养，使中医亚健康学得到了较快的发展。

在中医"治未病"理念指导下，2006年中华中医药学会发布了《亚健康中医临床指南》，确定了亚健康的术语及定义、范畴、常见临床表现、分类与中医辨证、亚健康的判定及亚健康的中医干预原则。同时在众多专家学者及相关专业人员的共同努力下，《中医养生保健技术操作规范》由中华中医药学会作为行业标准发布，从而为中医亚健康专业从业人员及相关机构提供了相关的标准。同时中华中医药学会亚健康分会制定和发布了《亚健康专业调理机构服务水平星级评审标准（试行）》，同期确定了《亚健康专业调剂机构服务水平星级评定委员会》的相关内容的完善工作，为规范中医亚健康专业调理机构市场起到了强有力的推动作用。

数据挖掘技术在中医药领域的应用现状

数据挖掘，即数据库中的知识发现，是从大型数据库的海量数据中提取人们感兴趣的知识，这些知识是隐藏的、事先未知的、潜在有用的信息，挖掘的知识表现为概念规则规律模式等形式。数据挖掘的目的在于使用所发现的模式帮助解释当前的行为或预测未来的结果。

目前数据挖掘技术在中医药领域的研究主要包括了：中医药文献数据挖掘；中医诊断学数据挖掘，包括了中医证候及中医诊法的数据挖掘；中医临床数据挖掘，包括中医内科、中医外科、中医妇科、中医儿科、针灸科、中医骨伤科、推拿科、中医眼科、中医耳鼻咽喉科、中西医结合医学、气功科、中医护理等，主要挖掘临床诊疗规律及用药规律等；中药与方剂数据挖掘，主要用于中药指纹图谱、组分与效应关系、剂量与效应关系、中药药性理论、中药方剂及配伍规律、中药现代化、中药临床应用、新药开发等研究。

数据挖掘技术是对中医药海量数据进行智能分析的一个有效工具，关联规则聚类决策树分类与回归人工神经网络和支持向量机等数据挖掘方法，在中医药新药开发复方配伍规律方证相应研究等领域中，都得到了初步的应用并显示出独特的优越性，具有广阔的发展前景。

数据挖掘技术在中医亚健康学中应用的思考

中医亚健康学是中医学与亚健康学科交叉的新学科，而数据挖掘技术也是较年轻的研究领域，将两者结合来促进中医亚健康学的发展是值得思考的新方向，但目前中医亚健康学在发展中存在着诸多问题，制约了数据挖掘技术在此领域的应用。

亚健康概念界定范围不明晰

亚健康是指人体处于健康和疾病之间的一种状态。处于亚健康状态者，不能达到健康的标准，表现为一定时间内的活力降低功能和适应能力减退的症状，但不符合现代医学有关疾病的临床或亚临床诊断标准。严格来说，亚健康并不属于疾病的范畴，而是处于健康和疾病之间的"第三状态"。科学技术的不断进步使人们对于"疾病"的定义不断进行修正，"疾病"所涵盖的范围也在逐渐扩大。而介于健康和疾病之间的亚健康的范围也就变得不明晰起来。因此，在对文献中有关亚健康的临床数据筛选时存在界定不明晰的困难。文献筛选的数据筛选无法明确是否属于亚健康的范围也就无法保证对其进行数据挖掘结果的准确性。

中国古代文献中很难剥离亚健康的相关数据

20世纪80年代中期，前苏联学者 N.Berkman 等把介于疾病和健康的中间状态称为第三状态，后来国内学者王育学在20世纪90年代中期首次提出了"亚健康"这个词汇。中医学中并无"亚健康"的概念。亚健康是近年来随着社会的发展，人们对健康水平要求的提高而提出的概念。现代人们对健康研究的重视以及在全民健康促进的主题下，强调亚健康预防及慢性非传染性疾病危险因素的管理和控制，与中医学中的"治未病"思想不谋而合。"治未病"思想是中医学指导亚健康干预的主要理论之一。"治未病"的概念首见于《黄帝内经》，其概括起来大致包含四方面内容：未病先防、治病救萌、待衰而刺、既病防变。现在，"治未病"的思想已发展成熟，形成了未病学的理论体系。"未病"的概念分为四种状态：健康未病态、潜病未病态、欲病未病态、传变未病态。"治未病"的内涵包括：①未病养生，防病于先；②欲病救萌，防微杜渐；③已病早治，防其传变；④瘥后调摄，防其复发。而亚健康的概念则相当于"未病"中的潜病未病态和欲病未病态的范畴。

中医古代文献医案中多涉及疾病的中医治疗，也将一部分亚健康的内容包含在疾病的整个发展过程中，因此很难将中医古代文献中的数据进行剥离。而中医古代文献对于亚健康更具有意义的是"治未病"思想对于中医亚健康学的学科基础理论及干预方法的指导。因此，在中医古代文献中对亚健康相关数据进行挖掘具有很大的困难。

当代研究缺乏多中心大样本的流行病学数据

当代对于亚健康的流行病学调查多局限于某个区域的流行病学调查。近些年来比较有代表性的流行病学调查有：中国药学会老年药学会亚健康研究会在 1998 年对 51303 例样本进行的调查及统计分析；中国中医科学院于2003 年 3 月到 10 月进行的 3624 例样本的北京地区亚健康流行病学调查；中国保健科技学会国际传统医药保健研究所在 2002 年对北京、上海和广东的亚健康人群进行的流行病学调查。此外，还有某地区针对不同年龄、不同性别、不同职业的亚健康流行病学调查。但缺乏多中心、大样本的针对全国的亚健康流行病学调查数据。此外，由于较大的亚健康流行病学调查分别在不同年份进行，亚健康人群的纳入标准、排除标准、调查方法、流行病学调查质量控制等方面都缺乏统一标准。因此其流行病学调查数据无法保证科学性和统一性。流行病学调查缺乏多中心、大样本的数据，且流调数据缺乏统一标准成为数据挖掘技术应用于中医亚健康学领域最大的制约因素。

目前中医亚健康学正处于初步发展阶段，学科的完善还需要长期的努力。2006 年中华中医药学会发布《亚健康中医临床指南》，作为中医亚健康学领域的标准，明确了亚健康的定义、范畴、常见临床表现、分类与中医辨证、判定及干预原则。该标准是建立在国内外相关亚健康研究文献的基础上的，但缺乏大样本、多中心的流行病学调查数据，因此还存在诸多问题。而目前的亚健康研究多以此为相关标准，其研究结果就会受到一定影响。因此，通过进行多中心、大样本的流行病学调查以及对以往相关文献数据进行筛选和提取，在此基础上进行数据挖掘，尽快制定科学合理的中医亚健康学相关标准是将来工作中亟待解决的重要问题。

（文章来源：张冀东，何清湖，孙桂香．中医亚健康学学科建设在大数据时代的思考．中医药导报，2014 年第 20 卷第 15 期）

六　中医亚健康学科发展迅速

观点采撷

• 亚健康人群随着经济发展日益增长，这一健康要求与现实状况的矛盾触发了对医学干预亚健康状态的巨大社会需求性，这也成为中医亚健康学科产生的第一动因。

• 中医学着重于"未病先防"理念并构建了一系列理论知识、技术方法，在防治亚健康领域具有的强大学科优势，使得中医亚健康学学科的产生顺理成章而得天独厚。

• 中医亚健康学科的持续发展，能够促进中医学优势的进一步扩大，也必然成为未来预防医学领域不可或缺的重要学科力量。

自 2009 年开始，随着中医亚健康学专业系列教材的出版，中医亚健康学科系统的构建至今已有 7 年时间。随着时间的推移，中医亚健康学在社会上产生的反响愈发炽烈，对现今健康形势的影响益发深远，相关专业人才的储备也初具规模。可以说，正是这一学科的社会需求性、学科优势性以及理论知识的不断完善促成了其影响力、发展力。

社会需求性

当步入 20 世纪后半叶时，疾病发生率占前三位的是心血管病、恶性肿瘤和脑血管疾病，而在这些疾病发病因素中，都包含有心理压力、不良嗜好、环境污染等心理和社会因素。在如此背景下，世界卫生组织对于健康进行了全新定义"健康不仅是没有疾病和虚弱，而是身体上、心理上和社会适应能力上三方面的完美状态"。不仅如此，1977年世界卫生组织提出"2000年人人享有卫生保健"的行动口号，强调对疾病的预防工作，包括改善工作和生活环境与增进机体健康两个方面。从此在世界医学范围内，进行有效的预防干预成为重要的健康维系手段之一。

在预防成为主流医学思想的前提下，人们对于健康的认识也发生了深刻变化—除了健康和疾病状态以外，还有另一种健康状态即"亚健康状态"，一种介于健康与疾病状态之间的身体状态。现今，亚健康人群随着经济发展日益增长。由此，这一健康要求与现实状况的矛盾触发了对医学干预亚健康状态的巨大社会需求性，这也成为中医亚健康学科产生的第一动因。

学科优势性

"未病先防"是中医学思维中与整体观念和辨证论治占有同等地位的重要医学思维，医治宗旨可概括为"未病先防，已病防变"。从这一意义上来说，尽管中医的"未病"概念与亚健康不同，但实际上"未病"防治的内涵包含了亚健康状态在内的所有机体阴阳失调但尚未形成疾病的状态。由此观之，中医学从学科产生伊始便着重于"未病先防"理念并构建了一系列理论知识、技术方法。总而言之，中医学在防治亚健康领域具有的强大学科优势，使得中医亚健康学学科的产生顺理成章而得天独厚。

理论知识的完善性

尽管中医学在干预调治亚健康方面具有学科优势，千百年的医学积累提供了深厚的理论基础和丰富的知识与方法，但相对来说其相关的理论知识庞杂而零散，诸多内容仅仅是经验积累和知识总结，未成体系且没有规范标准。基于此原因，中医亚健康学研究团队从2007年开始着手系统的构建中医亚健康学学科，并撰写了一系列中医亚健康学专业教材。

其中《亚健康学基础》《亚健康临床指南》《亚健康诊疗技能》《亚健康中医体质辨识与调理》四本教材，明确了亚健康学概念及内涵外延，从临床上对于中医亚健康学予以规范和指导。《亚健康中医基础理论》《中医方药学》两部教材旨在该学科范围内补充系统的相关知识。《亚健康药膳与食疗》

《保健品与亚健康》《足疗与亚健康》《亚健康产品营销》《亚健康管理》则是从社会需求、市场规范角度出发，针对国内外以中医亚健康学为背景形成的一系列健康产业制定了相关从业规范并充实了较完善的中医亚健康学相关产业知识。《亚健康经络调理》《亚健康芳香调理》《亚健康音乐调理基础》《少儿亚健康推拿调理》《亚健康整脊调理》《亚健康刮痧调理》《扶阳调理与扶阳罐》是汲取了中医学防治亚健康的优势技术，分别阐发理论知识及施治方法的教材。

2012 年开始，湖南中医药大学设置全国第一个中医亚健康学硕、博士点，迄今已有数十名该学科硕、博士已完成或在培养过程中。相信随着这一学科的持续发展，能够促进中医学优势的进一步扩大，也必然成为未来预防医学领域不可或缺的重要学科力量。

（文章来源：何清湖．中医亚健康学科发展迅速．中国中医药报，2015年 8 月 24 日第 6 版）

七 中医亚健康学发展现状与思考

观点采撷

• 中医亚健康学学科建立到现在不过几年的时间，目前仍处于初期。学科体系框架的构建基本成型，但具体到各方向的具体规划和建设还远远不够，各方面还有待不断丰富和完善。

• 由于亚健康学科总体发展水平还处于起步阶段，尤其是亚健康专业人才的数量匮乏和质量低下，已成为制约亚健康产业发展的瓶颈。

• 社会需求对中医亚健康学科的发展具有重要的导向作用，以亚健康产业拉动学术，学术与产业二者以跷跷板式互动性发展，是中医亚健康学学科体系发展的正确道路。

• 中医亚健康学科的发展要紧紧把握"一个突出""三个结合"，即中医特色要突出，基础与临床相结合、理论与技能相结合、传统与现代相结合。

随着中国国民生活水平的不断提高，由于不良生活方式而产生的亚健康状态成为威胁人民健康的头号杀手。中医学独特的"整体观念""辨证论治"和"治未病"的重要思想在国家医疗卫生政策战略前移的背景下充分显示其无可替代的优势。在此背景下，中医学与亚健康学科相互融合渗透形成了新的学科——中医亚健康学。中医亚健康学的产生，是中医发展的新方向，也是中医学在当今时代发展的必然。

中医亚健康学的学科发展现状

根据中国国际亚健康学术成果研讨会公布的数据，我国人口15％属于健康状态，15％属于非健康状态，70％属于亚健康状态。为满足广大人民对健康的迫切需求，近几年来亚健康研究机构和相关服务机构应运而生，蓬勃发展。但由于亚健康学科总体水平还处于起步阶段，目前的客观现状还是亚健康服务水平整体低下，亚健康服务手段缺乏规范，亚健康服务管理总体混乱，尤其是亚健康专业人才的数量匮乏和质量低下，已成为制约亚健康事业发展的瓶颈。因此，系统构建亚健康学科体系，加强亚健康专业人才的培养，是促进亚健康事业发展的重要内容之一。

中医亚健康学教材的编写

在亚健康事业蓬勃发展与专业人才供应严重不足的背景下，2008年国家中医药管理局进行专题立项，中华中医药学会亚健康分会和湖南中医药大学合作，在中和亚健康服务中心的大力支持下，组织百名余专家、学者致力于中医亚健康学学科体系的构建研究，以中医学理论为基础，着手编纂中医亚健康专业教材。

教材编写以亚健康为主体内容，以中医学为基础理论，结合现代亚健康及参测技术和干预手段设置课程，以构建亚健康师所必备的基础知识与能力为主要目的，重在提升亚健康师的服务水平，侧重培训教材的基础性、实用性与全面性。读者对象主要为亚健康师学员和教师，从事公共健康的专业咨询管理人员，健康诊所经营管理人员，从事医疗、护理及保健工作人员，从事保健产品的生产及销售工作人员，从事公共健康教学、食品教学的研究与宣教人员，大专院校学生及相关人员，有志于亚健康事业的相关人员。

中医亚健康专业系列教材第一批出版了10门课程，包括理论基础类：《亚健康学基础》《中医学基础》《中医方药学》；桥梁课程：《亚健康临床指南》《亚健康诊疗技能》；应用课程类：《中医药膳与食疗》《保健品与亚健康》《足疗与亚健康》《亚健康产品营销》《亚健康管理》。在第一批教材编写完成的基础上，编委会又逐渐丰富了应用课程的内容，如《亚健康刮痧调理》《亚健康经络调理》《亚健康芳香调理》《亚健康音乐调理》《少儿亚健康推拿调理》《亚健康整脊调理》《亚健康中医体质辨识与调理》。随着亚健康事业的不断发展，中医亚健康学的教材也会不断跟随产业的推进而不断更新，以适应人才培养的需求。

中医亚健康科研平台的构建

中和亚健康服务中心（以下简称中心）是经民政部批准，并在国家中医药管理局的业务指导和监督管理下，具有独立法人资格的社会组织。中心是国家批准的唯一从事亚健康研究、服务、管理，并构建亚健康服务体系、培养亚健康专业人才的一级专业组织。

2014年，中心成立北京市中和亚健康科学研究院（以下简称研究院），业务主管单位为北京市中医管理局。研究院的主要任务为从事干预亚健康状态的技术、产品、设备以及测评设备的研发；申报和承担国家和行业主管部门委托的科研课题；开展亚健康科研课题的设计和咨询工作；开展相关专业人员的培训；开展学术交流、科学普及活动；承担企业等相关单位委托的亚健康科研课题和开展亚健康干预效果测评服务。

目前在各类科研基金支持下，研究院已确立了"红外热成像技术在中医临床和亚健康干预的应用""中美共建睡眠健康工程""国家儿童健康工程"和"CPC-测评技术在中医临床和亚健康干预上的应用"4项科研专项研究。随着科研工作的不断进展，将会有更多的亚健康相关科研项目展开合作。

中医亚健康学人才培养体系的建设

2012年湖南中医药大学获得教育部批准，把中医亚健康学设置为中医学下的二级学科，并获得中医亚健康学硕士与博士学位授予资格，于2013年正式向全国招生。湖南中医药大学是目前国内唯一一所具有中医亚健康学硕士与博士授予权的高校。以何清湖教授为学科带头人的学科团队成为培养中医亚健康学高层次人才的主要力量，目前已培养中医亚健康学方向博士后2名，博士7名，硕士研究生若干名，中医亚健康学的学科梯队初步形成。为系统构建中医亚健康学人才培养体系，2012年湖南中医药大学将中医亚健学系列教材作为大学本科的选修课程，旨在培养中医药院校大学生的亚健康相关基础知识，培养他们在亚健康方向的兴趣，对中医亚健康方向的人才导向起到了一定的积极作用。

2014年3月29日，"全国亚健康产业大学生就业创业工程"项目在安徽中医药高等专科学校正式启动，标志着亚健康专业技术型人才以中医药专科学历层次为主的培养模式正式启动。专科学历层次的人才培养弥补了非医疗亚健康专业调理机构实用型人才的严重匮乏问题。

中医亚健康学学科基地建设

2009年，中和亚健康服务中心联合湖南农业大学、中华中医药学会亚健康分会及湖南中医药大学，以湖南农业大学中药资源与开发系为基础，以作物种质创新与资源利用国家科技部重点实验室、分析测试中心、湖南省天然产物工程技术研究中心和湖南省亚健康诊断与干预工程技术研究中心为研究平台，成立了"国家中医药管理局亚健康干预技术实验室"。在国家中医药管理局指导下，依托中医药学术团体和机构的资源，从事健康、亚健康的教学、研究、管理、服务。推广亚健康知识，培养中医药亚健康专业服务人才，致力于服务全民健康，推进亚健康产业发展。"亚健康实验室"的建立，通过亚健康理论研究、生物工程、生命科学、亚健康诊断治疗、中医诊断治疗亚健康研究等；有助于更好地推广亚健康概念，创新健康理论，倡导健康生活，推行亚健康的检测、预防、治疗、管理、评估理论。形成专业技术体系，开发相应系列健康产品，推进亚健康产业发展迅猛发展。

中医亚健康学学术型高层次人才的培养应放开思路，理论结合实际，真正将中医亚健康的学术理论应用于亚健康产业的发展。因此，以湖南中医药大学为代表，其临床实践基地落地于附属医院的治未病中心；2014年9月湖南中医药大学与北京市中和亚健康科学研究院合作成立"研究生教育培养创新基地"，旨在培养中医亚健康专业研究生的理论联系实际的能力，充分参与亚健康产业的实践活动，在实践中不断发现新的问题，推动学科与产业的相互发展。

中医亚健康学学术环境建设

学科建设的高层次要求应该是良好的学术环境和学术氛围的建设。从2006年以来，由中华中医药学会亚健康分会、世界中医药学会联合会亚健康专业委员会和中和亚健康服务中心共同主办，每年举行的"国学国医岳麓论坛""中华中医药学会亚健康分会年会""世界中医药学会联合会亚健康专业委员会年会""治未病及亚健康防治论坛""中医药与亚健康国际学术大会""中医药与亚健康产业创新发展年会"等相关活动，带动了亚健康大检查、亚健康学术交流及科普宣传活动。

中医亚健康学学科建设存在的问题

学科建设仍然处于初期

中医亚健康学是中医学与亚健康学科交叉产生的新的学科。2006 年中华中医药学会发布《亚健康中医临床指南》，标志着亚健康领域的第一个相关标准发布，也充分肯定了中医学在亚健康领域举足轻重的地位。2007 年由孙涛主编的《亚健康学》出版，在对亚健康概念进行全面科学定义的基础上，初步构建了亚健康的理论体系。在此基础上，亚健康系列教材的出版和湖南中医药大学中医亚健康学作为独立专业的成立，正式标志着中医亚健康学学科的建立。

中医亚健康学学科建立到现在不过几年的时间，目前仍处于初期。学科体系框架的构建基本成型，但具体到各方向的具体规划和建设还远远不够，各方面还有待不断丰富和完善。

学科发展速度无法满足产业发展的需求

"亚健康"这个词汇从 20 世纪 90 年代中期被提出之后，已成为近年来的热门词汇之一。尤其是进入 21 世纪后，人们对于健康水平的追求不仅仅停留在"无病"状态，占据总人群 70% 左右的亚健康人群开始寻求专业的干预手段和方法。亚健康产业迅速发展，各种养生保健机构及相关产品技术也迅速增多。但由于亚健康学科总体发展水平还处于起步阶段，尤其是亚健康专业人才的数量匮乏和质量低下，已成为制约亚健康产业发展的瓶颈。虽然近年来高校开始培养亚健康专业的各个层次专业人才，但远远无法满足迅速发展的亚健康市场对人才的需求。

中医亚健康学是中医学下的二级学科，中医亚健康学理论是建立在中医学理论基础上的。亚健康应用学科分支也以中医学理论为主要支撑，主要以经络调理、体质调理、整脊、刮痧、药膳、足疗等中医传统干预技术为主。

随着现代科技的发展及不同学科的相互交叉与融合，亚健康产业的发展需要吸纳更多高新技术开发的产品与技术，而不再仅仅局限于中医传统干预技术与方法。

应用学科体系的建设仍然较为薄弱

目前，中医亚健康学的应用学科体系建设在主干学科体系的基础上逐步完善和扩大。2009 年开始，由中国中医药出版社出版的亚健康专业系列教材主要包括了《中医药膳与食疗》《保健品与亚健康》《足疗与亚健康》《亚健康产品营销》《亚健康管理》《亚健康刮痧调理》《亚健康经络调理》《亚健康芳香调理》《亚健康音乐调理》《少儿亚健康推拿调理》《亚健康整脊调理》《亚健康中医体质辨识与调理》等内容。

随着新的干预调理技术的不断发掘，将会有更多的亚健康应用体系系列教材出版，以丰富不断增长的亚健康产业市场的需求。不断扩大的亚健康产业市场的需求促使新的亚健康调理技术与方法产生，但目前现有的技术与方法仍然无法与快速增长的市场相匹配，学科的发展速度远远落后于亚健康产业的快速增长。由于没有相应的理论指导和技术规范，容易导致养生保健行业出现一些乱象，如养生保健机构从业人员由于未接受系统的专业技术培训，导致市场秩序混乱；由于缺乏养生保健行业的相关标准，在行业准入和机构、人员、技术、质量等方面标准也存在空白，亚健康市场在管理上容易出现混乱。而以上问题的解决都有待于中医亚健康学应用学科体系的进一步完善。

自 2008 年亚健康专业系列教材组织编写以来，中医亚健康学的发展虽然只有短短的 7 年时间，但已经初步完整地构建了中医亚健康学的学科体系构架。在充分肯定以往所做工作成绩的同时，也要认清目前制约中医亚健康学学科发展几个重要问题。

社会需求对中医亚健康学科的发展具有重要的导向作用，以亚健康产业拉动学术，学术与产业二者以跷跷板式互动性发展，是中医亚健康学学科体系发展的正确道路。学科发展紧跟市场发展的脚步，加快不同层次人才的培养，以满足快速增长的市场对各种人才的需求。同时，中医亚健康学科的发展要紧紧把握"一个突出""三个结合"，即中医特色要突出，基础与临床相结合、理论与技能相结合、传统与现代相结合同。中医亚健康学在发展的过程中，要以中医理论为落脚点，同时探寻与不同学科的交叉点，开拓思路，不断创新，以求学科建设更加完善。

（文章来源：张冀东，何清湖，孙桂香，等．中医亚健康发展现状与思考．中国中医基础医学杂志，2016年10月22日第10期）

八 中医亚健康学人才培养模式的思考

观点采撷

• "亚健康"是随着人们对健康与疾病认识的不断提升，而剥离出来的一个新概念，表明了大众对于从健康到疾病的过渡阶段的重视，充分体现了中医治未病思想中预防为主的精髓。

• 市场的需求与人才的匮乏成为一对尖锐的矛盾，专业人才的数量匮乏和质量低下成为制约大健康行业发展的瓶颈，中医亚健康学人才的培养是解决这一矛盾的有效办法。

• 针对市场的不同需求因材施教，针对不同层次的人才制订不同的培养计划及要求，才是符合中医亚健康学学生群体的身心发展规律的。

• 随着学科本身的不断发展和社会需求方向的改变，中医亚健康学科人才培养的模式也要紧跟步伐，及时作出调整，以便培养出真正适应社会发展的高素质人才。

自2008年中医亚健康学学科体系构建以来，本学科的人才培养模式也在一路探索中逐步成熟起来。2012年，经教育部批准，湖南中医药大学率先获得了中医亚健康学的硕士与博士学位授予权，并开始研究生的培养。总结这些年人才培养的工作实践，如何培养合格的中医亚健康学人才，是值得深入思考的一个问题。

中医亚健康学科人才培养的理论背景

亚健康是中医"治未病"的主要关注点

中医"治未病"的思想是中医学的重要特点之一，其"未病先防、欲病救萌、已病防变、瘥后防复"的丰富内涵充分体现了中医学预防为主的理念。为认真贯彻党的十七大提出的提高全民健康水平的战略部署，落实前国务院副总理吴仪关于开展中医治未病工作的指示精神，充分发挥中医治未病的特色和优势，2008 年开始，国家中医药管理局在全国实施治未病健康工程，全国中医院开始设立治未病中心。

从目前全国中医院治未病中心建设的情况来看，治未病思想落实到专科内涵建设并非易事，多数存在科室定位不明晰、服务项目较少、文化内涵较空虚的问题。如何落实中医治未病的思想，使古老的中医学文化焕发新生，亚健康的概念是最佳的关注点。从亚健康的概念来看，它是随着人们对健康与疾病认识的不断提升，而剥离出来的一个新概念，也表明了大众对于从健康到疾病的过渡阶段的重视，充分体现了中医治未病思想中预防为主的精髓，这是对治未病思想的最佳诠释。亚健康使中医治未病中心的服务对象定位于欲病人群，其工作内容为及时运用中医有效的干预手段，预防疾病的发生。

亚健康与中医学的交叉融合是必然

20 世纪 80 年代中期，前苏联学者 N·布赫曼提出在健康与疾病之外的"第三状态"；90 年代中期由我国的学者王育学教授提出"亚健康"的概念。多年来，亚健康这一概念在国外并未得到快速大规模的发展，而与中医学的交叉融合却产生了一门新的交叉学科，这与中医学的优势密不可分。

中医学理论中的整体观不仅强调了人体各脏腑之间的相互关联，也强调了人与外界自然环境和社会环境之间的和谐一致。中医学辨证论治原则体现了中医学诊疗的落脚点是"证"而非"病"，对于不满足疾病诊断标准的亚健康状态来说，仍可以"证"作为明确的诊疗依据；同时辨证论治体现了以人为本、个性化的诊疗模式。此外，中医治未病的思想是亚健康与中医学的交叉点，为中医亚健康学科的建立提供了理论基础。

中医推拿、拔罐、刮痧、药浴、传统体育、五行音乐等趋于自然的干预手段迎合了现代提倡回归大自然、崇尚自然疗法的风潮，其简、便、廉、验的特点正是健康服务业市场中适宜普及推广的技术所需要的。此外，中医传统文化来源于中华民族的文明史，深植于我国大众群体的思想中，为中医亚健康学科的产生提供了丰厚的土壤。

中医亚健康学科是与时俱进的产物

随着科技的发展及人民生活水平的提高，人们对于健康的要求也逐步提升；威胁人类健康的主要疾病也已经由传染性疾病转向慢性非传染性疾病，传统的生物医学模式已转变为"生物—心理—社会"医学模式。中医亚健康学科的建立，不仅是中医学创新发展的体现，也是时代发展的需要。

近些年来，健康服务业发展迅速，中医预防保健服务作为其中的重要组成部分，是促进国民经济快速增长不可忽视的力量。因此，国家政策对于相关人才的培养也提出了一系列的要求。《国务院关于促进健康服务业发展的若干意见》（国发〔2013〕40号）中明确提出，支持高等院校和中等职业学校开设健康服务业相关学科专业，引导有关高校合理确定相关专业人才培养规模。《中医药健康服务发展规划（2015—2020年）》（国办发〔2015〕）指出，推动高校设立健康管理等中医药健康服务相关专业，着力培养中医养生保健等中医药技术技能人才。

中医亚健康学人才的培养是社会发展的需要，是健康服务业发展对专业人才的迫切需求。产业带动学科发展，学术与产业相互促进，共同提高。得益于创新的学科发展思路，中医亚健康学从建立到现在短短的时间内已具备较为完整的学科发展框架和人才培养体系。紧跟时代发展的步伐，与时俱进，是中医亚健康学科快速发展的根本原因。

中医亚健康学科人才培养的原则

人才培养首先应满足社会的需求

社会需求是学科发展和人才培养的第一推动力。当前，中国经济发展从低端走向中高端，不仅仅产品结构向中高端迈进，消费水平也不断提高，这里与大健康有直接相关的就是内需的拉动。

在2015年的《政府工作报告》中，李克强总理明确指出："健康是群众的基本需求，要不断提高医疗卫生水平，打造健康中国。"大健康行业整体来说面临一个新的、非常好的发展机遇，健康服务业市场在国家政策的引导下迅速扩张，潜力巨大。然而，市场的需求与人才的匮乏成为一对尖锐的矛盾，专业人才的数量匮乏和质量低下成为制约行业发展的瓶颈。中医亚健康学人才的培养是解决这一矛盾的有效办法。

近年来，中医药院校招生的规模不断扩大，而中医药院校毕业生就业率却呈缓慢下降的趋势。特别是医师规范化培训及专科化培训政策的出台，给部分中医药毕业生的择业、就业产生了影响。充分了解市场潜力和发展需求，正确引导毕业生择业、就业，中医药院校亟需做好就业与职业规划教育。随着健康服务业的兴起，中医药院校毕业生的就业范围不应仅仅局限于医疗机构，投身于健康服务市场也是值得推荐的就业方向。

人才培养是学科发展的需要

人才培养的规模和数量是衡量学科发展成果的重要指标之一，同时也是支撑学科体系建设、构建完整的学科人才梯队的基础。自2013年湖南中医药大学率先设立中医亚健康学专业以来，以研究生层次培养为主，已初步培养了数名硕士与博士，为学科发展的进一步研究工作提供了一定的基础。2014年，安徽中医药高等专科学校率先启动"全国亚健康产业大学生就业创业工程项目"，以专业技能型层次为培养目标，有力地支撑了目前亚健康服务行业专业技能人才数量严重匮乏、质量低下的问题。随着学科发展与产业市场的相互促进，中医亚健康专业人才的培养规模也在逐步扩大。

本科教育作为高等教育的主体，其培养规模是最主要的。目前，全国各地中医药院校还未设置中医亚健康学本科专业或专业方向。2015年7月29日，国家职业分类大典修订工作委员会审议并颁布2015版《中华人民共和国职业分类大典》，"中医亚健康医师"作为新职业之一列入新的职业分类大典。以新职业为推动点，有望在不久的将来在全国中医药院校中设置中医亚健康本科专业，从而成规模地培养中医亚健康学的人才队伍。

人才培养要遵循教育的规律

教育主要有两大基本规律：教育与社会发展相互制约的规律，教育与人的发展相互制约的规律。要认识教育与社会发展的规律，必须从教育与社会生产力、社会政治经济制度以及其他社会意识形态的相互关系方面进行探讨；教育与人的发展之间存在着必然的联系，教育在符合人的身心发展规律的同时，在人的发展中发挥着主导作用。

中医亚健康学科不同层次的人才培养是当前社会发展的需要，是我国未来几年内保持国民经济快速稳定发展的需要。从教育的基本规律分析，这是社会生产力与社会政治经济制度催生的产物，是学科发展与人才培养为了满足时代需求应运而生的。中医亚健康学人才的培养针对市场的不同需求因材施教，对不同层次的人才培养计划及要求不同，是符合学生群体身心发展规律的；同时，中医亚健康学专业也在很大程度上影响了本专业学生的职业发展规划，决定了其知识结构和能力的培养方向。

人才培养要有独特的办学基础和特色

中医亚健康学科专业的人才培养除了有孕育学科产生的时代背景，还要有独特的办学基础和特色。湖南中医药大学作为率先开设中医亚健康学专业的高校，其具有开设本专业的优势。

2008年国家中医药管理局进行专题立项，由中华中医药学会亚健康分会和湖南中医药大学合作，在中和亚健康服务中心和中国中医药出版社的大力支持下，以湖南中医药大学何清湖教授为首的专家、学者致力于中医亚健康学学科体系的构建研究，以中医学理论为基础，编纂了中医亚健康专业教材，标志着中医亚健康学科体系的初步构建。在此基础上，围绕本学科的发展组建了一支结构合理、素质高、富有创新精神的优秀团队，这为本学科人才的培养奠定了坚实的基础。

2012年，湖南中医药大学获得教育部批准，把中医亚健康学设置为中医学下的二级学科，并获得中医亚健康学硕士与博士学位授予资格。成为目前全国唯一一所具有中医亚健康学硕士与博士学位授予权的高校。同年，湖南中医药大学把中医亚健康学纳入本科选修课程之一。2014年，湖南中医药大学与北京市中和亚健康科学研究院共同建立"研究生教育培养创新基地"，旨在培养亚健康学科高级人才的综合素质，使亚健康理论与实践更好地结合，学术与产业相互促进、共同发展。

如何培养中医亚健康学科人才

不同层次人才培养的定位

中医亚健康学科人才的培养分为研究生、本科、专科及继续教育4个培养层次，不同层次人才的定位不同。研究生层次主要定位于本学科师资、科研人员的储备人才，以及产业实践顶层设计人才。本科层次是本学科人才的主体层次，主要定位于复合型人才，重视"三基"的培养，他们是研究生层次培养的贮备群体，而专科层次人才提高基本理论、基本知识、基本技能也是以本科层次的学养为目标。专科层次人才主要定位于专业技能型人才，强调亚健康专业的操作技能和实际动手能力的培养。专科层次人才也是目前健康服务业市场亟需的主要人才类型。继续教育主要针对当前从事美容、养生、保健的社会人员向亚健康服务领域的转型群体，规范和提高其理论基础和操作技能。这是目前规范亚健康服务市场，短期内解决专业技能型人才缺乏的最有效的培养模式。此外，继续教育也承担了各层次人才知识更新、补充、拓展和能力提高的任务。

人才培养的配套教学资源设置

针对不同层次人才的定位及要求，师资、教材、教学内容及方法也应有不同设计。目前中医亚健康专业高层次人才培养的规模有限，且需一定的周期，因此师资的培养需要从中医相关专业如针灸推拿、康复、药膳、养生等专业进行继续教育培训，在自身原有的知识结构基础上进行亚健康理论体系的补充和融合。

目前，亚健康专业系列教材是中医亚健康学专业主要的教材。本系列教材以亚健康的主题为主体内容，以中医学为基础理论，结合现代亚健康及参测技术、干预手段，侧重教材的基础性、实用性与全面性。针对不同层次的人才定位，教学内容设计要有所侧重，因此在教材的选择上也要有所取舍，突出重点。针对专科层次，在教学内容的设置及教材的选择上要侧重实践操作能力的培养，因此其理论知识的深度与广度比例要相对缩小。本科层次的培养要注重"三基"（基本理论、基本知识、基本技能），在教学内容的设置及教材的选择上要注意这三方面能力的培养。研究生层次的培养重点在于思维模式及自主能力，教学内容的设置更加灵活，不拘泥于现有的教材内容；此外还要培养研究生自主学习的能力，及时掌握亚健康相关领域的最新讯息。而继续教育的教学内容设置更加灵活，主要针对培训人员的实际需要有针对性地设置教学计划。

培养模式与职业资格考试的衔接

中医亚健康学专业是中医学的二级学科，而该专业的毕业生在注册执业医师方向时却无对应的选项，目前中医院的治未病中心也无中医亚健康学专科医师工作。2015年"中医亚健康医师"新职业的产生有望解决这一突出问题。同中医其他专科医师一样，中医亚健康医师的培养也是在中医基础理论之上，侧重本专业的知识结构特点。因此，中医亚健康学科各层次人才的培养计划也要结合中医亚健康医师的考试大纲要求，以便与本职业资格考试顺利衔接。

除此之外，中医亚健康学科专业人才除了在医疗行业工作，非医疗健康服务行业也是重要的就业方向。因此，在培养医学"三基"能力的同时，还需适当拓展其市场营销、经济管理等方面的课程作为选修内容，以适应健康服务业发展的需要。

人才培养的规模和质量是衡量一个学科发展成果的重要内容。中医亚健康学科作为一门新的学科，是新时代背景下中医学向前发展的一个新方向。总结近几年来的人才培养经验，结合社会需求和学科发展的规律，形成较为成熟的中医亚健康学人才培养体系，是一项十分重要的任务。随着学科本身的不断发展和社会需求方向的改变，中医亚健康学科人才培养的模式也要紧跟步伐，及时作出调整，以便培养出真正适应社会发展的高素质人才。

（文章来源：何清湖，张冀东，孙贵香，等．中医亚健康学人才培养模式的思考．中医教育，2016 年 7 月第 35 卷第 4 期）

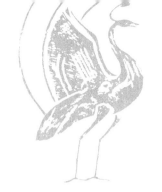

第五章　学术争鸣

一　中医中药源远流长　生机无限
——剖析张功耀《告别中医中药》一文

观点采撷

• 任何杰出的医家都有时代的局限，因为受他们自己的主观理解，生活条件，知识水平和思维发展程度所决定的，所以我们对他们出现的错误，也应该持辩证唯物主义和历史唯物主义的态度，不能以偏概全。

• 从《黄帝内经》开始中医学就具备了科学的根本特征，包含了"理论信念（阴阳二元论）"即将人的生命、健康与疾病统统纳入阴阳二元论的理论框架来认识和处理；"科学方法（整体方法）"即以阴阳辨证、五行的方法描述人的整体生命状态；"科学对象（人）"即与"万物浮沉于生长之门"的整体的、运动的、个性的"人"等科学诸要素。

• 我们应该充分认识中医药的地位、作用和前景，坚持不懈地推动中医药的理论创新，努力推进中医药现代化。重点抓好中医药标准化、规范化研究，抓紧制定一批国家标准和行业标准，以标准化带动现代化。

中医药学是中华民族的优秀文化遗产，是一个伟大的宝库，它为保护人民的健康发挥了重要的作用。新中国成立之初，党中央就制定了一系列方针政策：团结中西医，正确地发挥中医的力量，为人民健康事业服务，要大力号召和组织西医学习中医，整理祖国医学遗产。1982 年全国人大更将发展我国传统医药载入《宪法》第 21 条。1985 年，中央书记处在关于卫生工作的决定中指出：要把中医西医摆在同等重要的地位，一方面，中医药学是我国医疗卫生事业所独具的特点和优势,中医不能丢,必须保存和发展;另一方面,必须积极利用先进的科学技术和现代化手段,促进中医药事业的发展。要坚持中西医结合的方针,中医、西医互相配合,取长补短,努力发挥各自的优势。在2003年国务院正式颁布了《中华人民共和国中医药条例》,体现了党和政府对中医药事业的高度重视和支持,标志着中医药从此走上了全面依法管理的新阶段。当中医药学不断发展,并日益走向世界,成为世界医学的一部分时,张功耀却在《医学与哲学》(人文社会版)发表了《告别中医中药》一文,从所谓的文化进步、科学、生物多样性和人道主义四个方面,对仍然为我国人民的卫生保健事业作出重要贡献的中医药学,我国这一独具特色的文化瑰宝,作出全面否定,可谓是冒天下之大不韪。

不敢正视中医中药的文化进步

从《内经》《难经》《伤寒论》《素问玄机原病式》《兰室秘藏》《儒门事亲》,到《丹溪心法》,张功耀认为只是带有标榜性质,并无实质性的进步。此言差矣。《伤寒杂病论·序》曰:"余宗族素多,向余二百,建安纪年以来,犹未十稔,其死之者,三分有二,伤寒十居其七"。张仲景为了解决伤寒病的防治问题,"勤求古训,博采众方",形成了辨证论治体系;刘完素强调"六气皆从火化";张元素提出脏腑辨证论治;李杲认为"内伤脾胃,百病由生";张从正主张"古方不能尽治今病,邪去而元气自复",应以汗、吐、下三法攻治;朱丹溪力倡"阳常有余,阴常不足"学说。这些理论都是在当时历史背景下形成的,活跃了当时学术空气,改变了泥古不化的局面,丰富了医学理论,不正是中医中药文化进步之代表?再如王清任的医林改错突破了儒家思想身体发肤受之父母的禁锢,同时提出活血化瘀法,创制系列活血化瘀剂,从理论和实践方面为中医学留下了宝贵财富,对后世医家影响非常大,如中国中西医结合学会会长陈可冀院士的血瘀证与活血化瘀研究,被评为2003年度国家科学技术进步一等奖。但是认识不能完结,科学并无止境,任何杰出的医家都有时代的局限,因为受他们自己的主观理解,生活条件,知识水平和思维发展程度所决定的,所以我们对他们出现的错误,也应该持辩证唯物主义和历史唯物主义的态度,不能以偏概全。

从主观出发看中医的科学性

其一，先从历史、起源而否定中医的科学性，认为"法国的《尼尼微医书》比夏启王朝立国还要早大约 100 年左右，比甲骨文的存续年代早大约 700 年，比马王堆医书早 1900 年。中医鼻祖扁鹊比西医鼻祖希波克拉底（公元前 460—前 377 年）小 53 岁"。中医起源晚、历史没它们悠久，所以中医不科学，没有文化价值。那么按此逻辑，现代物理学、现代化学，其起源、发展更晚，那就更不科学了？

其二，中医没能满足科学最简单的判定方式：建立明晰而可靠的原理关系或因果关系，所以不科学。但是中医学作为自然科学与社会科学的结合，不可能如此简单、机械、或线性因果地判定其是否科学，如遗传与乳腺癌之间的关系，按此判定方式应该就是：只要有乳腺癌家族史，就必然会患乳腺癌？否则就不科学了。其实从《黄帝内经》开始中医学就具备了科学的根本特征，包含了"理论信念（阴阳二元论）"即将人的生命、健康与疾病统统纳入阴阳二元论的理论框架来认识和处理；"科学方法（整体方法）"即以阴阳辨证、五行的方法描述人的整体生命状态；"科学对象（人）"即与"万物浮沉于生长之门"的整体的、运动的、个性的"人"等科学诸要素。

其三，对中医古籍不能理解，所以中医不科学。认为"太阳、太阴、阳明、厥阴、少阳、少阴"之类的概念在经验世界是不存在的，以及"平治于权衡，去菀陈莝"不是什么原则，"开鬼门，洁净府"没有任何明确的操作含义。潜心研究哲学的，不懂中医，望文生义，也在所难免了，笔者愿直陈条疏，"太阳、太阴、阳明、厥阴、少阳、少阴"是张仲景在《伤寒论》中对外感病的发生，发展过程中所表现的不同证候，以阴阳为纲，进行分类（分为三阴、三阳）。它所阐述的是疾病的不同发展阶段。"去菀陈莝"法，杨上善在《黄帝内经·太素知汤药》曰："菀陈，恶血聚也"。《灵枢·小针解》曰："菀陈则除之者，去血脉也"，可以理解"去菀陈莝"法即指活血化瘀法，现临床常用于肝硬化肝腹水等病的治疗。"鬼门"即汗孔，"净府"即人体的膀胱，属六腑之一。"开鬼门，洁净府"就是通过发汗、利小便的方法治疗水肿。它的确立对后世治疗水肿产生了重大的影响，张仲景《金匮要略》之"诸有水肿者，腰以下肿，当利小便；腰以上肿，当发汗乃愈"的治法即源于此。现代多用于急性肾炎水肿、蛋白尿的清除等病的治疗。

其四，有了现代医学，所以中医不科学。提出"人的认识进步后，以往落后的认识必然被更科学的认识所代替，这正如热的运动学必然要淘汰热的物质学一样"，那是在同一事物，同一体系上认识的进步。但中、西医学属于两种医学体系，都经历了两千多年的发展历程。中医学文明源于东方，受中国传统文化、古代哲学思想影响，推行整体观念，辨证论治；西医学文明源于西方欧洲文化，受自然科学、形式逻辑影响，注重对局部、形态、结构、具体的研究。两者各有优势，应该相互促进，相互补充，并非相互对立，中西医结合的发展将为中医药事业的发展注入新的活力，笔者有专文论述。

从非人道的角度看中医的人道主义

我国医学人道主义的传统源远流长。隋唐时期的名医孙思邈在总结前人的基础上，明确提出治病救人的苍生大医，除了要医术精湛外，还要品德高尚（《大医精诚》）。他写道："凡大医治病，必当安神定志，无欲无求，先发大慈恻隐之心，誓愿普救苍生之苦。若有疾厄来求救者，不得问其贵贱贫富，长幼妍媸，怨亲善友，华夷愚智，普同一等，皆如至亲之想"。孙氏的思想为我国医家所普遍接受，是历代医家的行医准则，直到现在仍为我们中医师所尊崇。

2003年，一场突如其来的 SARS，考验着我们，西医西药主要采用大剂量的抗生素、抗病毒药以及激素治疗，激素的大剂量使用造成骨坏死特别是股骨头坏死等一系列严重后遗症。而从全国中医药进入抗击非典第一线后的治疗效果看，成绩显著。在缩短平均发热时间、改善全身中毒症状、促进肺部炎症吸收、降低重症患者病死率、改善免疫功能、减少激素用量、减轻临床常见副作用等方面中医中药优势明显。广州中医药大学第一附属医院共收治非典病人115例，初期死亡7例，其余全部治愈出院，其中纯中医中药治疗15例，全部痊愈。可以这样理直气壮地说，中医中药挽救了无数人的生命，真不知张功耀所倡导的人道主义是要救人呢？还是杀人？

对于药物的副作用，鄙人更是难以理解了。西医用吗啡（从鸦片中提取的单体），就是建立在安全基础上的施治和用药原则；中医用鸦片就是滥用药物。即使《临床实用中药手册》对其使用方法、副作用有明文规定：水煎服（限量）或入丸、散剂。蜜炙止咳，醋炒止泻止痛。外用适量。不可过量和久服，以免中毒或成瘾；痢疾或咳嗽初起，婴儿，甲状腺机能不足，孕妇，哺乳期妇女，均宜忌用。同时中药因为汞剂、砷剂、六神丸、云南白药等对人有毒副作用，所以不人道。张功耀可能不知，早在 2001 年 9 月，美国细胞治疗（cell therapeutics）公司的三氧化砷（arsenictrioxide/Trisenox）就获得 FDA（美国食品与药品管理局）的批准，用作对全反式维 A 酸（all-transretinoicacid）和含蒽环类药物化疗方案治疗无响应或又复发的早幼粒细胞性白血病（API）的二线治疗药。一边是中医中药正一步一步走出国门，为世界所接受，像复方丹参滴丸，1997 年 12 月 9 日就正式通过美国 FDA 的新药临床研究审评（即 IND 审评），并直接进入 II、III 期临床试验。我国第一大抗癌中药双灵固本散，也于 2005 年 4 月获得 FDA 的临床许可，有望成为首个在美国作为新药上市的中药。另一边则是以非人道的方式，大肆鼓吹要告别中医中药，显得何其壮烈。其实不管中药、西药，都有其副作用，像临床应用非常广泛的阿司匹林，据报道长期使用是胃肠黏膜损害的危险因素之一。对西医发展有里程碑意义的抗生素，其过敏反应、副作用还少吗？报道有因静滴磷霉素钠而致死，阿奇霉素静滴致过敏性休克，头孢曲松钠皮肤过敏试验阴性者，仍出现过敏性休克，西药同样如此多的不人道，难道也应该告别吗？

在这里我们并不是说中医中药没问题，那是两码子事，中医的前程还需从事中医事业的，包括多学科人员为之奋斗。我们应该充分认识中医药的地位、作用和前景，坚持不懈地推动中医药的理论创新，努力推进中医药现代化。重点抓好中医药标准化、规范化研究，抓紧制定一批国家标准和行业标准，以标准化带动现代化。我们可以很自信地说，中医中药源远流长，生机无限。

（文章来源：何清湖，周兴. 中医中药源远流长生机无限——剖析张功耀告别中医中药一文. 中医药导报，2006 年第 10 期）

二 从熊继柏医案看

——发挥中医优势 救治急症难症

观点采撷

· 只要辨证准确，用药恰当，中医未必就是慢郎中。我们不但要用实例向人民群众宣传普及中医不是慢郎中，中医可以治疗急性病、危重病，更重要的是我们自己不能以慢郎中自居，要不断研究探讨中医学术，要敢于追求快速疗效。

· 评价中医临证本领之高低，主要取决于辨证论治之水平。辨证准确的前提是要全面仔细地诊查患者，获得详实的第一手资料，才能针对性运用辨证方法，重点辨清病性和病位。关键在于论治，要根据辨证结果，确立针对性的治法，选定合适的处方，权衡用药，做到"因证制方""方证合拍"。

· 中医经典是中医核心理论的载体和中医临床思维观点的源头，也是中医临床诊疗的主要依据和方法。凡遇到疑难棘手的病证，应用经典理论进行辨析，可以启迪辨治思路。因此，熟读经典是打牢中医基本功、系统掌握中医理论和诊疗体系行之有效的方法。

作为湖南中医药大学"熊继柏学术思想与临证经验研究小组"课题组的组长，笔者与熊继柏教授交往多年。他的言传身教加深了笔者对中医的理解。本文试图以熊继柏临证的诸多医案为依据，展示真实确切的中医疗效。

治疑难病也治急症

人们常说中医是慢郎中，甚至许多中医也以"中医治本，要慢慢调理"来自居，当治疗效果不好时，不去追究辨证是否准确、处方用药是否得当，反而觉得理所当然。但笔者通过学习熊继柏的许多医案发现：只要辨证准确，用药恰当，中医未必就是慢郎中。

因此，我们不但要用实例向人民群众宣传普及中医不是慢郎中、中医可以治疗急性病、危重病，更重要的是我们自己不能以慢郎中自居，要不断研究探讨中医学术，要敢于追求快速疗效。

疑难病：身如虫行案

陈某，男，75岁，门诊病例。

2003年9月7日初诊：患者诉全身皮肤瘙痒1年。近3个月来，其皮肤瘙痒仅时作时止，犹可忍耐。更有甚者，一身皮肤竟时时有如虫子爬行一般，时在上肢，时在下肢，时于胸腹、背部，时或及头面部，然总以四肢发作为甚。夜间亦发，夜寐不安。由于发作之时，是一种虫蚁爬行之感，因此总要脱衣服查找，但从未发现虫蚁、跳蚤、虱子以及其他虫类。患者一再诉说，此种虫行感受比一身瘙痒更为痛苦。

刻诊：一身并无疮疹，唯见其下肢轻度浮肿。询及四肢畏冷，并觉四肢酸重，精神疲乏。舌苔薄白而滑，脉细缓。

辨证：气虚皮水证。

治法：益气通阳化水。

主方：防己黄芪汤合黄芪赤风汤。

处方：黄芪40克，汉防己10克，茯苓皮30克，桂枝6克，防风10克，赤芍10克，甘草6克。7剂，水煎服。

2003年9月14日：诉一身如虫行的发作次数明显减少，双下肢浮肿已除，疲乏酸重感亦觉减轻。舌脉如前。仍拟原方再进。

处方：黄芪40克，汉防己8克，茯苓30克，桂枝4克，防风10克，赤芍10克，甘草6克。10剂，水煎服。

2003年9月24日三诊：诉上症大减，近3日来，虫行感仅偶有发作，且感觉轻微。双足酸重明显减轻，精神亦明显转佳，但身痒未除。舌苔薄白，脉细。再拟原方加减，以巩固疗效。

处方：黄芪30克，汉防己6克，茯苓30克，桂枝3克，防风10克，赤芍10克，刺蒺藜15克，乌梢蛇15克，甘草6克。10剂，水煎服。

按：身如虫行之症，《伤寒论》谓其属虚，"阳明病……其身如虫行皮中状者，此以久虚故也。"本案患者年迈体弱，又见疲乏，脉细，属气虚无疑。然患者双足浮肿而酸重，且舌上见薄白滑苔，是水气病之征。《金匮要略》云："皮水为病，四肢肿，水气在皮肤中，四肢聂聂动者，防己茯苓汤主之。"

可见，本案患者既属气虚，又兼皮水，故防己茯苓汤在所必用。又黄芪赤风汤出自《医林改错》，王清任谓此方"能使周身之气通而不滞，血活而不瘀"，故借用之。

急症：高热并发斑疹案

屈某，女，19岁，学生，门诊病例。

2005年11月2日初诊：诉高热40余日。每日热势均高达40℃，全身发斑疹，在省级某医院治疗40余日，高热、斑疹均未减退，医院诊断尚无确切结论。

刻诊：患者身热如火，一身遍布红紫色斑疹，大者成块，小者如粟状，伴有鼻衄、齿衄，口渴欲饮冷，口中苦，舌红苔黄，脉滑数有力。

辨证：热邪炽盛，气血两燔。

治法：清热泻火，凉血解毒。

主方：清瘟败毒饮。

处方：生石膏30克，生地15克，水牛角30克，炒栀子10克，连翘15克，黄连4克，黄芩10克，知母15克，桔梗6克，赤芍10克，玄参10克，丹皮10克，淡竹叶10克，白茅根15克，甘草6克，羚羊角6克。10剂，水煎服。

2005年11月12日二诊：诉服药至第5剂，高热渐退，服至第10剂，高热已基本消退，全身斑疹已明显减少，鼻衄、齿衄已止。望舌色，仍质红苔黄，脉仍滑数。处以原方加减再进。

处方：生石膏30克，生地15克，水牛角30克，炒栀子10克，连翘10克，黄连3克，黄芩10克，知母10克，赤芍10克，玄参10克，丹皮10克，淡竹叶10克，大青叶10克，紫草10克，甘草6克。7剂，水煎服。

2005年11月19日三诊：患者发热全退，斑疹全消，尚感口渴、疲乏，手足心微热，舌苔薄黄，脉转细数。此乃余热未清，改拟竹叶石膏汤以尽之。

处方：人参须10克，麦冬30克，淡竹叶10克，天花粉10克，生石膏15克，丹皮10克，地骨皮10克，甘草6克。10剂，水煎服。

按：本案患者高热口渴并发斑疹，又见齿衄、鼻衄，是热邪既炽气分，又伤营血。余师愚《疫证条辨》云："若热至遍体炎炎……而疹自透……宜清瘟败毒饮增石膏、丹皮、芩连。"本案之治，其信然矣！

辨证论治不可丢

从《黄帝内经》到《伤寒论》，历代医家无不强调辨证论治，因此，评价中医临证本领之高低，也主要取决于辨证论治之水平。如岳美中所说："最上等的医生，辨证分析，准确细微，论治方药，贴切对病。"至于如何辨证论治，在熊继柏的诸多医案中，我们也许能找到答案。

熊继柏认为辨证准确的前提是要全面仔细地诊查患者，获得详实的第一手资料，然后才能针对性运用辨证方法（如八纲、脏腑、经络、气血津液、六经、卫气营血、三焦辨证等），重点辨清病性和病位。

最后的关键在于论治，要根据辨证结果，确立针对性的治法，选定合适的处方，权衡用药，做到"因证制方""方证合拍"。如果选方不准，即使辨证比较准确，而方证不符，仍然不能取得好的疗效。

黑汗案

刘某，女，35岁，教师。门诊病例。

1999年9月10日初诊：诉遍身出黑色汗，尤以腋下、乳下及腹股沟部为甚，初起仅发现所换下的内衣上有淡黑色斑块，继而发现是汗出黑色所染。病及数月，多方求治，诊断结论均为内分泌失调，但黑汗终未减少。

刻诊：患者自汗而不盗汗，伴手足心热，口中微渴，舌红，苔薄黄，脉象细数。

辨证：肾阴虚热自汗。

治法：滋肾清热止汗。

主方：知柏地黄汤合三甲散。

处方：黄柏10克，知母10克，熟地20克，丹皮10克，山茱萸10克，泽泻10克，茯苓10克，山药10克，煅龙骨30克，煅牡蛎30克，炒龟板30克。10剂，水煎服。并嘱其久煎，近一段忌食羊肉、狗肉与牛肉。

1999 年 9 月 23 日二诊：诉服药 7～8 剂时，其汗大减，黑色已无，由于恶药之味苦，后 2 剂药竟服用了 4 天时间。现药已服完，黑汗已止，原手足心热及口渴均止，舌红苔薄，脉趋细缓。由于病人害怕吃苦药，乃嘱其服用两瓶知柏地黄丸。

1999 年 11 月 30 日三诊：诉近半月以来，黑汗复作，且又逐渐加重。遂将原方向某医科大学某专家咨询，认为此方中的关键药物是龙骨、牡蛎；于是单挑煅龙骨 50 克，煅牡蛎 50 克，再加入黄芪 50 克，水煎服之。服此方药，其味并不苦，然服用了 10 剂，黑汗却未见控制，只得复来求诊。

刻诊：舌红，苔薄黄，脉仍细而略数。仍处前方 10 剂，嘱其耐苦服药，方可获愈。

四诊时诉服上方未毕，黑汗已止，要求此次根治。遂嘱原方再进 7 剂，病愈。

按：《内经》中有五色合五脏，黑色当属肾。《内经》又云："肾风之状，多汗恶风……其色炲"。此证自汗而见手足心热，脉象细数，显为阴虚自汗。正因其汗出黑色，故责之于肾经虚热。他医见汗止汗，以龙骨、牡蛎固涩止汗，并见自汗即误以为气虚而加用黄芪，治病未求其本也。

用经典指导临床

中医经典是中医核心理论的载体，是中医临床思维观点的源头。熊继柏在临证实践中，凡遇到疑难棘手的病证，总是应用经典理论进行辨析，启迪辨治思路。

同时，中医经典也是临床诊疗的主要依据和方法。《伤寒杂病论》中的 113 个经方，《金匮要略》详载的 262 首方剂，都为中医临床提供了宝贵的诊疗技术和经验。

因此，熟读经典是打牢中医基本功、系统掌握中医理论和诊疗体系行之有效的方法。熊继柏临床中许多医案都是活生生的运用中医经典理论指导临床的典范，很值得我们学习借鉴。

忍小便则手掌心胀痛案

郑某，女，68 岁，门诊病例。

2006年5月28日初诊：诉其小便频，有尿必解，若稍忍则立觉双手掌心与手腕相连接的部位疼痛，而且胀痛逐渐加重，只要解完小便，其胀痛则消失。因此，不得不频频如厕小便，昼夜如此，每隔1～2小时必须上1次厕所，病已1月余不愈。曾去医院做过多次检查：膀胱未发现任何病变，尿检无任何异常，手掌经几次X线片检查亦未发现异常。诊断不明，故用抗感染、止痛药治疗亦无效。

刻诊：小便色清不黄，小便时并无灼热涩痛感，察其手掌部无红肿发热之象。舌色淡紫，舌苔薄白，脉细。

辨证：膀胱气化不利，水气凌心，影响经脉。

治法：化气行水，兼通心脉。

主方：五苓散加丹参。

处方：丹参30克，茯苓20克，炒白术10克，猪苓10克，泽泻10克，桂枝6克。7剂，水煎服。

2006年6月4日二诊：诉服药后手掌心胀痛大减，小便次数明显减少。病者自己试探着强忍尿时，其手掌心胀痛亦较轻微。舌脉如前，仍拟原方加味治之。

处方：丹参30克，茯苓20克，炒白术10克，猪苓10克，泽泻10克，桂枝6克，琥珀6克（纱布包同煎）。7剂，水煎服。

2006年6月11日三诊：诉上述病症已经痊愈，现觉精神疲乏，略感腰酸，舌苔薄白，脉细。改拟益气补肾之法，用加参地黄汤。

处方：西洋参片10克，丹参15克，熟地15克，山药10克，茯苓15克，泽泻10克，丹皮10克，山茱萸10克。10剂，水煎服。

按：手掌为神门、劳宫所处之位，手少阴心经与手厥阴心包经所过之部。《灵枢·经脉》云："心手少阴之脉……入掌内后廉……心所生病者，掌中热痛。"又云："心主手厥阴心包络之脉……入掌中……是动则病手心热。"

小便者，膀胱所主；膀胱者，肾所主。若膀胱气化不利，致水气盛，水盛可以凌心。而此案患者却并无心下悸等水气凌心的症状，而是突出表现在忍小便则掌中胀痛。掌中者，心经经脉所达之位也。

如此推敲，岂不是由于水气所凌，影响到心经经脉所致的掌中胀痛吗？因此取五苓散化气利水，并重加一味丹参，入心脉以达到通络止痛的目的。本案的治验，又一次证实了依据中医经典理论指导临床辨证论治的可靠性。

纵观这些病案，笔者认为要成为好中医，必先熟读经典，其次要早临床、多临床、反复临床，将中医理论融贯于临床实践，在临床实践中进一步丰富与发展中医理论。

（文章来源：何清湖．发挥中医优势　救治急症难症．中国中医药报，总第 4063 期）

三　中医发展需要批判精神

—— 观点采撷 ——

• 中国学者在创新、改进的过程中始终把传承放在首位，正是传统文化中尊经崇古的思想作用，使得中医先贤在批判修正的同时始终没有抛弃学科的内核特质，正是因为这种带有敬意的批判，我们才在学科不断进步的同时也使中国医学的精髓得以发扬和传承，使学科的原创特色没有被割裂和丢弃。

• 批判不仅是一种质疑的能力，亦是独立精神和自我意识的一种体现。当一个学科内部批判的声音逐渐地细若蚊蝇，也就意味着这个学科的大部分人逐渐地人云亦云、逐渐地失去自我，而使学科陷入闭关自守、固步自封的境地并最终独自凋零。

• 中医人要有做靶子的胆量，不怕被批判，敢于去批判，才能激活学科走向强盛的内在动力，才能踏出学科发展的宽道坦途。

• 包容是中医人面对批判应该有的首要态度，包容、谦逊并悉心修正完善才是让一切外来批判息声的最好方式。但是，在包容批判、自觉批判的过程中，我们也要用科学的态度进行审视、甄别并采纳有理且有用的意见。

数月前，笔者赴美学习，有幸游历了美国几处标志性建筑，感触颇多。参观旧金山金门大桥时，不仅为其横跨峡口的恢宏气势和浑然天成的壮观景象所震撼，更是为金门大桥建造之初，在不断的批判指责声中，历时 10 余年修正，并最终得到市民投票通过动工而建成如今近乎完美形象的历史所深深感动。

当初，批判声几乎淹没了建造大桥的提议——专业人士认为海峡风速之高和峡水深而流速快使造桥成为异想天开；附近的百姓则认为这样一个钢铁庞然之物必然会毁掉金门海峡的自然景观，造桥于金门海峡之想法诞生时可谓饱受歧视和怀疑。然设计者顶住了批判的压力，认真吸取批判者的意见，不仅通过极其复杂的数学计算设计出了可靠合理的构造，还不断地修订大桥的艺术造型和颜色，最终得到了政府、学者、百姓一致的认可，才形成了旧金山乃至整个美国的重要标志建筑之一。时至今日，金门大桥或许还存在着一些为人诟病的问题，但它的维护者们始终没有放弃在批判声中不断改正、不断完善。

笔者感而思之：批判让尚不富强的普通国民在风高浪恶的海峡上造出屹立不倒的钢铁之躯；批判让钢筋铁铸的人造桥能与长天秋水浑然成景，那么批判对于一件事物、一门学科究竟意味着什么？我们作为中医人面对批判又当有怎样的胸怀和态度？这些，值得每一个中医人思索体味。

古中医不同时代的批判精神

笔者认为，古时中医学盛极一时的景象与先贤"富裕"的批判精神是密切相关的。以耳熟能详的医林典故为例：扁鹊有著名的"六不治"，"骄恣不论于理，一不治也；然后轻身重财，二不治也；衣食不能适，三不治也；阴阳并，藏气不定，四不治也；形羸不能服药，五不治也；信巫不信医，六不治也"，说的是扁鹊为医的原则，却也是对时下医患之弊象作出的批判和抗争，最终形成了健康积极的中医学医疗原则和医者处判针药的良好客观条件。再看中医学的圣祖人物张仲景，其作《伤寒论》所形成的与临床实践更为贴切符合的辨证论治，是一次自《黄帝内经》时代之后重大的革新，用行动印证了他在序言中对于"各承家技，终始顺旧"的批判。到医之门户盛放林立的金元时期，因为北宋据《伤寒论》而提出了标准用方，造成了时下方医的滥用温燥，而金元四大家用多元而有效的处药模式对时弊进行了有力的批判，让中医学的理、法、方、药发展到了一个百花齐放的巅峰，并为后来的明清医家的再次突破做出了榜样、打下了基础。其后，李时珍有感于前人药物著作之谬误甚众而著《本草纲目》成本草博物之大成；吴有性感叹"守古法而不合今病"而著《瘟疫论》开温病学派之先河；以及中医学历史上一系列闪耀的名字，张景岳、孙一奎、赵献可、王孟英、王清任、徐大椿、叶天士、张锡纯等，他们每一个人都在中医学的历史上留下了重彩之笔，每一个人都怀揣着一套行之有效却卓尔不群的精彩医理，而在这些金光灿灿的不同名字背后，笔者看到的是一种相同的精神——批判精神，可以说，中医学古时候的批判精神带来了中医学学科发展之盛景。

中医学的传承改进式批判

或许会有人发出质疑：中医学历史上有那么多批判的声音，那为何依旧历时千年而理论体系屹立不变呢？笔者认为，这正是中医学科独有的批判特色——传承改进式批判。中国不同于西方，在西方学术史上，整个人群的知识结构、价值体系乃至信仰总是因为战争、大瘟疫流行等因素而发生翻天覆地的根本性改变，因此西方人在创新批判的过程中对于过去有着毫不留情、几乎全盘否认的一面。而中国不同，自秦统一六国以后，整个中华民族的思维方法、价值体系开始趋于稳定，虽然也有时代交替、战乱连年以及时疫流行，但中国学者在创新、改进的过程中始终把传承放在首位，在良好成熟的传承前提下，打好了去粗存精、循序改进的基础，给予了中国古代文化和技术一个良性循环的进步过程。因此有学者曾说，中医学历史上的批判是一种"带有敬意的批判"。

笔者认可这种说法，正是传统文化中尊经崇古的思想作用，使得中医先贤在批判修正的同时始终没有抛弃学科的内核特质，或许这可能使得中医学始终没有彻底和完全的变革，有时也会难免陷入"自圆"的境地。但因为这种带有敬意的批判，我们才在学科不断进步的同时也使中国医学的精髓得以发扬和传承，使学科的原创特色没有被割裂和丢弃，这是值得中医创新者学习的一种特色的批判精神。也是笔者经常反复提及强调的，传承是批判和创新的源头，只有认真学中医，实践中医，研究中医，才能更好地评判这个学科、改进这个学科。望诸位中医行业内外的批判者能慎思之。

反思新中医时代的批判匮乏

反观如今的中医学科，批判精神好像离我们新时代的中医人渐行渐远。中医学的发展、研究和创新的确在遭受诸多批判，但令人讶异的是当这些不同的声音来自于不懂中医的普通百姓乃至物理学家、生物学家、哲学家时，懂中医、学中医、用中医的中医人却或者缄默不语、或者一致对外，而很少接纳并反思外来的批判，更是极少发出自己的批判声音。批判不仅是一种质疑的能力，亦是独立精神和自我意识的一种体现。当一个学科内部批判的声音逐渐的细弱蚊蝇，也就意味着这个学科的大部分人逐渐地人云亦云、逐渐地失去自我，而使学科陷入闭关自守、固步自封的境地并最终独自凋零。当越来越多的中医人桎梏于权威、拘泥于教条的时候，我们可以预见，当有专家宣传"中医必须进行现代化研究"的时候，几乎所有的中医人会放下经典拿起试管开始在实验室的日夜奋战；当又有专家疾呼"绝不能用循证医学禁锢中医特色"的时候，医学科研的学习研究道路上将罕见人迹；当有专家称"中医必须量化标准"的时候，实习医院的检验科里将人满为患；而当有专家说"中医重在经验传承"的时候，名老中医的诊室里又会堆满了根基不稳的中医医师；当有学术权威开始弱化中医中药的重要性时，失去自我意识的中医人会主动缴械投降；而当有学界泰斗高呼"中医万岁"的口号之时，又会有无数失却独立精神的学子一同振臂高呼。

笔者并非主张刻意的挑战权威，我们对于学科的大师、专家以及书本上的知识应当尊重并虚心学习。但作为一个学科的继承者、创新者，我们更应当用批判性思维去审视学科，去根据时代和现实的需求对学科进行修正；换句话说，这种批判和修正是另一种对学科权威、学术经典致敬的方式。

中医人面对批判应有的态度

包容，是笔者认为中医人面对批判应该有的首要态度。正如前文所说，近些年来，外界对于中医学科发展中种种问题的批判之声不绝于耳，往往中医学者要么置之不理，要么就暴跳如雷。这些态度在笔者看来都是不正常的。《内经》有云："正气存内，邪不可干""邪之所凑，其气必虚。"正是因为我们这个学科有着种种问题、有着种种缺点，才会引来诸多批判。现实生活中，中医这个学科并不像我们中的一部分人想象的那样完美——比如，我们理论中许多概念的释义尚模棱两可、难以定夺，我们对于病名、病证的诠释不够准确全面，许多针药带来的偶然奇效并不是那么有说服力等，都已然留人以口实而备受攻击。当面对种种批判的时候，中医人不应该持有敌视或者漠然的态度，更不能用我们中医人自己才能听得懂的语言声色俱厉地呵斥外界的质疑，包容、谦逊并悉心修正完善才是让一切外来批判息声的最好方式。而从另一方面来讲，中医人也不能总是受外界批判的左右。作为一名真正的中医人，我们应当自觉地树立批判精神，用批判的视角自我审查、自我纠正，就不会总像过去的岁月那样被一个又一个"废止中医"的声音袭击时还猝不及防。

但是，在包容批判、自觉批判的过程中，我们也应当要具备严谨、客观的科学态度。美国伦道夫·A·史密斯先生曾提出批判性思维七大准则中有"批判性思维者不会过于简单化""批判性思维者使用逻辑推断过程""批判性思维者在得出结论前要检验有效的证据"等内容，表明批判不仅仅是一个简单的提问过程，还应当包含缜密的逻辑推理以及实践验证，疑问、推理和验证三者共同构成了严谨、科学的批判思维过程。据此，面对外来的批判，我们也要用科学的态度进行审视、甄别并采纳有理且有用的意见。

每每掩卷沉思，金门大桥在夜色中朱光烁烁的恢弘身影依旧历历在目，比起建筑的宏伟，包容批判、接受批判并最终得到百姓、学者、政府一致认可的事迹更让笔者心神激荡不已——批判的思维和精神能够铸就了一座建筑的完美，更能够铸就了一个学科的日益壮大。感念及此，笔者慨叹呼唤，中医人要有做靶子的胆量，不怕被批判，敢于去批判，才能激活学科走向强盛的内在动力，才能踏出学科发展的宽道坦途。

（文章来源：何清湖，孙相如．中医发展需要批判精神．中国中医药报，总第 4009 期）

四 "三化"制约中医药发展

观点采撷

· 制约中医药发展进步的原因概而括之无非就是"三化"——学科、临床上人为的过度分化，理念、制度上的重度西化以及盲目追求技术化。

· 中医能够发挥的特色正是在于它整体、系统的处理疾病，即使学科分化的再细、再精准，作为中医的学科不论是在教育、临床的过程中都应当保持整体系统、辨证论治的特色，才能形成真正意义上具备中医特色的诊疗方案、技术手段。

· 西化的过程不是简单的拿来主义，同样讲究分寸，把握不好则有害于中医本质。吸收采纳为我所用的第一步应当是解决方法的不兼容和理论的不相通性，因此思考怎样做出符合中医本质的科研方法和思路应当是我们首先要做的。

· 中医作为千年以来植根临床实践的一门学科，所积累的丰厚医方验案并不能够仅仅通过机械简单的技术化手段就凝练升华。中医需要技术化但不能够盲目的唯技术化。

近年来，多有学者就中医药发展之问题探讨不休，有曰："是中医中药的学科建设不成熟制约了学科发展"，有曰："是中医中药的过分科研化影响了学科进步"，亦有曰："是中医中药现代化发展之路线偏离导致了学科发展呈南辕北辙之势"。然就笔者看来，总起来说制约中医药发展进步的原因概而括之无非就是"三化"——学科、临床上人为的过度分化，理念、制度上的重度西化以及盲目追求技术化。学科分化、借鉴吸纳西医学科以及技术化研究本来是对于学科有益的发展方向，但凡事讲度，人为因素的倚重和偏颇反而会制约发展甚至伤害本质。下面笔者就"三化"制约中医药发展粗论述之。

过分分化危害中医学科特色

中医学科早在两千年以前便逐步开始了学科的分化历程，据《周礼·天

223

官》载：早在先秦时期，宫廷医生分为"食医、疾医、疡医、兽医"四科。春秋战国时，又在四科基础上出现了带下医（妇科）、小儿医、耳目痹医。史载神医扁鹊有"过邯郸，闻贵妇人，即为带下医；过雒阳，闻周人爱老人，即为耳目痹医；来入咸阳，闻秦人爱小儿，即为小儿医。"随俗为变的医疗行为大概也是中医临床上学科分化的一种早期形式。据《唐六典》载：唐朝医务行政机关"太医署"内设医科学校，分医师、针师、按摩师、咒禁师，其中医师分习体疗、疮肿、少小、耳目口齿、角法。宋代科目较唐代进一步精细，当时专门的医学教育机构是"太医局"，据《元丰备对》载：太医局内设科目为大方脉（内科）、风科、小方脉（儿科）、眼科、疮肿兼折疡、产科。元代医学分科已发展到 13 科，即，大方脉、杂医科、小方脉、风科、产科、眼科、口齿科、咽喉科、正骨科、金疮肿、针灸科、祝由科、禁科。明代亦为 13 科，但与元代分科内容不尽相同，包括；大方脉、小方脉、妇人、疮疡、针灸、眼科、齿科、接骨、伤寒、咽喉、金镞、按摩、祝由各科。在清代，初设 11 科，即明代 13 科取消金镞、按摩、祝由科，增设痘疹科，后来痘疹归为小方脉，口齿、咽喉并为一科，因此多数学者认为清代医学分 49 科。至民国时期，应用学科分为内科、外科、妇科、儿科、眼科、喉科、齿科、针灸科、按摩科、正骨科、花柳科共十一科。由此可见，历代学科分化从粗到精、由疏而密逐步发展。一般来讲，学科自身的分化标志着学科的成熟与发展，是进步的体现。因此近年来，随着临床检测手段、治疗方法的多样性以及研究层次的深入，医学学科逐渐开始呈现越来越细、越来越多的分化趋势。在笔者看来，医学学科分化基本是由三点原因促成的结果：一是实践临床的需要，二是理论研究的深入，三是技术手段、理法方药的不断进步。但是，中医学在近代以前的学科分化的过程中始终没有脱离其中医整体系统的医学观念，因此一个合格的中医在进行专科专病的治疗过程中往往会通过内外兼治、多面施治而取得富有中医特色的明显效果。

分化不是坏事，但分化是随着学科进步而产生的一种自然趋势，是在上述三点因素的诱导下产生的，而非是人为的、模仿式的"为了分科"而进行的分化。尤其对于中医学来说，其学科体系明显区别于西医学，因此，不论是在临床上还是教育上，都应避免过度的跟风式的分化，同时在逐步分化的同时，更不能忽视中医学科因为本身整体观念而决定的综合化要求。近年来的学科分化越来越趋于细化，但难免因为人为因素使学科的分化不成熟而导致分科的孤立和局限，同时也在一定的程度上忽视了中医整体系统的医学观念。整体观念是中医立学之本，但现如今因为学科的分化而产生的教育模式、培养模式却往往导致医学人才知识系统的不完整性和片面性，精于五官的不识五脏六腑、七情六气；精于外科的不知处判针药、内外兼施；甚至于内科中的分科医生对病患进行中医论治时也仅能着眼于专业，专业以外的疾病却用统一的其他医疗手段简单处理。这些学科分化导致的弊端对中医学来说是致命的。

中医学本身的特性决定了作为中医学生需要有一个由博返约的过程。与西医擅长针对局部、靶向的医疗方式不同，中医能够发挥的特色正是在于它整体、系统的处理疾病，即使学科分化得再细、再精准，作为中医的学科不论是在教育、临床的过程中都应当保持整体系统、辨证论治的特色，才能形成真正意义上具备中医特色的诊疗方案、技术手段。否则，在学科分化的进程中，过分着眼于分科、局限于专科的培养，将使得专科专病的研究和医疗不能够首尾相顾，也将越来越难形成中医特色，甚至丧失中医所起到的必要作用。

偏重西化伤害中医本质

对于中医西化的批判也由来日久，对此笔者亦有不同的看法。中医学科作为发展时间极长的学科，在历史上容纳吸收过许多医学之外的理论、方法以及方药。从理论上来讲，我们有过"援儒入医"，"援佛、道入医"；药物方面，我们有过诸如乳香、没药、番红花、胡桃、胡瓜等舶来品，这些有效地汲取和消化不仅促成了中医药理论的丰富成熟，也成为中医临床丰厚的医验积累中不可或缺的重要组成。因此作为当代中医，我们应该要大胆西化，将西方医学中好的理念、技术采纳接受以促进中医发展。但是，西化的过程不是简单的拿来主义，同样讲究分寸，把握不好则有害于中医本质。

西化中医，首先来讲是通过西医的科研手段对中医的理、法、方、药进行验证，这在某种程度上来说的确是一条研究途径。但不应该成为中医研究的唯一途径。在中医科研求证的过程中，我们走了许多弯路，也产生了一些瞩目的成果，但总体来说至今未能达到让人满意的地步。因为作为中医人，我们应当明白，中医学的产生并不主要建立在实验、循证的基础之上，中医更注重观察动态的整体关系。通过西医还原分析的手段对中医注重整体关系的理论进行剖析割裂的验证显然是有偏颇的。也因为众多专家、学者执着于西医科研手段的验证，造成了诸多关于中医中药的无效判定：一些药材的成分显示其与普通食物几乎无差异，被断定没有药效；对于"经络"的观察求证始终不得要领等。这些乌龙事件一直在给我们兴致勃勃的中医科研者泼冷水。但我们不能因此极端的否认中医的科研化道路，西方医学的科研手段日益突飞猛进，值得学习与借鉴，但不应该是机械的模仿和应用，吸收采纳为我所用的第一步应当是解决方法的不兼容和理论的不相通性，因此思考怎样做出符合中医本质的科研方法和思路应当是我们首先要做的。

西化中医，在其他方面还有诸如医院、教育制度的制定以及学科建设的模式。很多时候，在这些方面我们也在盲目的模仿西医学建学、建院的方法、套路。毕竟中医在历史上尽管有过医院、学校的建设历史，但并没能真正形成体系和规范，因此在学科建立的过程中也只得借鉴西方经验。对于中医院校的建设，曾有多位专家讨论过相关问题，诸如：关于学制的设置；是否运用精英化教育模式等。在笔者看来，这些并非是决定中医院校的核心难点。中医院校作为中医学人才培养、服务社会的重要机构，在整个教育和医疗的过程中怎样能够在保持中医本质的前提下培养出合格的中医人才并在临证医疗过程中体现出中医的特色优势才是院校建立成功与否的标志，也同样是难点。因此，笔者看来：中医作为一门重视整体、知识含量大、与临床结合紧密的学科，我们在学校教育的过程中就应当侧重于中医学思维培养、中医学知识储备以及增加临证实践机会。如果仅仅是模仿西医医学偏重重于实验化、技能化的培养方式，最终我们的人才也会遗憾地在中医学中浅尝辄止，也不可能成为一名具备优秀中医素养的中医人才。

盲目技术化砍伐中医优势

技术化本身对于中医药发展也是非常重要的手段，但中医学界存在的盲目技术化现象不仅没有使中医乘上科技火箭越走越快，反而无形中在砍伐中医优势。

随着科技进步，中医学也开始逐渐运用技术手段创造出更多富有时代气息的产品。最常见的就是关于药物有效成分的提取，毫无疑问，这一手段也创造了许多辉煌成功。但不可否认，就药物提取方面而言也颇令中医界喜忧参半。往往科研人员针对药物的研究注重在有效成分的提取上，因此不少在中医药界享有盛名的药物反而被这种技术手段进行了"证伪"，如人参进行有效成分分析的结果出现了"与胡萝卜相同"的结论。这种研究手段明显忽略了药物本身的整体系统性，忽略了成分之间的相互作用，忽略了药物与人体之间的相互作用。再比如对于方剂的技术化改进，也被人进行了单一药物有效成分提取后的机械整合，结果自然不尽如人意，如对于《伤寒论》白虎汤的研究，石膏的退热机制始终分析不出，更不能分析出白虎汤四味药煎煮后是怎样产生退热机制的，也就无从谈起整合有效成分开发新的剂型。

因此，中医作为千年以来植根临床实践的一门学科，所积累的丰厚医方验案并不能够仅仅通过机械简单的技术化手段就凝练升华。在大部分时候，我们验证和改进也最好是通过临证手段。现如今，国家对于名医验案、学术思想、中医学个性化诊疗方案都有相关课题进行归纳总结，说明了在中医学科发展的过程中我们的学科特色决定了我们的传承方式不能仅仅通过简单直白的技术化进行求证，最为重要的部分依然是从临床直接得到的医学实践应验，中医需要技术化但不能够盲目的唯技术化。

中医学在笔者看来比任何学科都需要发展和进步，但追求进步不意味着埋头前冲。过度的分化、中医西化以及盲目技术化都是我们中医在追求发展的道路上不可避免的畸形选择，欲速则不达，在发展之路上，我们更多的应该考虑怎样保持本质和特色、增强根基与优势。

（文章来源：何清湖，孙相如．"三化"制约中医药发展．中国中医药报，总第 4005 期）

五 养生文化产业 发展瓶颈在哪里

观点采撷

· 我们必须清醒地认识到，中医养生文化市场的确为一大批低劣产业所充斥，这不仅仅是对中医养生广大受众身心的严重伤害，也是对中医养生产业及其文化产业的严重损害。

· "五关"成为制约中医养生文化产业发展的主要瓶颈，即宣讲人的专业关、养生内容的优劣关、养生产品的质量关、养生文化及产品的广告关、行业标准的制定关。

· 应当培养真正有资格把握中医养生文化风向标的专业人才，才能使中医养生文化产业在有人可用、用人可信的情况下得以大力发展。

· 完善养生文化产业体系的五大对策，即培养养生文化人才、健全产品审核机制、鼓励业内专家参与、促进学科交叉融合、发掘古文献中的精华。

近年来，随着医学模式、生活方式及疾病谱的逐渐改变以及人民生活水平的不断提高，人们在衣食住行中越来越多地注重养生。中医养生涉及的更多内容是渗入老百姓生活的养生思想、方法以及理念。因为迎合了百姓较高水平的健康诉求，故因中医养生文化的传播而形成的产业商机无限、潜能巨大，但就目前而言，仍存在不少问题。

养生文化优劣难辨

因为养生理念的深入人心，所以与养生相关的产业已在人群中获得了较为可靠的消费认同感，中医养生文化产业的市场随之逐步壮大、持续火热。与中医养生有关的书籍、电视节目、网络媒介、广播平台及实物等文化产品或养生大师等林林总总的养生文化产业形成数量庞杂且依旧在不断增多。尽管如此，市场却难见饱和趋势，各种与养生息息相关的书籍依旧层出不穷且颇受欢迎，各电视台、广播频道也在不断为观众推出养生节目，中医养生的相关知识、文化的传播也在越来越多地充斥着网络平台。

我们不能否认中医养生文化市场的火热，却也要看清火热背后存在的问题。随着一批所谓养生大师、中医达人、健康专家被揭穿，还有一些书籍、产品、网站因为内容、质量的低劣被查处，人们应当清醒地认识到中医养生文化市场的确为一大批低劣产业所充斥，这不仅仅是对中医养生广大受众身心的严重伤害，也是对中医养生产业及其文化产业的严重损害。对于广大群众来说，因为不具备相关的专业知识，且追求养生健康的急切心情，故面对众多养生文化形式难辨其优劣、难分其真假，从而给无良商人以可乘之机。

过五关攻克瓶颈

目前，中医养生文化产业主要集中在中医养生书籍、报纸、杂志、电视或电台节目、各类网络传播、中医养生宣讲人等几种形式。在笔者看来，正是这几种最为普遍的文化传播形式存在较为严重的问题，概括起来，可以归结为"五关"，这"五关"成为制约中医养生文化产业发展的主要瓶颈。

宣讲人的专业关

文化传播是搭建中医养生知识与百姓之间的桥梁，因此，作为中医养生文化的宣讲人，其是否具备专业素养，水平是否够格，则直接与中医养生文化产业发展息息相关。

最近几年，随着养生热的兴起，不断有各种养生大师和专业出现在人们的视野中，也陆续发现了一些假大师、假专家，这些假大师、伪专家不讲科学、不求实际、缺乏专业素养，仅凭高谈阔论的神乎其技就在养生文化市场占据一席之地大肆敛财，不仅危害百姓性命，也使中医养生行业深陷囹圄之中。

养生内容的优劣关

正如大家所见，众多中医养生文化传播的内容都是与大众健康紧密相关的。如果内容失真、效果虚构、方法杜撰，其对大众身心健康所造成的危害将不堪设想，对整个行业的存在也是巨大的打击。但恰恰是一些质量低劣、严重脱离实际的奇技淫巧最容易博得眼球、引起关注，并因此获得市场且屡禁难止。中医养生本身是一门严谨、科学的学问，容不得半点马虎浮夸，如果它的文化市场靠虚假离奇的内容虚撑构架，那么，整个中医养生文化产业将面临灭顶之灾。

养生产品的质量关

中医养生文化企业理应致力于为社会提供高品质、高科技、高附加值的健康产品。企业通过销售中医养生文化产品，不仅要起到文化推广的作用，而且还应直接帮助百姓健康养生。然而，现在市场上充斥了各种各样鱼龙混杂的养生文化产品，这些产品本身是否具有实用性还有待检验，偏偏又依托中医养生文化的名义进行宣传和推广。如果不能把握好产品质量关，让低劣的医药饮食或理疗器械走入百姓生活，其结果不堪设想。"问题血燕"就是一个有力的例证。然而时至今日，仍然有少书籍和网络在宣传血燕具有预防肿瘤、抗痨止喘、强心降压、护肤养颜、壮腰健肾、增强免疫力等诸多功效，以致仍有许多不明真相的百姓对其趋之若鹜，甚至盲目信从，延误病情。

养生文化及产品的广告关

文化的传播往往会和广告联系起来。并非说广告不好，对于好的产品、好的书籍、好的养生保健方式方法应当鼓励。然而近年来，虚假违法养生保健广告屡禁不止、屡查屡犯，往往是这些唯利是图的低劣医药广告成了养生文化传播节目的主导内容，让养生文化节目受到利益驱动沦为误导大众的帮凶。无疑，这些广告需及时叫停、明令禁止。因为这是变质的文化产业，违背了中医养生文化产业的初衷与职责。

行业标准的制定关

对于中医养生产业来说，养生文化宣讲人应当具备哪些资格？文化传播内容怎样判定其好坏？养生文化产品是否合格？广告内容的可靠性如何等都需要相应的标准予以规范约束。能够解决好这一关，前面"四关"也会相应地得到解决。

养生文化产业体系亟须完善

发展文化产业不仅仅应着眼于其所带来的利益，更应该充分考虑文化产业的含金量和价值。针对中医养生文化产业发展过程中出现的瓶颈，笔者提出以下几点对策。

培养养生文化人才

中医作为一门独特性较强的学科，其内容的传播者往往较难替代，因此中医养生文化产业更需要专业人才。自我国大力发展中医药文化事业以来，已经有不少中医专业人才在致力于中医文化的研究发展工作，应当借此机会对中医文化专业的优秀人才加以培养，以能够培养出真正有资格把握中医养生文化风向标的专业人才，才能使中医养生文化产业在有人可用、用人可信的情况下得以大力发展。我们完全可以依托高校，建设中医养生文化的学科专业甚至培养院系，从而达到人才培养的目的。

健全产品审核机制

目前而言，对于中医养生文化产品的审核力度远远不够。究其原因，是没有专业人才对其中涉及人类健康的相关内容进行审核。因此虽大量的养生书籍、节目以及各类养生产品流向市场，其质量却往往良莠不一。应当制定较为健全的审核机制，启用中医医机构专业人才，对将要进行传播的内容、将要销售的产品严格审查，这样才是对大众、对产业负责的表现。政府文化部门可以建立与健康相关的产品审核机制，聘请医学专家承担审核任务，从而保证"本正源清"的文化产品走入市场，服务百姓。

鼓励业内专家参与

养生本身就是中医极具优势的特色之一，国内不乏国医大师、中医名家，他们往往深谙中医养生之道。因此，应当鼓励这些行业内真正的大师、专家积极参与进来，对养生文化进行宣讲、传播和普及，这样才能真正做到正本清源，不仅能更有力度地遏制造假欺骗，还能够指导帮助养生文化标准规范的建立。

促进学科交叉融合

中医养生文化产业涉及面十分广泛，它的发展融合了中医、健康、文化、商业等方方面面的内容，应汇集各个学科的专业人才帮助这门产业对各个学科进行有机整合、取长补短，使之不至于因商业利益的驱动而不择手段，同时充分尊重符合中医养生的学科自身特色，且能实现产业落地赢得利益。因此，完善与中医养生文化相关的学科体系也应当成为中医药建设的重点内容，如中医养生营销学、中医养生传播学等。

发掘古文献中的精华

中医行业的专业人士应当积极努力发掘中医古文献中历经验证且至今行之有效的可靠资源进行文化产业的转化，而非一心执着于新技巧、新方法、新医药的开发研究。我们并非反对创新，医学文献浩若烟海，其中很多内容是由数代医家不断验证的，这其中与养生息息相关的资源值得开发利用，也是事半功倍的做法。

（文章来源：何清湖口述，陈小平，孙相如整理．养生文化产业发展瓶颈在哪里．健康报，2014年6月11日第5版）

六　以中医药文化研究促进
中医药发展模式变革

观点采撷

· 不能单从科学技术的角度改进、创新中医药学的发展模式，而应重视其人文特性，通过准确把握其文化内涵、升华其文化理念、拓展其文化优势来使中医药学的方方面面能够更加深植人心，进而深远传播。

· 中医基础思维和医德品行是传统中医药文化中认识观、思维模式、方法论、价值观的集中体现，也是中医学的精华部分。加强这两方面的培养，实质上旨在培养中医学生的"文化自觉"。

· 中医药文化研究者理应着力研究历代中医规制、医德典范，剖析解读历代中医创制的符合文化背景、契合大众需求且同时能够维护行业持续发展的行业规范，从中改进、创新现有的行业规范、管理模式。

• 如果不能坚持运用中医学核心思维、不遵循中医理念核心规律而单纯的依托科研技术实现理论创新，很难形成真正意义上的中医理论创新，甚至危害中医理论发展。

在世界范围内经济体系、文化制度、政治格局不断变革的今天，中医药发展模式的变革已然时不我待。对于中医药学这样一门兼具科学和人文性质的学科，我们不能单从科学技术的角度改进、创新其发展模式，而应重视学科的人文特性，并通过准确把握其文化内涵、升华其文化理念、拓展其文化优势来使中医药学的方方面面能够更加深植人心，进而深远传播。近年来，随着中医药文化研究领域内的成果不断涌现，其研究价值逐渐得到业内外人士的普遍认同；各界研究人员对其学科内涵外延的认识也逐步统一；且该领域的研究队伍越发壮大充实；作为一个学科来讲，中医药文化可谓初具规模、渐成体系。从这一意义上来说，作者认为：中医药文化研究至少能够从4个方面——基础教育、行业规范、理论创新及宣传推广着力研究，从而促进、完善中医药发展模式的变革。

为中医学基础教育提供优质素材

现如今，国内医学领域内的普遍基础教育旨在使医学生掌握专业医学领域内的基本理论、基础知识及基础技能，中医学基础教育也不外乎如此。但是，与现代医学倚重较多的诊疗仪器和技术手段不同，中医学相对更为重视医疗活动中建立在传统医学思维、扎实医学经验基础之上对人直观观察而得出的诊治判断，最大限度地重视了人体身心具有时效性的客观感受，并同时给予必要的人文关怀。因而，为了保障这一诊疗过程的完善可靠，中医药学习就需要更长的学习周期、更复杂的临床思辨能力、更高的道德水准及更多的临床经验积累。除开医学周期及临床经验积累是短时间基础教育不能一蹴而就的，目前的中医学教育在中医思辨能力（中医思维）培育和医德教育方面存在一定的短板与不足。

由上可知，除了现代普遍的医学基础教育，中医学的基础教育还应依据自身需求进一步发展变革。脱胎于中国传统文化的中医学把中医思维和医德品行的培育视为学科核心基础，可以说不具备中医思维和缺乏医学品德的中医学生很难传承中医学精髓，但这二者却正是现今中医药基础教育模式所缺漏的。基于此，笔者认为在基本理论、基础知识、基础技能之外还应加上培育基础思维和医德品行共5个方面构成中医学基础教育，且基础思维和医德品行的教育应是整个中医药基础教育的重中之重。而对于这两点，显然可以通过中医药文化研究来提供优质的、准确的教育素材，因为简单来讲，中医基础思维和医德品行是传统中医药文化中认识观、思维模式、方法论、价值观的集中体现，也是中医学的精华部分。因此，这两方面的培养实质上旨在培养中医学生的"文化自觉"——认可了优秀的中医药文化，才有可能进一步深入、全面地掌握中医药学。为实现这一目的，笔者认为可以通过两种方式：一是要适当提升现代中医学教育模式中中医药文化的课程比例；二是集中地为基础思维和医德品行培育展开优秀中医文化素材提炼与教授的研究。

形成独具一格的中医药行业规范

近来，许多中医学者已经认识到：因为西方文化观的强势植入，中医药行业的诸多政策、思想、制度、行为已然以西医行业模式作为参照、形成规范。然而，值得注意的是，中医药学作为在世界范围内流传历史最为悠久的医学学科，其本身便形成了诸多符合自身特色、契合大众需求的行业规范、从业标准，而中医药文化研究理应着眼于此，努力发掘相关的、符合中医药学规律的规范、制度，并与时俱进的结合当代社会需求形成别具一格的行业规范。

不可否认，许多西医学在西方文化背景下形成的管理模式、从业规则对于现代医疗行业来说有着一定的先进优势，但面对现今复杂的健康形势及深受其影响的复杂社会矛盾（尤以医患矛盾为突出），现行的行业规范、管理模式应当做出适当变革，且我们应该相信医疗行业的规范变革理应借鉴能够在人口庞杂、幅员广阔的中国历时千年而传承不息的中医学行业规范模式，因为正是这一门学科中优秀的行业规范、从业传统铸就了学科的源远流长，而其规范、制度的优秀则恰恰源于其文化优势。中医药学优异的行业规范不仅是中国历代政府制定的有关处方用药、执业考核、师承教育等规范制度，更为珍贵的是历代著名医家提出的独具特色、契合时代特征且脍炙人口、源远流长的医德范章，较有代表性的如扁鹊的"六不治"、张仲景《伤寒论原序》、孙思邈《大医精诚》《大医习业》等，其内容涉及学医要求、从医规范乃至个人体悟，既有传统的行业规范、临床的医学经验，又富含人文情怀、道德风尚。固然诸多医德范章有着一定的时代局限，但无疑中医药行业得以普惠大众、流传甚广而未被时代所淘汰与各类范章与时俱进的为中医从业人员树立积极正确的行业规准不无关系，至今这些内容仍有着重要的借鉴意义和启发作用。因此，笔者认为：为进一步促进中医药乃至整个医学行业规范的发展革新变，中医药文化研究者理应着力研究历代中医规制、医德典范，剖析解读历代中医创制的符合文化背景、契合大众需求且同时能够维护行业持续发展的行业规范，从中举一反三、与时俱进地改进、创新现有的行业规范、管理模式。

进行与时俱进的中医药理论创新

历代医家传承中医理论的过程中既保证了其实质内核基本不变，又在不同的历史阶段，随着自然、社会、生活环境的变化及疾病谱的改变而不断进行改进、变革而完成了中医理论创新，而每次中医药学在学术上的进步、飞跃都与更为契合当时临床实践需求的新中医理论诞生息息相关。王琦教授把这种中医理论形成过程中理论内核稳定而外延不断丰富、创新的现象归结于中国文化"多元一体"的特征。显然，这一特征对于推动现今中医理论创新乃至中医学术进步有着重要意义，也明显是中医药文化研究应当着眼的重要版块。

如前述，中医药的学术发展离不开理论创新，而理论主要反映了一个学术体系的思维方式、技术方法、核心规律及指导功能，其中使整个理论能推陈出新、独树一帜的根本就在于其所蕴含的思维方式，因为思维方式决定了一个学术体系是如何看待问题、思考问题。据此可知，如果不能坚持运用中医学核心思维、不遵循中医理念核心规律而单纯的依托科研技术实现理论创新，很难形成真正意义上的中医理论创新，甚至危害中医理论发展。但事实是，近200多年以来，因为中国文化相对停滞、萎靡，近现代学者很难把握传统中国文化的核心思想、理念精髓，也因此现代中医学者更难掌握中医药理论的核心思维、规律，从而造成了中医理论创新艰难。基于此，作为中医药文化研究可以着眼于历代中医理论所产生的时代文化背景、自然历史环境等对于中医学理论产生影响的客观因素进行系统梳理、总结规律，厘清历代中医理论创新过程的源与流、常与变，同时与时俱进的总结现今健康形势、社会环境、人文境况，为实现中医理论创新打下坚实的基础。实现中医理论创新主要包括两个方面，一是升华传统中医理论，二是凝练新的中医理论，实现这两个方面就不仅要把握"符合中医学核心思想、遵循中医理念根本规律、契合当下医疗需求"的根本原则，同时还应与时俱进的广泛总结当代医家学术思想、改进语言表达方式等。总之，不论从任何方面来说，中医药文化研究都能够予以中医理论创新实质可靠的研究基础。

以科普形式实现中医药有效宣传

科学普及是学术界由来已久的重要学术知识宣传形式，但相对来看，西方国家在科学普及方面的工作进行的历史更为悠久、技巧更为纯熟且效果也更为明显。并非是说中西方的科普工作对比起来其影响人群的范围仍有差异，而是仅就科普工作的表现形式、运用技巧、成熟程度而言，当代中国学者尤其是中医学者都应当积极反省并努力学习。无疑，西方科学家非常善于以科普的形式对专业的学术知识进行宣传推广、理念输出。比较有代表意义的，如上个世纪著名的美国医学家、生物学家刘易斯·托马斯撰写的《细胞生命的礼赞》《水母与蜗牛》；1963年美国环境研究者蕾切尔·卡逊撰写的《寂静的春天》；还有物理学方面斯蒂芬·霍金撰写的《时间简史》等。显然，他们更善于把晦涩复杂的专业知识或科学现象撰写为通俗易懂的科普著作，进行理论概念的宣传推广，对于学术来说，科学普及明显是一种成功有效的宣传方式。

在这一领域内，中医药文化研究工作理应发挥更大作用。对多数中医学者来说，进行的中医药大众宣传多数主要停留在技术方法、用药饮食等方面，许多理论、概念因为专业术语晦涩艰深，很难在行外人群中进行宣传、实现普及。但事实是，技术方法等内容容易掌握，却不能或很难凸显学科特色，在人群中形成深远影响。往往是能够引起文化认同、理念深植的学科才会因为独具辨识度而得到有效推广、积极传播。这就要求中医从业人员，尤其是中医药文化研究者，务必致力于中医学核心思维、理念的科学普及工作。笔者认为：把中医学相关知识、理念进行科学普及，可以参照五点原则进行研究创作：一是有科学态度，宣传学术知识还需务必有严谨认真的科学态度，决不能为了宣传目的而捏造事实、夸大成果；二是用通俗语言，为了实现科学普及的广泛性，就需要我们创新而不失本义的改进专业术语成为多数人能够明白的通俗语言；三是艺术手法，科普工作中适当地对专业内容进行多样的艺术加工，以一定的艺术手法呈现学术知识、修饰学术理论能够激发群众对于传播内容的欣赏、认同；四是生动故事，在文化创意产业益发蓬勃的今天，讲个好故事越来越成为原创文化发展重要元素，因此，为每一个优秀的中医理念阐述一个或历史悠久、或时尚亲切的故事则能够达到立竿见影的宣传效果；五是文化结合，中医文化脱胎于中华传统文化，而现代人群中又有着独特的流行文化，在科普作品中不仅可以适时在中医理念中反映传统优秀文化，同时亦当结合时下流行文化，才能在传授知识、理念的同时亦能输出传统文化、并产生富有时代感的文化共鸣。此外，在科普传播的形式上也应该与时俱进的结合传统媒体、新媒体、移动客户端等方式，从实质内容和传播方式上共同实现中医学科学普及的创新，进而才能实现效果深远的宣传推广。

综上所述，作者认为：中医药文化研究尽管日趋热门，但目前较多集中在理论基础研究和概念界定总结的工作中，而实际上在中医药发展模式变革的今天，中医药文化研究对于中医药基础教育的完善、中医药行业规范的调整、中医药理论的创新及中医药科学的普及方面有着巨大的实际应用价值。

因为医学思想的形成、发展和演变，绝大多数情况下受制于整个社会的文化生态环境，常是特定的社会文化思潮影响着医学观念和医学理论。因此，中医药文化研究工作对整个中医药发展模式变革能够起到奠基、导向的积极作用。也恰如薛公忱教授所言："所谓中医文化，不是或主要不是指中医作为科学技术本身，而是指这种科学技术特有的社会形式、文化氛围，也即中医学发展同整个社会文化背景的联系以及中医学中所体现的特有的文化特征"。正如前述，中医药文化研究应该积极参与中医药发展模式的变革进程，致力针对现今中医药多个方面发展的实质需求与不足展开研究，使中医药文化研究能够发挥更大的实践作用。

（文章来源：孙相如，何清湖，陈小平，等．以中医药文化研究促进中医药发展模式变革．中华中医药杂志，2016 年 12 月第 31 卷第 12 期）

七 中医健康管理服务要有中医味儿

观点采撷

• 健康管理的实质是预防医学与临床医学的结合，实现三级预防，降低疾病的发生率。它的"未病先防"理念正好符合了我国医疗卫生政策战略性前移的方向。

• 中医健康管理服务的发展还处在起步阶段，市场较为混乱，亟须中医健康管理服务的系列标准作为整个行业健康发展的基石。

• 中医健康管理服务标准的体系要突出中医特色，并非简单的概念移植与模式复制，要充分发挥中医学在健康管理领域的优势。

• 不同于西医对疾病危险因素的简单评估，中医对于健康状态能够进行客观描述和动态分析，在整体上对个人健康状态进行评估和干预，是真正意义上的健康管理。

目前，国内中医健康管理行业缺乏通用的、公认的、科学的统一规范，导致中医健康管理市场乱象丛生、行业发展进程缓慢。在日前召开的由中华中医药学会标准化办公室主办的《中医健康管理服务规范》团体标准新闻发布会上，湖南中医药大学副校长何清湖强调，"中医健康管理服务处于起步阶段。"健康管理是对健康人群、亚健康人群、疾病人群的健康危险因素进行全面检测、分析、评估、预测、预防和维护的全过程，其中包括三大步骤：健康状态信息采集；健康危险因素评价和预测；健康促进、行为干预、咨询指导。健康管理的实质是预防医学与临床医学的结合，实现三级预防，降低疾病的发生率。它的"未病先防"理念正好符合了我国医疗卫生政策战略性前移的方向。《中医药健康服务发展规划（2015—2020年)》提出，开展中医特色健康管理，将中医药优势与健康管理结合，以慢性病管理为重点，以治未病理念为核心，探索融健康文化、健康管理、健康保险为一体的中医健康保障模式，指导健康体检机构规范开展中医特色健康管理业务。

健康管理在健康服务业市场中扮演着重要的角色，国家政策对于中医健康管理的应用与推广也做了重点强调。产业发展，标准先行。在这样快速发展的朝阳产业中，如何规范市场，使中医健康管理事业保持健康、良性的发展势头，势必首先要落实到中医健康管理服务标准的建设上来。目前，中医健康管理服务的发展还处在起步阶段，市场较为混乱。大部分注册为"健康管理"的公司实际运营项目与健康管理的实际内容并不契合，多数在从事保健品销售、健康体检、美容养生等项目；即使引入了健康管理的服务项目，也只是对健康管理概念的简单移植，缺乏规范的服务流程、有效的专业技术和高素质的专业人才。因此，亟须中医健康管理服务的系列标准作为整个行业健康发展的基石，中医健康管理服务标准体系研究迫在眉睫。

不能简单进行概念移植与模式复制

中医健康管理服务标准体系是健康管理概念引入到我国后，充分吸纳中医学的优势与特色形成的，是健康管理与中医学的交叉、结合更利于推广与发展。因此，中医健康管理服务标准的体系要突出中医特色，并非是简单的概念移植与模式复制，要充分发挥中医学在健康管理领域的优势。

首先，要突出中医理论的优势。中医理论的优势在于：①整体观念。中医学认为，人体内在的脏腑与体表形体官窍是相互联系、相互影响的有机整体，同时人体与外界的社会环境和自然环境之间也是密切相关的。这与现代医学"生物—心理—社会医学"新模式不谋而合。②辨证论治。辨证论治是中医学认识疾病和治疗疾病的基本原则，其治疗方法是基于"证"的基础上的。"证"是基于人体在疾病过程中某一阶段的气血阴阳盛衰的综合概括，是个体化的诊断结论。因此，辨证论治的原则体现了中医治疗疾病的个体化、人性化的特点。而现代健康管理方案的制订也是建立在个体健康状态评估结果的基础上的。③"治未病"思想。"治未病"的思想是中医学理论的重要特点之一，早在《黄帝内经》中就有"不治已病治未病，不治已乱治未乱，此之谓也"的论述，其核心体现了"未病养生、欲病救萌、已病防变、瘥后防复"的预防思想。"治未病"的思想是中医学在目前健康服务业市场背景下充分展现其优势与魅力的核心之一。因此，充分吸纳中医"治未病"的思想，并融入健康管理服务标准体系的研究中是非常必要的。

其次，要结合中医特色干预方法。中医具有丰富的防病治病方法，如推拿、拔罐、针灸、药浴、药膳、刮痧等，其"简、便、廉、验"的特点更加符合我国的国情。干预手段相对较低的成本使中医健康管理方案的整体价格定位更趋于平民化，能够让更多大众群体接受；简单、方便而有效的方法确保了中医健康管理方案的可实施性和有效性；健康教育包含的简便廉验的自我保健方法更易于掌握，提高了大众群体的自我保健意识和能力。

最后，发挥中医传统文化优势。中医学发展数千年，是中华民族在长期的生产与生活实践中认识生命、维护健康、战胜疾病的宝贵经验总结，是中国传统文化的结晶。《后汉书·丁鸿传》曰："若敕政则躬，杜渐防萌，则凶妖消灭，害除福凑矣。""防微杜渐"的思想最初由政权斗争中防患于未然的意思渗透到中医学领域，体现了预防为主的原则。中医十分重视早期诊治疾病。《内经》说："善治者治皮毛，其次治肌肤，其次治筋脉，其次治六腑，其次治五脏"，充分体现了中医学防病养生的思想是中医传统文化的淬炼。

服务标准体系精准定位是王道

2015年3月11日国务院印发了《深化标准化工作改革方案》，明确将培育和发展团体标准作为一项重要的标准化工作改革措施，由此确立了团体标准的地位和重要性。

中医健康管理服务标准体系属于我国团体标准的范畴。中华中医药学会作为中国科学技术协会 12 个全国团体标准试点工作单位之一，批准立项中医健康管理标准服务体系的研究是一项推动健康服务业良性发展的开拓性工作。

随着科学的不断发展、技术的不断进步和经验的日渐丰富，旧的标准需要不断修订与更新。因此，标准是相对的概念，是随着时代发展，科学技术的进步而不断修订的。每一个标准的产生都是从无到有、从较低水平到较高水平的渐进过程，而并非是一成不变的。在市场的迫切需求下，首先要解决的是标准的出台，提供给广大从事中医健康管理服务的从业人员相关的统一标准。

不同于西医对疾病危险因素的简单评估，中医对于健康状态能够进行客观描述和动态分析，在整体上对个人健康状态进行评估和干预，是真正意义上的健康管理。中医健康管理服务的各部分在内容上重点突出中医特色与优势，在要求上有不同层次的定位。健康信息采集内容主要是建立在中医“望、闻、问、切”基础上的；而健康危险因素评价主要考虑外伤六淫、内伤七情及不内外因等不良因素干扰；健康促进与干预则主要结合中医药特色疗法，如汤药、药膳、传统体育、五行音乐、推拿、拔罐等不同干预手段。

对于中医健康管理来说，健康信息的采集内容及流程是需要统一的硬性要求，因此其定位于规范较为适宜；健康危险因素评价的内容及指标也需要做统一的规定，是普适于所有人群的，因此也应该定位于规范；健康促进、行为干预、咨询指导的环节，其流程可以做硬性规定，属于规范的范畴，但个性化的健康计划内容则无法做统一的规定，因此这部分则适宜以指南的形式，只限定原则性与方向性的信息。

（文章来源：何清湖口述，王宁整理．中医健康管理服务要有中医味儿．健康报，2016 年 11 月 9 日第 5 版）

八 "他者"眼中的"他者"
——浅谈运用文化人类学研究中医

观点采撷

• 在西学东渐的历史进程中，中医也同样受到西方中心主义与科学主义的裹挟。我们已常常以西方的语言来形容和理解我们的世界和文化，动辄以西方的标准化、科学化、现代化来要求中医，这实质上是文化自觉的迷失。

• 中医目前的困境可以概括为现代与传统、中国传统文化与西方文化之间的冲突和进退，需要站在宏观的角度审视中医在传统和现代之间的时空定位和延展，中医在面临以西医为代表的西方科学和文化的冲击时如何自知、自持和对话交流。

• 我们可以以认识主体的姿态去研究作为"他者"的"西方人"的看法，只有获得这种主体意识时，我们才能摆脱西化的阴影来审视自己和看待他人，才能避免狭隘"民族主义"和"反西方偏执"的泥沼。

我是谁？我从哪里来？我到哪里去？这是人类哲学的经典且永恒的问题。放之于中医，则成为：中医是什么？中医得以产生的根本是什么？中医往何处去？这三个问题任是再博学睿智的学者，也只能说明一二而不得断言，正如人类永远处于认识自我的过程中而不能断言人类的本质。任何学者提出的观点都基于其个人的学识结构与学术经历，都只能说是出于某个（些）角度的阐释。但是，无限多的多面体是无限接近于圆的，从众多的不同的角度来看事物，无疑是有助于认识事物真相的。笔者目前致力于用人类学方法探寻外国人如何看中医，我认为这是一个很有意义的角度。

人类学是研究与人类活动（思与行）相关的文化和社会的普遍性与差异性的学科。人类学的研究首先前提性地划分了"自我（self）"与"他者（other）"。当对两种文明进行比较时，一方是"自我"，另一方即是"他者"（异文化者）。从这个角度，中国尤其是古代中国，是经典的被西方人类学研究的"他者";然而,对于我们中国人而言,"老外"又是不折不扣的"他者"。所以,笔者的研究对象,老外眼中的中医,即"他者"眼中的"他者"。这是一个饶有趣味而又引人深省的角度。

国内外的"中国研究"

华夏是一个有文字的悠久文明,然而把中国本身当做研究对象、具有近现代社会科学性质的研究历史却并不长。20 世纪以前,中国史官、文人、民间艺人记录下的史料亦是汗牛充栋,然而往往是把中国视为"天下",没有意识到中国只是全世界众多社会与人文类型中的一种,故古老中国留下的关于古代社会的描述实质上是"不是'中国人的状况',而是中国人眼中的'人'或'非物'的状况",因此,"古代中国人对自身社会与人文类型的观察,更接近于包罗万象的'社会哲学'",而不构成近现代意义上的"社会科学"。从 19 世纪末 20 世纪初开始,一批有海外学历的学者如严复、梁启超、蔡元培、冯友兰、胡适等开始把近现代西方社会科学的概念和方法渡回中国,自此开始本土的近现代社会科学意义上的"中国研究"。这几波学潮常以史学、哲学、文学为主导,在 20 世纪二三十年代曾出现百家争鸣的局面;其他西方社会科学学科也陆续引进,百花齐放。其中在三四十年代,费孝通、林耀华、许烺光、田汝康等成为中国第一代人类学家,其中尤以费孝通开创的"本土人类学"名声斐然且影响久远。他亦成为汉学人类学的开创者。20 世纪上半叶,中国的人类学与西方人类学基本上是齐头并进的;然而,从 50 年代起,中国的人类学就停滞不前了,而西方人类学在战后蓬勃发展,故中国人类学与西方脱节了 30 年;直至 80 年代,中国的人类学学科才开始恢复。汉学人类学作为人类学下属的分支,在中国同此命运。

汉学人类学(sinological anthropology)现在一般指海外学者对汉人或文化意义上的中国展开的社会—文化人类学研究。海外的汉学研究由来已久,且不论史上旅行家、文学家所留下的描述,光是 15 世纪以来与殖民运动相伴随的传教士、探险家、学者对中国的研究就相当广泛而深入。其中人类学是一个主要的研究方法。"汉学人类学最早目的就是把中国当成受现代西方文明冲击的文化加以资料意义上的'拯救'"。虽然汉学人类学的理论框架可以说一定程度上是西方人类学的移植，但其中许多理论分析如英国人类学家弗里德曼（Maurice Freedman）关于中国社会（宗族）组织和文化的论著至今看来仍然是有启发意义的。

中医文化人类学海外研究的大时代背景

文革期间中国的各文化相关学科领域都是停滞甚至遭到破坏的，作为几十年后的新一代学者，面对历史性的损失我们更有责任感和紧迫感来发展学术研究。鉴于中外的中国研究的发展不平衡状况，如今我们进行相关于中国的研究时，有必要借鉴海外的汉学研究的记录和成果。正如《海外中国研究丛书》的主编刘东在序中所说：

"60年代以后，就在中国越来越闭锁时，世界各地的中国研究却得到了越来越富于成果的发展。而到了中国门户重开的今天，这种形势把国内学界逼到了如此的窘境：我们不仅必须放眼海外去认识世界，还必须放眼海外来重新认识中国；不仅必须向国内读者移译海外的西学，还必须向他们系统地介绍海外的中学。"

尤其具体到中医领域时，借海外汉学来反鉴自己显得更有意义。自从鸦片战争以后西医进入中国，中医几千年来的主导地位被撼动，从而也引起前所未有的反思和讨论。从王清任的先知先觉，到中西汇通学派的汇而不通，到辛亥革命后、新文化运动以来的几度存废大讨论，直至现今的中西医结合，中医在风雨飘摇中一路蹒跚，现在仍然前途堪忧。在西学东渐的历史进程中，"赛先生"早已以微妙的形式渗入人心每一角落，现行中国的民众意识与学术意识都已很大程度上被西化，中国人已接受了现代西方观念且作为日常生活方方面面的金标准，甚至以之为荣。中医也同样受到西方中心主义与科学主义的裹挟。我们已常常以西方的语言来形容和理解我们的世界和文化，动辄以西方的标准化、科学化、现代化来要求中医，现代西方观念似乎成了人们眼中唯一理所应当的视角。这实质上是文化自觉的迷失。

在这样的历史时代的大背景下，是时候换个角度看待中医、中国文化与西方科学文化的三角关系了。中国文化里，自古以来存在着一种"他者为上"的观念，中国现行的"科学主义"泛滥的现象与这种观念不无关系。西化的同时，中国思想却渐行渐远。中医目前的困境并非一日之寒，而是历史进程的阶段性结果，其困境在一定程度上可以概括为现代与传统、中国传统文化与西方文化之间的冲突和进退。要解决这样宏大的问题，仅局限在内部高呼民族主义和文艺复兴是不够的，需要站在宏观的角度审视中国社会文化类型在全球化和全球多元化中的现状和发展，中医在传统和现代之间的时空定位和延展，中医在面临以西医为代表的西方科学和文化的冲击时如何自知、自持和对话交流。也就是说，看本国的问题也需要有跨文化的气度和修养。也是我选择研究"他者"眼中的"他者"的初衷。用人类学的世界观、跨文化的气质来引导文化自省，来引导中医的新时代的自我认识，在保有"文化良知"、拥有文化自觉和自豪的前提下来进行新时代背景下的中医的发展。

中医文化人类学研究的学科优势和必要性

笔者从事的人类学对跨文化研究具有得天独厚的学科优势。人类学天生是一门跨文化寻求交流的学科。

"从学科传统来讲，社会人类学的目标是通过探询'异文化'来获得对'本文化'以至于全人类文化的理解。社会人类学以这种理解为出发点，去寻找文化自省、文化对话和文化并存的可能。'他山之石，可以攻玉'这句话，生动地表达了人类学研究的这一宗旨。"

局限于本土的研究者在自身所在的文化中常常是处于"不知不觉"的状态，不会有意识的跳出来，从而出现"不识庐山真面目"的结果，甚至产生文化自大与文化排他主义、或者文化自卑与文化从他主义，由此产生文化隔阂和认识危机。因此，拓宽视野、了解不同研究方法与视角变得尤为重要。在现有的科学化、保守民族主义、人文研究的几条路径中，王一方先生强调了人文路径的重要性：

"对待中医的学术态度，'民族主义'与'科学主义'的道路都是误区，必须走'第三条道路'，那就是'人文主义'的研究姿态与方法。……只要不跳出自家的文化圈子去透过强烈的反差反观自身，中华文明就找不到进入现代形式的入口。"

笔者虽不赞同完全放弃中医科学化的途径，但在"人文主义道路"上与王先生志同道合。笔者建议通过研究"他者"眼中的"他者"，充分吸取不同视角带给我们的启迪，用西方的社会科学研究方法来处理中国的问题，借助西方的观点来反思自身的处境，从而构建一个自己的新的认识体系、解释体系和行为体系，这是有必要而且意义深远的。

现代传播学对跨文化交流给予了非常积极的肯定。成中英精辟地解析：

"传播（communication）代表一种自我的延伸，且是对他体的吸收，借以产生一种存在的新的形式。……传播是改变现状的一种力量。……整个人类是不能停止在一种静止凝聚的状态上的，它必须要去发展一下自己的影响力，而这影响力的延伸，就变成传播的创造。……知识力量、思想文化交互影响的过程，也可以说是各个文化传统甚或各个文明体系角力的过程，其最后的目的在找寻一种平衡的状态。……传播是必然的，是应自然和社会需要的，是不可避免的过程；世界上的东西都是在改变、在成长的，都有一个动的倾向，都是在找寻一个完全的形式，找寻一种平衡的关系……一种自然交流，一种自我的扩大与他体的回应。传播因此可以看做自然发展的一种程序，既然有了某种文化，它一定会向外延伸，直到它会影响他体或者被他体所影响为止。"

中医是世界医学中的一部分，在不同的时代背景中它和其他医学一样需要不断对人类健康和疾病这个主题进行思考和再思考，在当代背景中这个传统医学在发展自身的影响力和承受他者的影响之间必须寻求平衡和共同发展。这是中医现代化与世界化的课题与事业。在这样的课题中，借用一切可用的"他山之石"都是有意义的。

中医文化人类学研究的立场把握

人类学是典型的西学，尤其是其核心的"自我"与"他者"的划分，使得往往被当做研究对象的非西方学者更容易产生抵触甚至叛逆的心态。笔者认为，作为学者可以有自己的立场，但在做学术的过程中还是要尽量保持客观冷静，尤其是人类学者；否则，很容易陷入狭隘"民族主义"。在非西方国家进行人类学研究，需要我们更清醒地认识人类学中研究者与被研究者——认识的主体与客体——的关系。虽然通常我们是被研究者，是西方人类学家的"他者"，但反过来我们用人类学来研究西方对我们的看法时，他们是被研究者，是"他者"。主体与客体在不同的情景下是可以颠覆与互换的。清楚地看到这一点，我们完全可以心平气和地、不卑不亢地研究"他者"眼中的"他者"，不论他们如何看待和言说。我们可以以认识主体的姿态去研究作为"他者"的"西方人"的看法，借别人的眼睛和脑袋来反观自己。只有获得这种主体意识时，我们才能摆脱西化的阴影来审视自己和看待他人，才能避免狭隘"民族主义"和"反西方偏执"的泥沼，"以一种'遥远的目光'来审视自身"，使得关于"自我"与"他者"的研究成为"知识互惠的基石"。

这里的"他山之石"也绝非对西方观点的全盘欣赏与接受。"他者"之言毕竟是他者之言，由于文化的不可通约性使得他者之言思必然是有文化隔阂的。我们研究"他者"之言并不是想让"他者"把中医解释清楚加以发展，这是本土学者应该做的，也只有本土学者能够做；"他者"之言思只是给我们提供一个参照物，甚或在进行传播时作为背景资料（是谓"知己知彼，百战不殆"也）。在目前阶段人类学的中国研究的价值不仅仅直接表现为其实用性，而如王铭铭所指出的，"更多地表现在其对中国社会—文化的理解、对社会转型的解释以及对中国本土学术的建构的参考意义之上。"

结束语

以一位"老外"提出的八项建议作为开放的结尾，也作为"他者"眼中的"他者"之一瞥，其价值与批判请读者自考：

1. 中医要保留纯正中医，并使中医适应其他国家的发展；
2. 共同发展纯正中医和中西医结合医学，避免不恰当整合；

3. 纠正翻译中一些错误理解和认识；

4. 发展循证中医学；

5. 重新评价中医教育及培训，集中于中医的质量；

6. 中医国际化应包含中医的根基及中国哲学、文化、历史和语言；

7. 要意识到现代化并不等于西化，现代化是中医发展的关键；

8. 在中国创建中医药国际智囊团，在世界范围内指导它的发展方向及政策，中国要成为其基础。

（文章来源：严暄暄，陈小平，何清湖．"他者"眼中的"他者"——浅谈中医文化人类学海外研究的意义．湖南中医药大学学报，2013 年第 2 期）

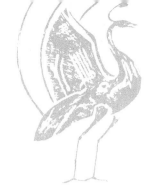

第六章 "中医＋"思维

一 中医药行业需要"中医十"思维

观点采撷

· 中医药之所以发展缓慢且总有力所不逮之时，与中医药教育教学、理论研究、科研创新等领域存在的三个显著弊象息息相关，即知识碎片化、过度专业化、过分西化思维。

· "中医＋"思维旨在遵循学科本质而客观、科学的实现学科内部有机的整合及与其他学科合理的交叉，目的在于倡导中医药学回归整体观的本色，夯实学科基础，促进学科发展。

· 中医药学科内部"＋"：从教学上要以"A＋B"乃至"A＋B＋C"的形式授课，促使教育工作者首先实现知识的系统化、完整化，进而逐步避免其知识碎片化和过度专业化。

· 中医药学＋X：中医药学想要进一步在应对复杂医学问题上凸显优势、在学科发展推广中乘风破浪，则势必需要进行广泛的学科交叉来进行学术研究及传播推广。

近来，"互联网＋"思维模式及其驱动市场的运作形式、促进传统行业的方法策略逐步成为人们热衷研讨、积极参与、乐于实践的主流创新创业方式。如今，这一风潮也慢慢向中医药行业靠拢、接轨乃至融合。无疑，这种思维模式指导下的运作形式及方法策略必然会带给包括中医药在内诸多传统行业新的生机。但是，一个行业在未来社会、市场中的潜能到底有多大，根本上取决于自身实力。据此，笔者根据多年从事中医药领域相关工作的经验心得而提出"中医＋"思维，旨在为促进中医药能进一步回归本色、夯实基础提供思路方法，希望借此可为中医药行业、学科的实力提升贡献绵薄之力。

为何中医药需"＋"

综观中医药行业现状，时代进步和学科改革尽管促进了不同领域的深入研究，产生了一批知识理论、临床科研的成果。但事实上，业界许多前辈大家及青年学者对现今我们行业的发展持不甚乐观的态度，普遍认为中医药作为祖国千百年的独特学科、智慧瑰宝，其发展却着实缓慢且总有力所不逮之时。有劲使不上、抓不住发展脉门是不少学者的主观感受。而在笔者看来，这一现象的产生与中医药教育教学、理论研究、科研创新等领域存在的三个显著弊象息息相关：

知识碎片化

笔者曾撰文《"三化"制约中医发展》（见《中国中医药报》2013 年 11月 21 日）谈到过中医药学科的过度分化对学科发展造成了一定伤害。学科的分化本源于社会需求、学科发展需求。但在学科分化的基础上，许多研究者、教育者因为学科分化而降低自我要求，为了服从分化的学科而使个人的知识体系固化、知识视野狭窄、知识传播单一。最终导致中医药从业人员有了知识碎片化的倾向，并进一步使中医药教育教学、科学研究狭隘、局促。

众所周知，医学所涉及的生命问题、疾病发生发展问题等均是复杂艰深的科学命题，而针对这些科学命题，中医学以整体观念作为根本理念来树立学科知识体系以应对解决，也与现今益发得到现代医学界重视的"生物—心理—社会"医学模式有不谋而合之处。正如《黄帝内经·气交变大论》曰："《上经》曰：'夫道者上知天文，下知地理，中知人事，可以长久，此之谓也'。"诚然，在现今庞杂的知识背景下，不可能也没必要让医学工作者对凡事万物的知识道理均要有所涉猎，但在起码的中医药领域内，中医药工作者理当具备相对比较系统完整的中医药知识体系、尽量广泛地涉猎中医药相关知识内容。但反观现今的中医药行业，却屡屡出现了研究、教育上的怪现象——能够进行中医诊断教学的一些老师居然不能担纲中医基础理论教学；一些学者对中医经典的教学及研究只能担纲《黄帝内经》《伤寒论》《金匮要略》《温病》中的一门却没有能力涉足多门；还有方剂教学者中药功底差或中药研究者对方剂一窍不通、理论研究者不能以临床举证或临床工作者不能以理论阐发等。凡此种种，均凸显了学科分化背景下中医从业人员的知识碎片化现象，这显然是违背医学要求、逆反中医学理念的学科怪现象。

过度专业化

如前述，源于诸多中医从业人员因为学科分化的原因而主动降低了自身要求，使个人的研究及教学呈现知识的碎片化、零散化，也从而导致另一个非常明显的弊象——过度的专业化。

专业本无可厚非，韩愈《师说》曾有言："闻道有先后，术业有专攻。"但专长理应建立在理论知识的完整系统上而各有所长，而非是为了专业、专长而人为的局限缩窄个人的认知领域、知识获取渠道、思维行为方式。这一人为降低要求的做法或许能使个人专业领域见地、理解乃至研究见长，但绝不利于个人学术乃至整个学科专业的良性发展。历史上的中医先贤已然以身体力行告诉我们，他们能以某一方面专长而闻名历史，但他们没有人仅仅是因为专门研究诊断、外科、方剂、中药而成为专家，均是在深厚系统的知识理论背景基础上触类旁通、由博返约的就某一领域专门阐发而成名成家。由此反观当今中医药行业，未有理论知识基础而先行人为的为个人圈定界限，涌现了大量的专家、学者，却越发少见甚或难见在学科里具有代表性的名家、大医。由此可知专业固然应当提倡，但过度的专业化亦是制约学科发展的严重弊端。

过分的西化思维

在中医药研究领域，适当引用现代科研方法、思维模式，对中医药经典理论、思维模式、方剂药物展开科学研究是可行的，也是现代中医药研究的一种重要研究方法。这一行为本不为过，但令笔者担忧的恰是无论中医药学何专业、何门类均热衷以过分的西方思维模式展开探讨研究，便过犹不及甚至南辕北辙、邯郸学步了。通观现今整个中医学行业，无论从事医史文献、各家学说还是医学经典的学者，不少人乐于以现代生物医学科研手段、数据统计、公式定理来包装所学，几乎西医学所依托的自然科学研究方式方法均成为中医中药的主要甚至是全部研究手段。不同的学科有不同的学科基因成分，而学科基因成分的不同是自然地由该学科的自身学科规律所造成的。对于中医药学来说，其诸多学科理论知识的形成有自然科学的成分，但同时也有许多社会科学、人文科学等成分，而这些不同科学成分的存在源自医学问题的复杂性。面对中医药学中诸多科学成分，中医药研究者、教育者就不能够过分的强调单纯以西方思维为主导的自然科学方法进行中医药研究，应当在系统把握中医药知识理论的基础上探索新的研究方法，在遵循中医思维规律、尊重中医学科特点的前提下展开不同层次、不同领域、不同视角的多种研究方法，才能够使学科研究逐步趋向完整、立体。

或许许多中医药工作者会就此提出质疑，认为主流的研究方法就是自然科学，同时要知道自然科学能够换回来的成果、回报有多么的丰厚。笔者不以为然，许多时候正是因为其他科学领域内研究成果少、影响力小才导致国家扶持度弱、社会回报率低。如果学者们能够主动认清学科本质而回归学科本源展开研究、探索路径，能通过坚持这一方式而多点开花、一树多果，最终也就能够唤起国家、社会的认同与支持。

何谓"中医＋"思维

"中医＋"思维是笔者早年从事中医药工作时便已萌发的想法，因为中医药学本身便是基于整体观念这一理念而形成的一门学科，许多时候对于该学科的研究不得不整体考量、全面把握才有利于学科研究、学术发展。基于前述现阶段中医药领域中目能所及的三种主要弊象，笔者提出"中医＋"思维，旨在能使中医学回归本色而夯实学科基础。具体"中医＋"思维包括两个部分：一是"中医药学科内部＋"，意即整合中医药领域的内部学科，在原有分科的基础上实现学科内部交叉乃至进行必要融合；二是"中医药学＋X"，意即实现中医药学与其他学科的多学科交叉，从真正意义上打破学科的传统壁垒，跳出圈子、转换视角的多方位促进中医药学发展创新。略述如下：

中医药学科内部"＋"

中医药学分科日久，本源自社会需求、学科发展需求以及教育教学需要。但在这一分科情形下却导致诸多从业人员降低自身要求而使个人的中医药理论知识呈现碎片化，个人的学术研究也呈现过度专业化的偏隘。据此，笔者拟从教育教学入手，先实现中医药学科内部的整合。

首先教学上要求一线教师起码以"A＋B"的形式展开授课，其中学术骨干甚至要做到以"A＋B＋C"的形式授课，其意思是中医药学教育工作者起码承担两门以上不同中医药科目的教学工作，即以"A"课程为主要教学任务的教师同时要担纲部分"B"甚至是"C"课程的教授任务。如：原本只教授《黄帝内经》的教师可以再加上一门经典如《伤寒》或《金匮》的教学；原本教授方剂的教师可以适当与中药教师交流协作完成两门课的教学工作；中医基础理论与中医诊断学的教学工作可适当结合；还有鼓励理论教育者广泛参与临床实践及临床带教老师参与理论系统学习等。这一做法从根本入手以教学相长的形式使教育工作者们首先实现知识的系统化、完整化，进而逐步避免其知识碎片化和过度专业化。最终逐步使中医药学科一线教育工作者能担纲多门课程的完整教学，甚则使许多本无必要的学科分类实现融合，从而精简益发臃肿的教学分科。其次，在这一举措影响下，中医药教育者作为中医药领域的主要研究者，也因为对整个学科知识掌握的系统化、完整化而具备相对更为成熟、正确的中医药学认识和宏观把握，并进一步激发出更能突显中医药理念思维特色的科学研究及创新的新思路、新途径。

中医药学＋X

在上述中医药学内部实现一定整合的基础上，应该来说能够从一定程度上使中医学学科实力得以稳固夯实。在这一基础上，中医药学想要进一步在应对复杂医学问题上凸显优势、在学科发展推广中乘风破浪，则势必需要进行广泛的学科交叉来进行学术研究及传播推广。如：立足系统扎实的中医药学理论知识进一步与自然科学学科交叉以探寻出更为契合中医学特色的科研手段，立足中医学治未病理念实现与亚健康学科交叉进行中医亚健康学的研究，立足中医学人文科学及社会科学成分实现与文学、历史学、人类学、哲学、社会学等学科交叉进行多层次的复杂性科学研究，以及研究符合中医药学科特色的"互联网＋"模式的学科推广和发展等。只有实现了广泛的学科交叉、碰撞甚至融汇，才能够使中医药学真正打破固有的传统桎梏而实现突破。

综上所述，是笔者提出"中医＋"思维的初衷及思路概述。需要补充的是，"中医＋"的思维旨在遵循学科本质而客观、科学的实现学科内部有机的整合及与其他学科合理的交叉。其目的在于两点：一是倡导中医药学回归整体观的本色，实现中医从业人员对本学科相关乃至整个中医药理论知识的系统完整掌握，从而杜绝知识碎片化、过度专业化及过分的西方思维等中医药研究及教育的弊象，也就能借此使中医药学科的基础得以夯实；二是在中医药学科基础夯实的前提下，才能有实力真正的立足中医药学学科特色进行与其他多学科的广泛交叉，从而也才能够使中医药学在知识经济时代阔步前行。目前，关于这一思维的研究、实施与贯彻尚在雏形，也在步步实践中不断调整。希望能够借此思维推动中医药学真正实现"上知天文、下知地理、中通人事"的至高要求，而这一目的也契合现今系统科学的前沿领域对于复杂性科学研究的追求与期冀。

（文章来源：何清湖，孙相如．中医药行业需要"中医＋"思维．中国中医药报，2015 年 10 月 19 日第 3 版）

二 "中医＋"思维的提出及其现实意义探讨

观点采撷

• 中医药学是立足"整体观念"的特质而构建的学科体系，无论学科如何分化，以整体视角考量生命、健康及疾病发生发展规律的学科内核，应当是这一学科应用及研究的宗旨及主要方向。

• 中医药学的形成与发展离不开"整体观念"作为核心特质。客观全面的整体思维方式无疑是知常达变的辨证论治观和重视预防的治未病思想的思维源点。

• 中医药学科"内部＋"分为三个方面，即教学课程融合、实践与理论融合、学科团队融合攻坚。

• 中医药学科＋X 分为四个方面：即与人文社科领域相结合，与自然科学领域相结合，结合实际需求、学科需要衍伸中医药学，与先进传播推广模式相结合。

• "中医＋"思维模式将有助于促使中医药学夯实学科基础而回归本色，而整体观念必将在面对未来日益复杂的健康形式及复杂性系统性医学问题的研究过程中发挥巨大的学科优势。

笔者曾初步提出并阐述了"中医＋"思维的思路及其在中医药人才培养

方面的应用。"中医＋"思维主要建立在中医药学本身的学科特质及独特的发展规律之上，并针对行业发展过程中出现的问题提出解决方案，旨在为谋求学科进一步深化发展、模式变革提供思路与方法。笔者认为在中医药行业发展获得重大机遇的今天，势必要求我们以契合学科本质的创新思维来促使学科突破瓶颈、迎接挑战。

"中医＋"思维的提出

中医药学科发展遇到瓶颈不可否认，近年来随着科技的进步、物质条件的丰足使得中医药学科发展取得了不少突破与进步。然而事实上，却也因为过度的学科分化、过分的西化思维及极端的自然科学主张，致使中医药学在发展过程中产生了种种突出问题，略述如下。

一是中医药从业人员知识碎片化。这一现象源于中医学科的过度分化。实际上，学科分化本来源自学科发展需求、社会实际需求，是学科在发展过程中必然产生的现象，是无可厚非的自然状况。然而，中医学科的分化有实际需求的方面，同时也有刻意模仿西医模式而人为划分学科的方面，这在一定程度上违背了中医药学科发展规律，同时也为其传承埋下了隐患。直接导致大量的中医药从业人员不再系统地掌握中医药理论知识、思维方法，转而针对不同分科构建个人知识体系，致使现今绝大多数中医药从业人员对于中医学的掌握呈现知识碎片化、零散化现象，不能系统全面地把握中医药学科体系而造成坐井观天、盲人摸象的中医传承之虞。

二是过度的专业化。基于上述，大量的中医药从业人员知识碎片化的直接结果就是中医药学不同领域的过度专业化。"专业"同样是无可厚非的学科素养，但如若"过度专业"则会使中医药学的临床应用和学科研究有失偏颇、违背学科特质而各走极端。中医药学是立足"整体观念"的特质而构建的学科体系，无论学科如何分化，以整体视角考量生命、健康及疾病发生发展规律的学科内核应当是这一学科应用及研究的宗旨及主要方向。但过度的专业化致使中医药在不同领域的运用及研究过程中日益失却该特色而逐步普同于西医学，这显然造成了中医药学应用与研究的管中窥豹、舍本逐末之虞。

三是过分的西化思维。在研究领域，适当引用自然科学的科研方法、思维模式，对中医药经典理论、思维模式、方剂药物展开研究是现代中医药研究的重要研究方式之一，也是必要的方式方法。但显然，源于西医学的强势影响，目前中医药科学研究已经呈现了过分的西化思维及极端的自然科学主张倾向，几乎西医学所依托的全部自然科学研究手段成为中医药科研的主流行为，同时忽视了中医药学科发展过程中人文、社会、哲学等重要学科成分。最终致使至今中医药在科学研究过程中进程缓慢且成果微少，这显然在时下科文并茂、百花争艳的其他领域学术现状衬托下令人堪忧。无疑，过分的西化思维造成中医药研究领域的削足适履、邯郸学步之虞。

综上，是笔者认为导致中医药学目前发展遇到瓶颈的几个突出问题。目前，以"社会—心理—生物模式"为主流的医学模式已经成为现代医学的共识，而西医学源于自身学科发展的特性使其相对较难贯彻这一医学模式，但中医学的学科特质却恰与该医学模式有诸多不谋而合之处。由此，笔者认为中医药从业人员理应重新审视中医药学科发展，以契合中医药学特质、遵循其形成发展规律为宗旨来创新学科发展的思路与方法。

中医药学的形成与发展离不开"整体观念"作为核心特质。众所周知，"整体观念"是重要的中医学理论体系特点，其本质是通过整体的考量"天人关系、形神关系、生理联系"来系统的把握生命、健康及疾病发生发展规律。尽管整体观念、辨证论治及治未病思想均是重要的中医学理论特点，但客观全面的整体思维方式无疑是知常达变的辨证论治观和重视预防的治未病思想的思维源点，可以说，"整体观念"作为核心特质触发了中医理论的形成。

也正是基于这一核心特质，中医药历代典籍和先贤才会明确地对从医者提出了较高的知识素养要求，如《黄帝内经·气交变大论》曰："《上经》曰：'夫道者上知天文，下知地理，中知人事，可以长久，此之谓也'。"阐明医学研习需要对天文地理、人事物理等知识整体系统的掌握，李时珍在《本草纲目·序例上·十剂》中也强调此观点说："欲为医者，上知天文，下知地理，中知人事，三者俱明，然后可以语人之疾病；不然，则如无目夜游，无足登涉，动致颠殒，而欲愈疾者，未之有也。"同样指明了医学从业人员理应具有整体广博的知识储备。基于此，历代典籍及先贤在阐发医学问题的过程中均较为重视宏观系统、客观细致的考虑自然环境、社会境况、精神情志等一系列与人息息相关的问题，从而也促使该学科在发展过程中能够屡屡契合时代社会的实际需求而实现理论及实践的突破，如宋金之际为除

《局方》温燥之桎梏而有河间丹溪的寒凉育阴诸法；金元之交历战乱、饥困之虞而有易水东垣甘温补虚诸方；明代薛己、景岳诸家立足脾肾而善扶正气；清代叶桂、吴瑭列贤突破伤寒而专擅温病等。这些突破和进展使得中医药作为一门千年学科能历久而弥新。

综上，整体观念作为中医药学形成与发展的核心特质，是中医学认识世界的思维源点、解决问题的根本方式，由此使得中医药学自古至今的理论与实践、技术与方药之间能紧密联系而形成"学术闭环"，得益于这一"学术闭环"使中医药学的理论知识几乎无需续貂"转化医学"而能直接指导实践、拓展研究。事实上，中医药领域的前辈先贤均是秉承整体观念而在相对完整的传承中医药学理论知识体系基础之上才能于不同领域有所专长成就，进而铸就了中医药学科不断的突破发展。而反观现代中医药学科发展，在盲目的学科分化、模式西化及极端自然科学主张的氛围、趋势下，逐步使中医药学失去了整体观念特质而使发展步履艰难。此外，就医学本身来说，其所涉及的生命问题、健康问题及疾病发生发展问题等，本就不是单纯的自然科学问题；其中受到了太多生命个体之外的客观因素影响，如心理、社会、自然环境等；可以说医学本身是涵盖多种科学领域的复杂科学问题，也因此自然的促使医学模式转化为"社会—心理—生物医学模式"，使得医学研究进一步向复杂性系统性科学研究靠拢。从这一视角来看，以整体观念作为特质的中医学在贯彻现代医学模式的研究与应用过程中显然具有得天独厚的优势。所以，笔者提出"中医＋"思维正是旨在重新树立中医药学的核心特质而回归学科本色。

"中医＋"思维的思路与方法及其现实意义

简单来说"中医＋"思维包括两个方向：一是"中医药学科内部＋"，意即整合中医药领域内部的学科，在原有分科的基础上实现中医药二级学科之间的交叉及进行必要融合；二是"中医药学科＋X"，意即实现中医药学与其他学科的多学科交叉，从真正意义上打破现有的学科壁垒，打破桎梏、转换视角，多方位促进中医药学发展创新。其思路与方法略述如下。

中医药学科"内部＋"

诚如前述，中医药学科发展至今凸显出种种弊象，究其根源与中医药学在教学、临床及科研过程中过度的学科分化、模式西化、极端自然科学主张息息相关，而中医药学科的"内部+"就旨在遏制这三种异化趋势，做法分为三个方面。

其一，教学上的课程融合，又分为两个部分。一是中医经典之间打破壁垒实现贯通。中医药典籍浩若烟海、汗牛充栋，经典教育对于中医药教学来说是传承思维、培育方法必不可少的教学板块；然而因为现代教育模式的影响，使得教学上中医药的课程被划分的很细，作为中医经典代表的《黄帝内经》《伤寒论》《金匮要略》《温病学》等往往被分开授教，亦各有专门的教材；固然这一做法契合惯常的教育模式，但无疑也无形地割裂了原本系统完整的中医经典教育体系，使教学者各有偏擅，而学生也很难触类旁通、由博返约的系统掌握中医经典；在笔者看来，理应将中医经典教学统筹整合，可以使教学者通过担纲两门以上中医经典的教授而逐步的打破现有经典分科之间的壁垒，最终能融会贯通的实现中医经典系统完整的教学。二是中医经典与现代中医课程教学结合。对于中医学生来说，学习任务很重，在《中医基础理论》《中医诊断学》《中药学》《方剂学》等现代中医药课程的基础上还要学习诸多中医经典，在笔者看来，实际上，现代中医课程的绝大部分内容脱胎于中医经典，因此，我们现代中医教学完全不必将中医经典课程与现代中医课程全部割裂，通过授课者担纲中医现代课程教学的过程中融入并增加相关性强的中医经典教学内容，从而实现二者之间的有机融合而事半功倍。

其二，实践与理论的融合，源于西医学教育及管理模式的影响，使得中医学原本在整体思维指导下而构筑的"学术闭环"被逐步解构，渐渐地造成理论与实践脱轨、基础和临床分家，这显然在弱化中医药学原本的优势，也使从事基础教学及研究的工作者临床功底薄弱，而从事临床实践的工作者理论功底薄弱，进一步导致近来不少人提出中医药学也应像西医学一样实施"转化医学"模式；实际上正如前述，中医学在"整体观念"主导下具备的"学术闭环"使这门学科本无需赘添"转化医学"。针对这一状况，笔者认为首先应当逐步建立中医药领域的基础教学者、科研者广泛参与临床实践的机制，同时尽量多地安排临床实践者进行相关专业的理论系统学习及教学活动，实现理论与实践的"双向导学"机制，才能够遏制中医药学日益严重的理论与实践脱节的问题。

其三，学科团队融合攻坚：在目前的分科状况下，中医药从业者几乎很难在短时间内再具备前述"上知天文、下知地理、中通人事"的医学研习实践状态，致使绝大多数中医从业人员因为不具备整体系统地中医药理论知识体系而很难宏观系统地把握该学科，也因此导致中医药学在临床、科研等方面的成果日渐失去中医药特色、不能凸显中医药理论实践优势。然而要知道，团队作业、群策群力已然是当今解决科学问题、社会问题、学科发展问题的主流方式。面对临床疑难复杂病症、科研疑点难点、教学滞后模式，我们大可以跨越中医药学内部的二级学科界限，以疑难点作为结合点来整合学科团队，通过汇集中医药领域不同学科的智慧、力量以客观系统的整体模式来攻坚克难，就能够在学术碰撞交流、互通有无的过程中贯通学术脉搏、迸发学科潜能，也进而能逐步凸显中医药学整体系统的解决医学问题的特色。

中医药学科＋X

自古至今，中医药学在整体观念的主导下其发展衍化都是一个开放包容的过程，中医历代先贤在构筑知识理论时十分注重汲取当代人文哲学及科技成果，最终铸就了中医药学整体医学、系统医学的特色。现今，我们在整合中医药学内部学科的基础之上，更应当注重与其他学科的交叉、与其他平台的融合及对现代科研成果的吸收，大致分为四个方面。

其一，与人文社科领域相结合，中医药学本身凝聚了中国古代深邃的哲学智慧，其人文、社会科学的成分至今都具有现实的借鉴意义，如：中医药传统医德伦理思想对于时下在医患矛盾中日益凸显的医德问题具有指导意义，中医药学蕴含的文化哲学思想是对中国传统文化的汲取与补充等。我们应当有意识地吸纳人文社科的研究方法、学科人才，展开系统的中医药学人文社科领域的研究，为解决时下突出的社会问题、哲学问题、文化思想问题等提供丰富的思路与方法。

其二，与自然科学领域相结合。现代中医药领域尖端成果的产生不能忽视自然科学研究手段的重要性，与现代生物化学、药理学、药物化学、分子遗传学等研究的方式方法结合能够促进中医药学在药物方剂、生理、病理等领域广泛的产生科研成果。值得注意的是，我们要借助自然科学手段拓展中医药学，而要避免在研究中医药过程中唯自然科学化。

其三，结合实际需求、学科需要衍伸中医药学。如前述，学科的分化与学科发展及社会需求息息相关，不仅得益于时代背景下多种科技人文成果的结合，同时也源于时下流行病状况、自然社会环境等。在完善中医药学整体医学特色的基础上，我们理应进一步结合实际拓展学科，如：结合亚健康学及中医治未病思想形成中医亚健康学，结合地域文化特色形成地方中医药文化研究，发挥中医药学养生特色服务保健及养老领域等。

其四，与先进传播推广模式相结合。当今的中医药学传承及传播必然不能完全与古代的坐堂医相同，我们应当注重与时下先进的推广传播模式相结合以有利于扩大中医药学科知识及文化思想的传承与传播。如：结合"互联网＋"推广模式实现中医药知识的广泛普及及更大范围的便民服务；将互联网及传播媒介引入教学，在获取医患认可的前提下实现实时直播名老中医临证，可以解决现代中医传承过程中面临的"跟师难"等问题等。

"中医＋"思维的现实意义

笔者认为，通过"中医＋"思维的推动，对于中医药学科发展有五点现实意义。一是以教学为引领，贯通、整合中医经典与现代中医药课程，促使教学者及学习者能系统整体地把握中医药理论知识体系，有益于中医药保持"整体观念"的学科特色；二是中医药学得益于整体观念而本就具有紧密的理论实践联系性，笔者谓之"学术闭环"，即知识与应用之间密切的双向反馈模式，通过建立"双向导学"机制推进理论与实践相结合，则能够逐步的再现整体医学特色，而根本无需增添不必要的"转化医学"环节；三是通过不同学科团队融合攻坚，逐步的整合相关的医药学领域知识结构，有助于中医药学发挥整体医学特色而贯彻现代医学模式；四是通过中医药学在保持整体观念特色的基础上实现与外部多学科的交叉结合，能够使多领域技术方法良性有机的服务中医药学，而非喧宾夺主地剥夺中医药学特色，使中医药学紧随时代发展步伐而同时凸显独特的学科特色；五是基于种种贯通融会，通过在未来不断的实践和修正，最终能使中医药学理论知识体系保持完整性，能使越来越多的中医药从业者逐渐在实践中发挥中医药学整体医学特色而为未来社会日益需求的全科医生做好知识储备、能力准备，能让中医药学的整体医学观在复杂性系统性的医学研究中提供扎实的理论及实践基础，能够良性的延伸拓展中医药学科领域，能使其推广、传播、传承手段多样化而大大提高效能，能够不断涌现出契合学科本质特色的理论及科研成果。

综上所述，是笔者针对目前中医药发展亟待解决的突出问题提出的一种解决思维。总起来说，就是通过教学上的贯通、理论实践的融合及不同学科团队的整合使中医药学本身逐步恢复中医药学整体医学、系统医学特色，在此基础上，再广泛地与其他学科展开交叉结合，最终实现中医药学科良性合理的衍伸发展，同时也使其能紧随时代步伐而保持特质、发挥优势。笔者相信"中医＋"思维模式的贯彻将有助于促使中医药学夯实学科基础而回归本色，而中医药学整体观念的医学特质必将在面对未来日益复杂的健康形式及复杂性系统性医学问题的研究过程中发挥巨大的学科优势。

（文章来源：何清湖，孙相如，陈小平，等．"中医＋"思维的提出及其现实意义探讨．中华中医药杂志，2016 年第 31 卷第 7 期）

三 "中医＋"思维促进中西医临床协作

观点采撷

• 中西医结合医学的发展不仅不会掣肘中医学发展，反而更加有利于中医学突破局限与短板，有利于加快中医学现代化进程。

• 不论是中医学科内部革新动力的驱使还是医学发展所需，均表明中西医结合医学的产生实际上是中医学发展的必然趋势之一。

• 发掘并整合中医文献资料中诊治重大疑难疾病的相关内容，同时整合当下诊治重大疑难疾病多样的经验方法及诊疗方案，是整个中西医临床协作工作的基础。

• 重大疑难疾病的中西医临床协作，理应以中医学为主导，中医院校及医疗机构牵头。

• 应当促使现有中医院校优势学科、临床专科主动与西医医院、西医院校强强联合形成广泛的合作平台并产生相应的机制和模式。

中西医结合作为中医学与西医学的交叉领域，是我国医疗卫生实践的重要方针，更是发轫于临床而具有明确发展目标及独特方法论的学术体系。在笔者看来，这一门学科的产生并不仅仅是历史发展、文明交互的结果，更与中医学学科本身内在的革新动力息息相关，也是中医学乃至医学发展所需的必然探索。

近来，为深入贯彻国家"中西医并重"卫生工作方针，探索中西医结合防治疾病的新思路、新方法和新模式，国家中医药管理局联合国家卫生计生委决定共同开展重大疑难疾病中西医临床协作的相关研究及实践工作。在这个过程中，"中医＋"思维将进一步促进重大疑难疾病中西医临床协作。

中医作为中国传统医学，千百年来以其独特的理论知识体系、技术方法药物为人类健康保驾护航、为生命繁衍着功助力的医学力量。中西医结合医学的产生既是历史发展、文明碰撞的结果，更是在中医学理论包容性影响下，诸多中医先贤力图创新所凝聚迸发的学科革新动力的体现。基于此，随着两种医学不断地交融，中西医结合医学终成现今中国医疗领域不容忽视的重要医学力量。

就医学整体发展而言，不能否认，不同的医学都各有短板和不足，传承千年的中医学确有疗效，亦有自身学科的局限性。而医学发展至今，经由历代医学前辈不断的临床实践、不断的理论探讨以及不断的方药研究，不管中西医结合目前发展到何种程度，不论二者之间是处在配合、凑合、整合还是融合的关系阶段，中西医结合医学都是中医学乃至整个医学界为进一步提高临床疗效、促进整个医学进步、促进中医现代化而要进行的必然探索。这种探索在促使临床疗效进步提高的同时，也在一定程度上促进了包括中医学在内整个医学学科的发展、拓展了两种医学探索生命问题时的视野并进而促进了当代医学人才的培养。值得强调的是，中西医结合医学的发展不仅不会掣肘中医学发展，反而更加有利于中医学突破局限与短板、有利于加快中医学现代化进程，也是中医学能够持续良性发展的重要保障之一。总而言之，中医学与西医学是对手——在良性竞争中提高了整个医学的发展，二者更应是朋友——在互助融合中让医学得以发挥更大效能。综上观之，笔者认为，之所以在推进重大疑难疾病的中西医临床协作工作中需要"中医＋"思维，是因为不论是中医学科内部革新动力的驱使还是医学外部发展所需，均表明中西医结合医学的产生实际上是中医学发展的必然趋势之一，其本身仍是以中医学为主导而衍生出的新医学学科，因此在进一步发展该学科相关工作的过程中就有必要也很需要以中医学为主导而运用"中医＋"思维。

"中医＋"思维在临床的运用基于前述,笔者认为"中医＋"思维的运用可以具体到以下三个方面:

首先,整合中医内部资源。在对重大疑难疾病临床防治的研究过程中,我们有必要充分且积极地发掘中医学宏丰的文献资源,广泛的以援古证今的方式方法类比、采撷并整合中医诊治疑难重症的相关文献知识。事实证明,哪怕文献中所蕴含医药知识的细枝末节对于现今临床实践乃至科研突破仍有重要的借鉴意义,故而我们不能忽视古为今用的力量而应进一步着力探索和整合中医学诊治重大疑难疾病的相关文献内容。

中医辨证论治的学科特色使其面对重大疑难疾病繁杂迷乱的临床表现时有着更为灵活的辨治思路和多样丰富的防治方式,一方面是因为中医学历来重视"因时、因地、因人"三因制宜而依据客观情况制定多种解决方案,另一方面不同的医家也因为医学观点的差异而针对某一疾病有着不同的诊治方式,而重大疑难疾病本身的复杂性及多变性本就需要临床诊治手段的多样化和及时变通的灵活性。因此整合当今不同医家医学经验及不同地域各级中医重点学科、临床专科理论成果和诊疗方案亦是必需的中医资源整合方式。

发掘并整合中医文献资料中诊治重大疑难疾病的相关内容,同时整合当下诊治重大疑难疾病多样的经验方法及诊疗方案,是整个中西医临床协作工作的基础,谓之"中医内部＋"。

其次,"病证思维结合"促进中西医临床诊疗方案形成。重大疑难疾病往往具有病因复杂、病程迁延、病势危急严重、症状驳杂、兼症多而易并发等特点。面对复杂问题,就势必要求我们不能简单地以一种思维方式或一种解决模式应对,必然需要整合不同方法、不同思路、不同技术来提高临床疗效、防治水平,从而得到最优的临床解决方案。

同时,在中西医临床诊疗方案的形成过程中,还要注重保持各自学科的本质特色,求同存异的协调合作才不会伤害学科特性而彼此发挥优势。总而言之,以病证结合的开放思维、视角重新审视疑难疾病规律,遵循疾病客观规律、尊重学科特性而以求真务实的态度、求同存异的方式广泛总结中西医临床优势技术方法，才能使中西医学真正意义上实现优势互补而形成诊疗方案，并最终使疑难重病的诊治疗效最优化。

第三，广泛建立中西医临床的协作平台并形成相关机制。中西医临床协作的研究及实践工作需要依托平台、依靠机制才能顺利开展。平台的建立，可以首先以各级中医医院及中医高校现阶段、相对尚处于发展之中的优势学科及临床专科为基础，主动促使其与西医医院、西医院校强强联合形成重大疑难疾病的学术科研平台、临床实践平台及教育教学平台。以平台为依托，凝聚中、西医学力量共同探讨中西医临床合作的机制，从而形成中医及西医临床诊疗团队互动机制并创建中西医人员协作会诊、联合门诊、联合查房、联合病例讨论、学术联合、中西医科室负责人交叉任职等一系列协作模式与医疗制度。依托平台促进机制制度化并保证其运行，从而可以实地直接地为患者提供一站式中西医协作综合诊疗服务，才能进一步真正意义上推动中西医临床协作工作展开，并能够切实地以实践为基础来提高中西医诊治疑难重病的临床疗效及防治水平。

概而言之，笔者认为重大疑难疾病的中西医临床协作，理应以中医学为主导，中医院校及医疗机构牵头，首先整合并发挥中医学内部诊治重大疑难疾病的优势、特色，以自身医疗资源作为协作基础；再以两种医学思维的结合开阔视野、转换视角来研究重大疑难疾病的发生发展规律，并通过临床实践求真务实的形成中西医结合临床诊疗方案；同时应当促使现有中医院校机构优势学科、临床专科主动与西医医院、西医院校强强联合形成广泛的合作平台并产生相应的机制和模式。最终，自身优势资源、临床诊疗方案及平台机制的建立三者相辅相成、相得益彰才能充分发挥中西医学各自优势实现多学科交叉、全方位协作，形成医疗、教学、科研相结合，产生从预防、治疗到康复全面的中西医协作防治重大疑难疾病的诊疗体系。

（文章来源：何清湖，孙相如．"中医＋"思维促进中西医临床协作．中国中医药报，2016 年 2 月 19 日第 3 版）

四 "中医＋"思维促进中医亚健康学发展

观点采撷

· 在把握学科总体特点的前提下，中医亚健康学要与中医各科"相加"，形成有鲜明中医特色的一整套有理论、有实践、易操作的中医亚健康学体系。

· 中医亚健康学与现代医学的有机结合，要充分运用中医的整体观念、"治未病"等思想，还应遵循循证研究方法，加强亚健康研究的可信度。

· 与各学科、各产业"相加"，不仅可以丰富中医亚健康学本身，同时可以带动相关产业发展，在维护健康的同时促进就业。

目前，中医亚健康学的发展存在一些问题。一是亚健康的研究失之于粗，失之于泛。亚健康学只初具雏形，许多领域的研究还刚刚起步。二是中医亚健康学还没有得到全行业、全社会的公认，现代医学仍习惯用线性思维看待健康与疾病，在健康与疾病的区分上，采用简单的二分法。要解决这些问题，笔者认为要运用"中医＋"思维在三个不同层次予以解决。

中医亚健康＋中医各科

在把握中医亚健康学总体特点的前提下，与中医儿科学、中医妇科学、中医老年病学、中医男科学，中医药膳学、针灸推拿学等"相加"。一方面研究不同对象的亚健康发生特点、机制，另一方面总结和发展中医调理亚健康的手段，特别是要发挥中医"天人合一"的思想，充分利用已有的各种自然疗法、非药物疗法，形成有鲜明中医特色的一整套有理论、有实践、易操作的中医亚健康学体系。

中医亚健康＋现代医学

中医亚健康学要快速发展，得到广泛认可，必须与现代医学"相加"。中医亚健康学与现代医学的结合应是多层次的：要与现代医学的基础研究手段相结合，如分子生物学、基因组学、表观遗传学等，从微观角度用现代医学的理论阐释亚健康的发生发展机制；要与现代医学的流行病学调查手段结合，通过流行病学调查等现代医学的调研方法，分析总结亚健康在不同人群的分布规律、危险因素、保护因素、发生特点等，对干预亚健康做出相应的指导；要与现代医学的治疗、预防、康复手段结合，积极利用已有的现代医学研究成果，如各慢性疾病的三级预防研究，运动疗法研究等。中医亚健康学与现代医学的有机结合，要充分运用中医的整体观念、"治未病"等思想，还应遵循循证研究方法，加强亚健康研究的可信度。如此不仅能够促进中医亚健康学的发展，成为中西医结合的一条新路子，对现代医学本身也是极有益的补充。

中医亚健康+各学科、各产业

形成亚健康的原因多种多样，亚健康的研究、调治也应多种多样。与各学科、各产业"相加"，不仅可以丰富中医亚健康学本身，同时可以带动相关产业发展，在维护健康的同时促进就业。如与文化产业"相加"，开发相关文化产品，在丰富群众精神生活的同时，对群众进行亚健康的健康教育，使群众更深刻的认识亚健康，理解亚健康；与食品产业"相加"，开发亚健康调理食品，如各种药糕、药茶、药饮等；与旅游业"相加"，促进中医药健康旅游产业发展；与 IT 产业"相加"，开发亚健康监测设备，如在中医药理论指导下开发可穿戴设备，不间断地监测身体指标，开发中医药健康管理APP，方便拥有智能手机的用户进行自我健康管理。

运用"中医+"思维发展中医亚健康学，可以在不同层次产生积极效果，在实现其自身发展的同时，紧密结合国家政策，带动相关产业发展，为人民群众健康和经济社会发展做出贡献。

（文章来源：何清湖，曹淼．"中医+"思维促进中医亚健康学发展．中国中医药报，2016 年 1 月 7 日第 3 版）

五 以"中医＋"构建健康管理服务规范

观点采撷

• 充分发挥中医学的特色与优势，兼容并蓄，不仅中医学科内部相互融会贯通，且吸纳现代医学和其他学科的最新技术与方法，在保持中医特色的同时也保持其应有的先进性。

• 中医学的理论特色"相加"融合贯穿于中医健康管理服务规范的制定过程中，发挥了中医学在健康管理服务中得天独厚的优势。

• 中医理论是规范制定的理论基础，是其科学性与系统性的保障；在中医理论指导下的临床实践充分体现了中医学的特色与优势。两者相互融合，才能构成中医健康管理服务规范的完整体系。

• 应在突出中医主体性的前提下，兼容并蓄，充分吸纳其他相关学科的最新技术与手段，使中医健康管理服务规范的内容更丰富，整体效果更佳。

"中医＋"思维包括两个部分：一是"中医药学科内部＋"，意即整合中医药领域的内部学科；二是"中医药学＋X"，意即实现中医药学与其他学科的多学科交叉，打破学科的传统壁垒。

中医健康管理服务规范在突出中医主体性的前提下，兼容并蓄，充分吸纳其他相关学科的最新技术与手段，集众学科之所长，使中医健康管理服务规范的内容更丰富，整体效果更佳。

在国务院出台一系列大力扶持健康服务业发展的政策背景下，中医健康管理成为健康服务业发展的重要内容之一。在"中医＋"思维模式的指导下，制定中医健康管理服务规范，充分发挥中医学的特色与优势，兼容并蓄，不仅中医学科内部相互融会贯通，且吸纳现代医学和其他学科的最新技术与方法，在保持中医特色的同时也保持其应有的先进性。

"中医＋"思维与中医健康管理

"中医＋"思维是基于目前中医药行业发展存在知识碎片化、过度专业化、过度西化思维的背景下提出的新思维模式，其包括两个部分：一是"中医药学科内部＋"，意即整合中医药领域的内部学科，在原有分科的基础上实现学科内部交叉乃至进行必要融合；二是"中医药学＋X"，意即实现中医药学与其他学科的多学科交叉，从真正意义上打破学科的传统壁垒，跳出圈子、转换视角的多方位促进中医药学发展创新。

中医健康管理是根据中医学基本理论，运用中医"整体观念""治未病"思想，结合健康管理学理念，为社会个体或群体的健康状态进行系统的信息采集、评估、调理以及跟踪服务，从而提高人口健康素质的动态服务过程。

为了进一步贯彻《国务院关于促进健康服务业发展的若干意见》（国发2013〔40〕号）、《中医药健康服务发展规划（2015—2020年）》（国办发2015〔32〕号）、《中医药发展战略规划纲要（2016—2030年)》（国发2016〔15〕号）的文件精神，在"中医＋"思维的指导下，系统制定具有中医特色的健康管理服务规范，使其更具有实用性、可行性、规范性、系统性，不仅适应了我国蓬勃发展的健康服务业市场的迫切需求，同时对健康管理相关的学术发展也将起到巨大的促进作用。

中医健康管理服务规范中的"中医药学科内部＋"

中医理论特色的"相加"

中医学的理论特色主要包括了整体观、辨证论治及"治未病"思想。整体观在认识和处理有关生命、健康和疾病等问题时，注重了人体自身的完整性及人与自然社会环境之间的统一性和联系性，这与现代医学"生物—心理—社会—生态医学"模式具有异曲同工之妙。辨证论治是以中医学理论辨析有关疾病的资料以确立证候，确定其治则治法方药并付诸实施的思维和实践过程。以病人为中心，根据个体差异性提供个性化的诊疗方案，这与中医健康管理的个性化服务理念不谋而合。"治未病"思想根植于博大精深的中国传统文化，是中医学的一大特色与优势。其内涵为"未病养生、欲病救萌、已病防变、瘥后防复"，其对象覆盖了健康人群、亚健康人群和疾病人群。中医学的理论特色"相加"融合贯穿于中医健康管理服务规范的制定过程中，发挥了中医学在健康管理服务中得天独厚的优势。

中医理论与临床实践的融合

中医健康管理服务规范的制定是建立在中医学理论基础上的，结合中医特色诊疗方法，渗透到中医健康管理服务的每个环节。中医理论是规范制定的理论基础，是其科学性与系统性的保障；在中医理论指导下的临床实践充分体现了中医学的特色与优势。两者相互融合，才能构成中医健康管理服务规范的完整体系。临床实践中要注重中医特色干预方法的实用性。在人们提倡回归大自然、崇尚自然疗法的今天，中医具有许多"简、便、廉、验"的特色干预方法，如针灸、推拿、刮痧、拔罐、整脊、足浴等，这些特色方法安全性高，效果突出，副作用小，易于在广大民众中推广普及。

临床学科之间的融合

中医学近年来的学科分化越来越趋于细化，在一定程度上忽视了中医整体系统的医学观念。中医能够发挥的特色在于其整体、系统地处理疾病，即使学科分化得再细、再精准，作为中医的学科在临床的过程中都应当保持其整体系统、辨证论治的特色，才能形成真正意义上具有中医特色的诊疗方案、技术手段。

中医健康管理服务规范的制定需要综合各中医临床学科的内容，吸纳各临床学科中有效的干预方法。需要认识到，中医临床学科虽然各有其特点和相对完整的学科体系构架，但它们都是以中医基础理论为其理论根基，这也是贯通、联系各临床学科的桥梁。这就要求从业者在充分掌握中医基础理论的前提下，对各中医临床学科，如中医内科学、中医外科学、中医妇科学、中医药膳学、针灸推拿学等内容融会贯通，才能形成较为完备的中医健康管理服务方案。

中医干预方法之间的融合

中医特色干预方法是中医健康管理服务规范的重要组成部分。中医具有丰富的干预方法，如推拿、拔罐、针灸、药浴、药膳、刮痧等，其"简、便、廉、验"的特点更加符合我国的国情，趋于自然的干预手段也迎合了现代人们提倡回归大自然，崇尚自然疗法的潮流。干预手段相对较低的成本使中医健康管理方案的整体价格定位更趋于平民化，能够让更多大众群体接受；简单、方便而有效的方法确保了中医健康管理方案的可实施性和有效性；健康教育包含的简便廉验的自我保健方法更易于掌握，提高了大众群体的自我保健意识和能力。不同干预方法各具特点，具有不同的针对性和侧重点。中医健康管理服务规范的制定需要将这些特色干预方法充分融合在一起，针对不同的服务对象做出灵活的调整，最终形成科学合理的健康管理方案。

中医健康管理服务规范中的"中医药学+X"

与现代健康管理学相融合

现代健康管理的概念自 20 世纪 60 年代由美国提出后，得到了快速的发展。现代健康管理服务发展至今，已具有相对成熟的模式。中医健康管理服务是健康管理概念引入到我国后，充分吸纳中医学的优势与特色形成的。因此，在建立其服务规范时可借鉴较为成熟的现代医学健康管理模式，但并非是简单的概念移植与模式复制，还需要满足我国国民的实际需求。在中医学理论的指导下，充分发挥中医学的优势与特色，作出合理的调整。

与现代医学和其他相关学科相融合

中医健康管理服务规范虽然是在中医学理论的框架下设计实施的，但仅仅以中医学的诊疗手段作为其组成部分太过单薄，且中医诊疗方法也具有一定的局限性。而现代医学借助科技力量的不断发展，具有许多先进、成熟的诊疗技术与方法。因此，中医健康管理服务规范的内容还需结合现代医学中先进的诊断和干预技术与方法，为我所用。在突出中医主体性的前提下，兼容并蓄，充分吸纳其他相关学科的最新技术与手段，集众学科之所长，使中医健康管理服务规范的内容更丰富，整体效果更佳。

遵循现代规范标准的制定要求

中医健康管理服务规范作为我国团体标准之一，其制定需要遵循现代规范标准的制定要求。按照标准中技术内容的要求程度进行分类，标准可以分为规范、规程和指南，三者技术内容要求程度逐渐降低。

《中医药健康服务发展规划（2015—2020 年）》（国办 2015［32］号）指出，将中医药优势与健康管理结合，以慢性病管理为重点，以治未病理念为核心，探索融健康文化、健康管理、健康保险为一体的中医健康保障模式。在此背景下，中医健康管理服务标准的制定为中医药健康服务业的良性发展提供了可供参考的标准与规范,具有重大的现实意义。

中医健康管理服务规范在"中医+"思维模式的指导下,其服务对象覆盖了健康人群、亚健康人群和疾病人群,覆盖面广,不同人群的中医健康管理服务内容既有一定的特异性,彼此之间又是相互融合联系的。再者,服务流程中的各个环节也可针对服务对象的实际需求进行灵活调整,在参照标准流程的基础上可进行适当的调整。此外,在大数据时代背景下,构建中医健康管理服务数据库显得尤为必要。通过对数据库的大数据进行数据挖掘,可有效得出我国的中医健康管理服务中存在的各种规律与结论。这不仅为中医健康管理服务规范的修订提供了重要的参考,也是我国健康服务业现况分析及下一步相关政策制定的重要依据。

(文章来源:何清湖,张冀东,洪净. 以"中医+"构建健康管理服务规范. 中国中医药报,2016年6月16日第3版)

六 "中医+"思维培养拔尖人才

观点采撷

• 不同学校要承担不同的社会服务性,不同学制要达到不同的培养目标,医药类大学应以多样的教育模式满足社会需求。

• 培养拔尖人才的过程中务必打破中、西医两种教育的藩篱,实现优势结合、结构互补,实现优势最大化。

• 培养拔尖人才的根本原则:一是有教无类、因材施教;二是循序渐进,不可揠苗助长;三是将传统与现代教育方式有机结合。

• 培养过程中可以更多设置目的、性质不同的培养平台并开放更多的教学资源,提高拔尖人才的参与性,有针对性地发掘人才优势,协助其提早确立主攻方向,最终实现拔尖人才的培养价值。

笔者曾在文章《中医药行业需要"中医+"思维》中初步提出以教育教学为出发点的"中医+"思维运用模式,旨在倡导中医药行业进一步因循学科自身发展规律、内涵本质,以契合学科特性的思路和方法使其发展能在回归本色、夯实基础的前提下,良性循环、长久持续。近年来,多所中医药高校逐渐将"中医高校拔尖人才培养"提上日程，笔者认为以"中医＋"思维指导教育教学有助于拔尖人才的培养。

从"医学精英教育之辨"谈起

一直以来，在医学教育领域总有不少声音指出，医学教育理应是精英教育，是少数高考中的"翘楚"，甚至是其他专业大学毕业后的"人中龙凤"才能有资格学习的一门学科。这一观点在中医学教育领域更是格外响亮，很多人认为中医学博大精深，更是需要精英中的精英才有资格置身其中。笔者并不否认精英教育在一门学科发展过程中的独特优势，也承认许多国家在医学领域内采取精英教育模式的确起到良好效果，更认同对于一门关乎性命、联系生死的学科来说，能够进行精英教育再好不过了。但事实是，就目前而言，仅以简单的精英教育模式概括整个医学教育模式是不现实、不合理也不可取的。

就国情而言，我国人口众多、幅员辽阔、地域广袤，不同地区之间有着经济发展、自然环境、文化习俗等各方面的巨大差异。因此在不同地域建立专科及本科以上教育机构以承担相应地区所需求的社会服务性就必然要采取不同的教育模式。一线城市，经济增速快、发展水平高，相较而言，其地方医疗系统汇集了全国顶尖的医疗资源，他们的医疗系统相对来说并不需要充实过多的医学人才，因此可以小范围、小规模地招收素质较高的医学人才进行培养，其培养目的主要是为一线城市乃至更高平台输出医学力量，因此其医学教育往往可以采用精英教育模式；二、三线城市经济发展相对较慢，城市中还有不少地域发展水平比较滞后甚至较差，因此当地本、专科院校为了承担社会服务就不能够单单指望培养规模较小的医学精英来保障整个地域的医疗卫生水平，就需要大批量、大范围招收并培养医学力量来服务基层，因为基层巨大的医学需求迫使地方院校扩大招生，这时候精英教育显然不能适用。

不同学校要承担不同的社会服务性，不同学制要达到不同的培养目标，医药类大学应遵循实际情况、契合自身条件来合理定位教育教学方式，以多样的教育模式满足社会需求。近来不少中医药高校逐步采取的方式值得借鉴：在统一招收的中医药学生里公开选拔拔尖人才，以相对优势的医学教育资源培养一批有利于中医传承、医学发展的精英人才。这一做法类似而不完全等同于精英教育，为医学领域集中了更为优秀的人才，并配套更为优势的教育资源，在一定程度上有利于中医学发展。下一步如何培养中医药拔尖人才，使之最终既体现出拔尖优势又避免揠苗助长，值得我们思深思。

培养拔尖人才的根本原则

在拔尖人才的培养中，不少中医高校已经展开试点并从中总结出不少思路与方法，如辽宁中医药大学郭晓冬等从学习经典、坚持临床、基层实践、名师导教等方面提出了中医拔尖人才的培养途径，北京中医药大学翟双庆等以知识、能力、素质为线索构建中医临床型拔尖人才的培养结构，湖北中医药大学对于中医拔尖创新人才拟定了具体的培养方案等，湖南中医药大学也从 2012 年开始着力构建中医高校拔尖人才的培养模式。

不少中医高校在拔尖人才培养中也面临很多问题：一是拔尖人才评价体系不清、社会定位不明；二是拔尖人才研修课程明显加多而学习效果并不显著；三是传统与现代的中医教育方式存在取舍之争。针对这三大问题，笔者从宏观角度提出三点根本原则。

有教无类、因材施教

首先，中医高校拔尖人才仍属于高校教育范畴，对其培养理应契合中医药高校教育要求，如就本科阶段而言，评价体系仍应以医学本科教育对于"基本理论、基础知识、基本技能"的掌握为根本宗旨，其未来输出社会的定位也当因大学承担的社会服务目标而定，此谓"有教无类"，即培养过程中无需过分强调其"拔尖人才"身份。可以在原本评价体系的基础上严要求、高标准的引入选拔及淘汰机制，也可以在向社会输出过程中根据评价考核结果采取相应的推荐方式，但无需另设标准和重新定位而使得原有高校教育评价体系及社会定位混乱。

"因材施教"则是指结合拔尖人才的自身优势及特性向临床、科研、理论、教学等多方面培养，为中医药发展服务。

循序渐进，不可揠苗助长

拔尖人才是通过公开、统一选拔出来的一批素质较高、学风优良、热爱中医的优秀人才。对于他们的培养，一些院校简单以增加课程的方式进行教育教学，比如在原有课程基础上增加《汤头歌诀》《内经知要》《药性赋》《濒湖脉学》《脾胃论》《医学心悟》《医宗金鉴》等大量经典学习。中医学本来就是课程最重的学科之一，学生不仅要学习中医药相关课程，还要学习西医学相关课程。拔尖人才虽然相对优秀，但短时间内也不可能消化如此多课程。经典固然应当学习，但没必要全部纳入课程，可把对于经典的掌握纳入评价标准，建立激励机制，鼓励拔尖人才课余主动掌握经典，而非单纯以加课程的方式揠苗助长。

传统与现代教育方式有机结合

中医学生的培养方式争论已久，有言"传统中医教育能使学生文化功底深厚、临床根基扎实、临证思维纯正"，有言"现代中医教育能使学生素质全面发展、学习标准规范、知识系统专业"。但二者均有不足，中医传统教育教育对象少、考核方式单纯，不能满足目前规模较大的教育需求；现代中医教育模式借鉴了较多的西医教育模式，能系统化培养大批人才，但在一定程度上也导致不少学生中医理论基础薄弱、传统文化功底较差。笔者认为在培养拔尖人才的过程中务必打破两种教育的藩篱，实现优势结合、结构互补，实现优势最大化，并从中摸索出新的、更为科学的中医教育培养模式。

优化整合课程创新教育方法

"中医＋"思维旨在从教育教学出发，实现中医学内部学科的进一步整合，以及外部与其他学科的交叉，让中医药学发展回归本色、夯实基础并谋求良性发展。这一思维具体运用到中医高校拔尖人才的培养上体现在以下三个方面。

优化整合课程，提高评价要求

在现有的相对成熟的中医高校培养模式基础上，进一步优化课程设计，不需加设更多课程。经典学习是中医教育必不可少的环节，但完成这一环节可以通过优化现有教学方式，如在《中医基础理论》《中医诊断》《中药学》《方剂学》等必修课的基础上融合《汤头歌诀》《内经知要》《药性赋》《濒湖脉学》《脾胃论》《医学心悟》《医宗金鉴》等相关中医经典展开教学。同时，对于拔尖人才的评价设置高标准、严要求，不单纯要求学生在精力时间有限的情况下掌握更多，而是要求其对于原本的教育内容要掌握得更扎实、更优秀，并建立奖励机制促使学生主动自觉且广泛地研习经典、涉猎文献，高效、合理地实现拔尖人才的培养目标。

重视教学方法，创新教学手段

目前中医高校的教学方法依然停留在讲授、演示、实验、参观、实习等常规模式，对符合中医药特色的创新教学手段探索较少。笔者认为拔尖人才教育教学应打破这一现状，引入更多创新方法，如引入现今较为流行的 PBL 教学方法，以问题式教学方式，在课堂中引入中医药科研、临床、理论案例，以学生为中心、师生共同协作的方式完成教学，有效驱动从理论到实践的跨越。又如引入反转课堂式教学，把学习主动权教给学生，课堂上以学生授课的方式核验学习成果等，使拔尖人才能够通过主动学习、参与教学而教学相长，其知识掌握会格外牢固。再如针对中医药急需的跟师临证，可引入远程教育方式，选取理验俱丰的导师在征得患者同意的前提下选取临证案例，以视频直播的方式导入课堂，老师边诊边讲解，使全班同学实现跟师临证的学习效果。

搭建培养平台，开放教学资源

中医药未来发展方向众多，临床、科研、理论、教学等均需要大量的人才攻坚克难。因此在拔尖人才培养过程中可以因材施教、因势利导，发掘不同学生的优势特性并予以引导培养。

针对现阶段中医药人才培养存在的一些突出问题，如学生传统文化功底薄弱，对中医知识、思维掌握不透、理解不深，不少学生因临床、科研、教学机会少而导致理论与实践脱节等问题，笔者建议在培养过程中可以更多设置目的、性质不同的培养平台并开放更多的教学资源，如建立中医药文化教学基地、开放名医工作室、开放中医药实验室、建立中医学理论研究基地、建立中医药远程教育平台、鼓励并支持学生自主开创学术交流论坛等，提高拔尖人才的参与性，也能有针对性地发掘人才优势，协助其提早确立主攻方向，最终实现拔尖人才的培养价值。

（文章来源：何清湖，孙相如．"中医＋"思维培养拔尖人才．中国中医药报，2015 年 11 月 13 日第 3 版）

七 基于"中医十"思维的湖湘传统医药类 非物质文化遗产的传承与创新

观点采撷

• 传统医药类非物质文化遗产是我国各族人民传承下来的珍贵活态文化，有着深刻的哲学文化内涵和不竭的生命力。

• 应通过开放、融合的"中医十"思维，深入探索传统医药类非物质文化遗产的多元化、多层次的保护、传承、发展新路。

• "中医药学科内部十"体现在传统医药类非物质文化遗产上，就是鼓励项目引入专业的研究机构参与指导并建立系统全面的学术理论体系。

• 通过"中医十"思维理念来突破以家族内授为主要途径的人才传承旧模式，推动传统医药类非物质文化遗产项目与高校深入合作，打造融项目教育和学校教育为一体的双轨传承教育机制。

非物质文化遗产是漫长悠远的人类文明史中极为珍贵的活态文化资源，是人类在生产生活中劳动与智慧的伟大结晶，它不仅是国家和民族赖以存在的文化基石，更是人类社会可持续发展的坚实保障。在华夏五千年的历史征程里，各族人民凭借自己的聪明才智，创造了无数丰富多彩、绚丽多姿的文化财富，使我国成为全世界迄今为止拥有非物质文化遗产最多的国家。其中，尤其传统医药成为我国具有鲜明特色的非物质文化遗产资源。

地处我国中部的湖南省，自古资源丰富、民族众多、文化多元，是我国医药文化发祥最早的地区之一，形成了独具魅力的湖湘中医文化区。境内，汉族、苗族、土家族、瑶族、侗族等民族世代居住，创造的传统医药更是经过长时间的探索、实践、传承，服务了一代又一代的中华儿女。思考如何有效地保护、传承、发展和传播这些民族珍宝，对于深化湖湘中医文化价值内涵，实现湖南乃至全国传统医药类非物质文化遗产项目的多维发展都有十分重要的意义。本文拟运用"中医十"思维作为研究突破口，多方位、多角度地剖析、探讨"中医十"思维在传统医药类非物质文化遗产保护领域的积极作用，以期为其更进一步的传承和创新提供参考。

传统医药类非物质文化遗产的概念与内涵

尽管非物质文化遗产本身书写的是整个人类多元的活态文化史，但"非物质文化遗产"这个词的出现却是十分年轻的。首先厘清"非物质文化遗产"以及"传统医药"在这一领域的概念和内涵，将有助于对其进行更深层次地理解和研究。

概念

对于"非物质文化遗产"这一学术概念的官方界定最早出现在由联合国教科文组织于 2003 年颁布的《保护非物质文化遗产公约》（以下简称《公约》）中：

"'非物质文化遗产'指被各群体、团体、有时为个人视为其文化遗产的各种实践、表演、表现形式、知识和技能及其有关的工具、实物、工艺品和文化场所。"

由于联合国教科文组织是站在全球的角度，运用英语语言的思维方式来界定"非物质文化遗产"这一概念，其中诸多方面与我国实际有一定差距，因此，国务院结合我国国情于 2005 年补充颁布了《国家级非物质文化遗产代表作申报评定暂行办法》（以下简称《办法》）。其中，定义："非物质文化遗产指各族人民世代相承的、与群众生活密切相关的各种传统文化表现形式（如民俗活动、表演艺术、传统知识和技能，以及与之相关的器具、实物和手工制品等）和文化空间。"

在"非物质文化遗产"这一概念领域，无论是联合国教科文组织的《公约》或是我国最早的《办法》，实际上都没有对"传统医药"进行过严格的定义。在我国宪法中，"传统医药"是相对于"现代医药"而言的概念体，被认为是"各民族在历史上创造和应用的生命认知及医药技能所构成的知识体系"，是"我国不同地区、不同民族民众世代与疾病斗争的过程中发展出的集治疗思想、技艺、药物于一体的综合医学。"一般而言，"传统医药"这一概念在我国主要涵盖有三个方面的内容：中医学，指以辨证论治和整体观念为主要支撑理论而发展壮大的中国传统主流医学；民族医学，多指除汉族以外的少数民族在实际的生产、生活中所积累的医药知识和防病治病经验；以及民间医学，指既无明确的民族文化背景，又不完全属于中医学体系之内的其他一些民间医疗。

内涵

传统医药是我国非物质文化遗产重要的组成部分，其内涵意义既体现在精神文化遗产领域，也体现在医学专业技术领域，具有十分复杂的文化和科学内涵。

一方面，传统医药类非物质文化遗产是我国各族人民传承下来的珍贵活态文化。"活态"是非物质文化遗产内涵中最为突出的特征之一，它并非博物馆陈列的静止的物质形态，而是可以随着时代、社会以及传承人的变化而不断进步的文化体。其反映在传统医药领域，就是中医学、民族医学和民间医学在千百年的实践过程中，通过传承人的艰辛努力，跟随社会、经济、历史、文化的步伐，所不断深入的健康观、疾病观、诊断观与治疗观。因此，传统医药类非物质文化遗产有着深刻的哲学文化内涵和不竭的生命力。

另一方面，传统医药类非物质文化遗产是我国各族人民通过聪明才智自创的医学科学。与其他所有的非物质文化遗产种类如民间文学、舞蹈、音乐、美术、戏剧等相比，传统医药的特别之处在于其对治病救人的"术"的层面的强调，其不仅涵盖形而上的精神层面的愉悦，也包括了形而下的朴实的生命身体健康追求。因此，这决定了传统医药类非物质文化遗产有着突出的科学性和实用性内涵。正是这种复杂深刻的文化和科学内涵的相互交融影响，使得传统医药成为非物质文化遗产中的一枝独秀。

目前，在非物质文化遗产这一年轻的研究领域，有关音乐、美术、体育等方面的研究相较之下较为多见，而传统医药类的研究却只有寥寥几篇论文，其中很重要的一个原因或许就是其横跨文化和科学两个领域所带来的概念和内涵的模糊。仔细解读传统医药类非物质文化遗产的内涵意义为深入探索其传承与创新提供了坚实的研究基础。

湖湘传统医药类非物质文化遗产的现状与问题

湖南，在地理位置上，处于我国中部、长江中游地带，境内有湘江、洞庭湖流贯，自古土地丰饶、资源丰富，是我国早期的文明发源地之一。特别是 20 世纪中叶著名的马王堆考古发现，出土的"马王堆医书"等竹简、帛书更佐证了湖南是我国医药文化发祥最早的地区之一。同时，湖南更是著名的多民族省份，境内长居有汉族、苗族、土家族、瑶族、侗族等民族，因此在传统医药领域，也就不断涌现出土家医、苗医苗药、瑶医药、侗医药等少数民族医药学。此外，湖湘地区自古风土人情较为彪悍、勇敢尚武，再加上气候湿热使人易患六淫阻滞之疾，因此如正骨、推拿、治疗风湿等民间医学就非常兴盛，从而形成了历史悠久、特色突出、兼容并蓄、文化多元的湖湘中医文化区。

到目前为止，湖南省的国家级传统医药类非物质文化遗产共有4项；省级传统医药类非物质文化遗产有2项；第四批省级名录推荐项目有7项。湖南历来对非物质文化遗产的保护非常重视，投入了大量人力、物力，尤其2016年5月湖南省第十二届人民代表大会常务委员会第二十二次会议通过决定实施《中华人民共和国非物质文化遗产法》，更标志着湖南的非物质文化遗产保护走向了法律和制度保障的新阶段。然而，由于受到时代大环境的影响，湖湘传统医药类非物质文化遗产也像世界其他非物质文化遗产一样，仍面临着严峻的考验，亟需进一步的保护和研究。其中，最突出的问题表现在以下五个方面：

第一，湖湘传统医药资源十分丰富，然而非物质文化遗产项目尤其国家级项目相较之下却屈指可数。湖湘传统医药资源的丰富性主要表现在以下三个方面：其一，诸如"马王堆医书""橘井泉香""仲景坐堂""神农尝百草""龙山药王孙思邈"等传统湖湘中医文化和民间故事种类繁多；其二，民族医学，如上文所提到的土家医、苗医苗药、瑶医药、侗医药、白族医药、回族医药等少数民族医药学自成一派；其三，民间医学，如正骨疗伤、推拿按摩、特色医疗、偏方秘方等尤为兴盛。值得注意的是，在已公布的四批国家级非物质文化遗产项目中，湖南的非物质文化遗产占有115项，然而，传统医药却只有4项（九芝堂传统中药文化、苗医药癫痫症疗法、苗医药钻节风疗法、新邵孙氏正骨术），仅占3%。一方面可能是由于整个传统医药类非物质文化遗产在申报上很多都是包含性较强的复合项目，例如在世界级非物质文化遗产名录中就只有中医针灸这一大类得以入选。另外，就湖湘传统医药自身来说，大多缺乏专业的研究机构参与指导，尤其民族医药如土家医学、苗医学、瑶医学、侗医学等又都属于非物质文化遗产中的口述医学资源，其挖掘和整理就愈加艰难。

第二，传统医药类非物质文化遗产的管理有待进一步完善。这一问题很大程度上就是源于上文所述的传统医药类非物质文化遗产横跨文化和科学两个领域所带来的概念和内涵的模糊。在文化领域，传统医药类非物质文化遗产如其他非物质文化遗产项目一样由各级文化厅、文化局等部门直接管理。但传统医药的科学属性又使得其在一些学术和产业研究方面需要卫计委、中医药管理局等部门的支持指导。正因为如此，传统医药类非物质文化遗产项目的传承和创新工作有时就会面临权责不清的境地，更须各界打开思路、集思广益。

第三，湖湘传统医药类非物质文化遗产项目传承人较少，群体较小，年龄结构不平衡，传承机制尚不明确。在湖南已公布的传统医药类非物质文化遗产项目中普遍具有传承人数量较少、群体较小的问题，譬如国家级项目苗医药癫痫症疗法的传承人就只有一名。另外，年龄结构不平衡、年轻群体较少的问题也十分突出，大多数项目的主要传承人年龄集中在50岁左右。在传承人培养方面，尽管近年来鼓励扩大传承队伍，然而相当数量的湖湘传统医药项目还是持较为保守的态度，大多仍以家族内授为主。

第四，社会对于湖湘传统医药类非物质文化遗产的认知状况堪忧。以人才聚集的高校为例，在2013年发表的一篇关于高校对湖南非物质文化遗产的知情状况调查中，得出了学生对这一领域的了解情况不容乐观的结论。而在今年5月湖南中医药大学所进行的一项针对"湖湘传统医药类非物质文化遗产进校园"的命题作文比赛中，也出现了高校学子对这一话题只停留于浅层次的理解，文章内容比较空洞、乏善可陈的现象。

第五，湖湘传统医药类非物质文化遗产的产业推动力和创新能力还有待提高。尽管如国家级项目九芝堂、第四批省级名录推荐项目江氏正骨术等，在市场、产业方面表现突出，甚至推动了一个地区的经济社会发展，然而，大多数的湖湘传统医药类非物质文化遗产实际上仍面临着十分严峻的考验。在政府所能够提供的保护资金相对有限的情况下，如何创新产业，使项目得以适应时代变化，使传承发展得以延续，仍是未来相当长一段时间内的重要研究课题。因此，运用开放多元的思维观来探索如何有效地保护、传承、发展和传播这些民族珍宝，对于进一步深化湖湘中医文化价值内涵，推动湖南经济文化社会进步，实现湖南乃至全国传统医药类非物质文化遗产项目的发展繁荣都具有十分重要的意义。

"中医＋"思维的意义与价值

"中医＋"思维是在"互联网＋"运用实践、融合、创新、重构等概念进行开放性探索的环境中应运而生的新时代行业思维。简单来说，"中医＋"思维就是指以中医药为概念核心，开放理念、勇于创新，多元整合各种有利于专业和行业的学科资源以实现突破发展。其意义可以涵盖两个方面的主要内容：一是"中医药学科内部＋"，即整合中医药领域的内部学科和专业，在原有分科的基础上实现学科内部的交叉和融合；二是"中医药学＋X"，即实现中医药学与其他学科的多学科交叉，打破学科的传统壁垒，多方位促进中医药学和其他各学科的发展创新。

"中医＋"思维的价值集中体现在两个理念模式上。一方面，开放、多元、创新的理念是"中医＋"思维的精神主题。无论是中医学本身或是传统医药类非物质文化遗产，都面临着如何在保持传统优势的同时突破发展瓶颈、适应时代转变的大障碍。尤其是全国传统医药类非物质文化遗产中的大多数项目，还未能形成像中医学一样的系统研究理论和传承教育机制，且湖湘地区许多传统民族医药甚至还停留在口述医学资源传承方式上，这无疑更需要项目本身不要故步自封，而要打开思路，需要社会各界集思广益，通过开放、融合的"中医＋"思维深入探索传统医药类非物质文化遗产的多元化、多层次的保护、传承、发展新路。另一方面，整体观和系统观也是"中医＋"思维极力倡导的理念模式。近现代以来，由于受到西方医学分科的影响，许多传统医学的从业人员也出现了知识碎片化、过度精深化及过分西方思维的倾向，这体现在传统医药类非物质文化遗产领域就是许多年轻一代的传承人缺乏对项目理论知识的系统完整掌握，亟需导入"中医药学科内部＋"这一思维模式来进一步提升传承群体对整体观和系统观的重视。

应用"中医＋"思维进行传承与创新的实践探索

"中医＋"思维理念对于推动湖湘传统医药类非物质文化遗产的传承与创新具有积极的启迪作用，可从医疗服务、学术研究、技术传承、人才培养、文化传播、产业创新等六大方面付诸实践，创新突破。

持续提高医疗服务质量，保证项目非遗传承价值

在"中医+"思维中，首先应该确立概念的核心是"中医"而不是"+"。同样，在传统医药类非物质文化遗产项目里，首先应该牢固树立这样一种理念，即：可靠的医疗质量是其能够不被历史淘汰，能够得到各族人民认可，并成为宝贵非物质文化遗产资源的核心。因此，在思考如何传承与创新湘湘传统医药类非物质文化遗产时，要求将项目本身坚定保持并不断提高医学实践质量作为所有措施的首要前提。

系统整合项目内部资源，引入专业机构参与研究

"中医+"思维中的"中医药学科内部+"强调整体观和系统观理念对于行业传承创新的重要。体现在传统医药类非物质文化遗产上就是鼓励项目引入专业的研究机构参与指导并建立系统全面的学术理论体系。在湖湘传统医药类非物质文化遗产领域，对专业机构的导入，建议主要通过与高校或研究院合作的方式进行。这是因为，一方面，传统医药相较其他非物质文化遗产项目更强调科学性和专业性，一般的社会研究机构较难直接参与这一领域；另一方面，大量的湖湘民族口述医学资源背后包含着庞杂的地域、文化和语言特性，因此更需要那些具备丰富学科体系、充足人才支撑、稳定人员组成的优势高等研究机构参与。

广泛建立项目协作平台，深入融合多元保护主体

"中医+"思维理念鼓励开放、多元的思维观，湖湘传统医药类非物质文化遗产的保护也应该综合运用各种资源，将多元的资源形态汇集到项目协作平台上以供信息交流和项目传承。譬如，平台模式可采取线上和线下两种方式双管齐下：线上主要通过互联网建立完整的集档案保存、资料收集、技术传承、监督管理、法律保护、宣传推广、项目交流等为一体的平台模块；线下则可采取灵活的会议、沙龙、座谈等模式融合多重管理部门（如文化厅、卫计委、中医药管理局等）和各类保护、协作主体。

全面创新人才培养模式，打造双轨传承教育机制

目前，湖湘传统医药类非物质文化遗产面临着较严重的传承群体小、人员老龄化等问题，因此通过"中医+"思维理念来突破以家族内授为主要途径的人才传承旧模式，吸纳更多的青年才俊参与项目就尤为重要。为此，建议湖湘传统医药类非物质文化遗产项目与高校深入合作，打造融项目教育和

282

学校教育为一体的双轨传承教育机制。一方面,项目教育主要由湖湘传统医药项目具体负责,可通过建立实训基地、定期培养实习人才、开展临床观察课堂等方式进行专业教育,挑选传承人才;另一方面,学校教育则由高校负责牵头实施,现阶段可通过编写项目专著和教材、开设选修课等促其进入高等教育体系,或通过鼓励申报、研究相关科研课题,为学生提供整体、系统的有关理论知识,鼓励学生投身该项事业。

深度挖掘项目内涵价值,不断丰富文化科学传播

"中医+"思维是一种辩证的思维方式,应用到湖湘传统医药类非物质文化遗产的推广传播领域,就是强调其在自然科学与文化遗产这两大概念上的二元统一。譬如国家级项目苗医药既具有特色鲜明的民族文化、地域文化、历史文化,又兼备帮助各族人民防病治病的科学实用性,因此在给社会大众宣传时就应该深入挖掘项目这两方面的内涵价值,树立明确的传播主体意识,形成传播公信力,以得到不同群体受众的认可。

积极推进跨领域产业链,形成项目孵化交流基地

"中医+"思维中的"中医药学+X"理念特别注重打开思路,全面丰富"X"概念。体现在湖湘传统医药类非物质文化遗产领域就是通过建立跨产业孵化交流基地,融合各种产业模式,实现湖湘传统医药类非物质文化遗产自身的发展与创新,并带动相关"X"产业的进步。譬如,"传统医药+旅游产业"可以建立以湖湘中医文化景点(如马王堆、苏仙岭、仲景祠)、民族医药文化景点(如苗医寨、侗医寨)与各种养生、体验为一条线的现代旅游模式;"传统医药+食品产业"可以加工各类药膳、零食、饮料及其他有机绿色食品;"传统医药+美容产业"可以研发各种草本美容护肤产品,提供传统医药按摩护理;"传统医药+文化产业"可以出版书籍、创作节目、展览演出;"传统医药+IT产业"可以开发各种新型医药仪器;"传统医药+教育产业"可以深度融合教学、科研、产业等。

传统医药项目是博大精深的非物质文化遗产在历史、文化与科学领域的集中体现,它不仅包含深刻的精神文化内涵,也体现着丰富的医学科学价值。湖湘地区作为我国重要的医药文化发祥地之一,自古中医学、民族医学和民间医学等传统医药资源丰富,形成了历史悠久、特色突出、兼容并蓄、文化多元的湖湘中医文化区。随着时代环境的不断变化,湖南乃至全国传统

医药类非物质文化遗产的传承与创新面临着极大的考验，不应局限窠臼、故步自封，而应该打开思路，导入系统、开放、多元、创新的"中医+"思维理念，在保持传统医疗优势的同时突破发展瓶颈，广泛融合各种资源，实现湖湘中医文化、传统医药类非物质文化遗产以及经济文化社会的发展繁荣。

（文章来源：魏一苇，何清湖．基于"中医+"思维的湖湘传统医药类非物质文化遗产的传承与创新．湖南中医药大学学报，2016 年第 36 卷第 9 期）

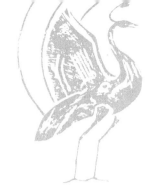

第七章 未来视角

一 从中西医学的异同探讨中医证候基因组学

观点采撷

• 中医学与西医学在产生来源、思维方式、治疗模式、研究思路等方面各具特色，主要体现在七个方面：传统与现代的碰撞、整体与局部的差异、治人与治病的反差、和谐与对抗的区别、开方与开药的不同、经验与实验的鸿沟、名医与名院的差距。

• 中、西医学两者的治疗对象与治疗目的是统一的，即让患者通过治疗恢复身体的各项机能，提高生活质量，达到自然和谐的生活状态。应集两者的优势互补，求同存异，这为中医证候基因组学研究提供了依据。

• 将中医证候与基因组学进行交叉，有利于从生命活动的本质上揭示证候的本质，也为功能基因组学的研究提供新的视角与内容。要实现将宏观中医"证候"与微观"基因组学"完美交叉，必须在深刻体会中西医差异的基础上，做到整体与局部的统一、经验与实验的统一、治人与治病的统一。

证候是机体在疾病发展过程中的某一阶段的病理概括，是宏观的、动态变化的、不稳定的；基因组学是关于基因、基因功能以及相关技术的研究，是微观的、静止的、相对稳定的。这两者看似相差甚远，实则有着千丝万缕的联系，它们之间的这种关系，正体现了中医学与西医学之间的差异与统一。本文将从中西医学的差异与统一入手，发现证候与基因之间的联系，为中医证候基因组学研究提供一定的思路与方法。

中西医学的差异

中医学源于中国传统文化，是以整体观念为主导，辨证论治为特色的医学理论体系。西医学源于古希腊文化，是以近代物理、化学、生物学、数学等为依托，运用实验、逻辑、数学等方法，以解剖学、生理学、病理学、药理学、病原生物学等为基础的医学理论体系。两者在产生来源、思维方式、治疗模式、研究思路等方面各具特色。

传统与现代的碰撞

中医学是一门诞生在中华文化母体基础上的学科，其在发展的每一阶段，除吸取当时的医学知识外，还将历代哲学、儒家、道家、佛家、兵家、天文、气象、地理学等知识共冶一炉，发挥所长，互补不足，有着丰厚的中国文化底蕴。气一元论、阴阳、五行等学说直接参与了中医学理论的形成，贯穿于中医学的病因、病机、证候、治法等理论体系中。完全可以这样认为：缺了中医药文化的传统文化是不完整的中华文化，同样，没有传统文化土壤的蕴育，也不可能有中医药的兴盛与繁荣。虽然西医学在诞生之初，同样免不了受神权和自然哲学的影响，但随着文艺复兴后西方自然科学的发展，"还原论"成为最主要的研究方法，开始广泛的将数学、物理、化学等自然科学的研究成果应用于自身的学科发展，因而自然科学中任何一次变革，如显微技术、光电磁技术、化学分析合成技术、抗生素技术、物理提取技术和解剖学、细胞学等，都对西医学的发展产生了巨大的影响。

整体与局部的差异

中医学对人体的生理、病理现象及规律研究，采取的是"总—分—总"普遍联系的整体思维方式，即把组织、器官放到生命个体中去认识。把人放到自然界和社会中去认识，以点连面，趋向于"无限大"。认为人体脏腑、精、气、血、津液、经络是一个统一的功能系统，相互联系，相互制约，提倡整体观念，主张"天人合一""形神合一"从宏观层面研究生命。西医学恰好相反，随着解剖学的发展，采取的是"分—总—分"的局部思维模式，即把人从自然界和社会中拿出来，把病变从生命个体中分出来，趋向于"无限小"。因此从人体系统到器官、组织、细胞、蛋白质、基因等，从微观层面对生命的认识不断深入。

治人与治病的反差

由于中西医学在思维模式上的差异，也就决定了两者在治疗上的不同。中医学讲究的是治疗"患病的人"，认为人的患病与个体体质、社会状况、生活环境等息息相关，不同个体之间对同一疾病的反应状态是有差异的，并且这种差异是一个动态变化的过程，最终以"证候"的形式表现出来，因此在治疗中更重视的是"人"，形成了最具特色的"辨证论治"体系。而西医强调的是治疗"人患的病"，注重对致病因子或病理产物的研究，努力探寻该种病有没有微生物？该种病血液里是不是缺少了什么物质？治疗的目的在于如何消除致病因子或病理产物，较少考虑到人身整体。所以西医往往可以用同一种药物来治疗患同种疾病的不同人，而中医常常需要根据证候的变化而更改方药，采取"同病异治"或"异病同治"的治疗原则。

和谐与对抗的区别

中医学认为人体是一个和谐的整体，疾病是机体出现了不和谐，治疗的实质是通过调理使机体由不和谐转为和谐，即所谓"谨察阴阳所在而调之，以平为期"，"平治于权衡"。因此，中医在治疗上注重的是人体功能的恢复和新的平衡的建立，着重调动机体的抗病潜能，遣方用药讲究中病即止，既防太过又防不及，强调防、治、养并重，"未病先防，既病防变"，"三分治疗，七分调养"。西医学过多的是借助现代科技研制出更多的针对某一病因的化学武器，如抗生素、化疗药、降压药、降脂药、退烧药等，不可否认这些药物的临床应用价值，但完全以药物为"武器"、以疾病为"靶点"、以人体为"战场"的对抗治疗模式，其弊端正日益暴露。

开方与开药的不同

中医治病讲究的是理、法、方、药，丝丝入扣，临证处方要求"有是证，用是方"，将多味药物按照君、臣、佐、使相互配伍而形成一个完美的方剂，发挥组合协同效应，达到临床最佳疗效，也就是岳美中老师所讲的最上等医生"辨证分析，准确细微，论治方药，贴切对病"。若只是"全凭自己对症用药，纳呆则麦芽、山楂，头痛则白芷、川芎，头痛医头，脚痛医脚"，那就是个二等的用药医生了。西医学则不同，在治疗中我们更多的是讲开药，无论是对症治疗，还是对因治疗，利用最多的还是药物的具体靶向性。若一个病人患有原发性高血压、冠心病、高脂血症、糖尿病，临床上则是降压药、扩冠护心药、降脂药、降糖药都要开，并不像中医那样开一个方就可以了。

经验与实验的鸿沟

"医者，意也"。中医学历来强调理论的传承与发展需要"悟性"，许多理论认识是个人在长期临证实践的基础上，反复揣摩，深入体悟才能得来。这种体悟也可以说就是经验，是诸多老中医特有的思维模式，是他们对同一问题的不同学术观点，是一种主观上的东西，需要长时间的积淀方能取得。这也就不难理解为什么"看病要找老中医"了？因为他们经验更丰富些。西医学则不同，更注重的是客观化、标准化、可重复性，采用实验研究的方法，以动物模型复制出人体的生理病理状况进行微观研究，制定出疾病的诊疗规范，供临床医生参照执行，做到有标准可依、有规范可循，相比中医的经验那是更好理解了。

名医与名院的差距

大家清楚，找中医看病一定要找名中医、老中医、好中医，但并不一定要这位中医是北京、上海、广州这些大城市的大医院里的，只要他有名气，治病疗效好，就算是在某个城市的某条巷子，就算他九十岁、一百岁高龄，都会有很多人慕名前来。西医则不同，更多的是依赖先进的检测设备，一旦离开了医院，对疾病的诊断、治疗就很困难了。因此，国家提出的中医"三名战略"，"名医、名科、名院"建设，先有名医，才会有名科、名院，这是完全符合中医发展规律的。

中西医学的统一

从上述的比较中我们知道，中医学的优势在于宏观把握，治疗上强调调和阴阳、治人，以期达到治病求本。西医学缺点是过于孤立和片面，尤其是在对抗治疗上面临着越来越多的困境。但是不可否认西医学借助现代科学技术手段，从微观方面探究疾病的病因、病理，明确诊断、治疗，讲究规范化、标准化，以及先进的外科手术等，都是中医学所不能企及的。中、西医学都不是完美的，但两者都有其统一性，我们应集两者的优势互补，求同存异。

治疗对象的统一

不论是中医还是西医，不论是从整体还是微观的角度去观察和解决问题，也不管是用什么方法去治疗疾病，我们的治疗对象都是统一的，那就是人类本身。只是我们在研究过程中，采取了不同的方法研究而已。这种方法上的不同造成了中、西医学各自的差异，但都为人类的健康事业做出了巨大贡献，是人类文明发展的智慧结晶。

治疗目的的统一

中、西医学不但研究的对象是统一的，而且治疗的目的也是统一的，那就是让病人通过治疗，恢复身体的各项机能，提高人们的生活质量，达到自然和谐的生活状态。

求同存异的中医证候 & 基因组学研究

证候

证候，是在广泛收集临床症状、体征的基础上，对疾病发展过程中某一阶段的病理概括。由于它包括了病变的部位、病因、性质以及邪正关系，反映出疾病发展过程中某一阶段的病理变化的本质，因而它比症状更全面、综合地揭示了疾病的本质。证候反映了环境、药物、体质、心理状态、营养状况、年龄、发育过程、性别等多种因素的综合作用。"候"即外候、表现之意，故证候常简称为"证"。所谓辨证，就是将四诊"望、闻、问、切"所收集的资料、症状和体征，通过分析、综合，辨清疾病的病因、性质、部位以及邪正之间的关系，概括、判断为某种性质的证，据此再通过辨证分析确定相应的治疗方法。因此，证候是辨证论治的核心，对证候的准确把握，直接影响着疾病的论治。那么证候的本质是什么？能否建立起客观的、科学量化的证候诊断标准？这些问题随着基因组学研究的开展也许能得到有效解决。

基因组学

基因组学是关于基因、基因功能以及相关技术的研究。随着 2000 年 6 月人类基因组工作草图的绘制完成，生命科学已实质性地跨入了以基因组全序为基础的后基因组时代，研究重心开始从揭示生命的所有遗传信息转移到在分子整体水平对功能的研究上，一个新兴学科——功能基因组学产生了，它的研究内容主要包括：进一步识别基因，识别基因转录调控信息，分析遗传语言；采取序列同源性分析、生物信息关联分析、生物数据挖掘等手段，注释所有基因产物的功能；研究基因的表达调控机制，研究基因在生物体代谢途径中的地位，分析基因、基因产物之间的相互作用关系，绘制基因调控网络图；在基因组水平对各个生物进行比较基因组学研究，揭示生命的起源和进化，发现蛋白质功能。

中医证候基因组学

中医证候基因组学，是指在证候理论指导下，运用功能基因组学的方法，通过探讨证候，特别是同病异证或异病同证时基因的变异及差异表达情况，揭示与某一证候形成相关的所有基因及其功能，从整体基因表达的水平阐明证候的本质。将中医证候与基因组学进行交叉，一方面有利于从生命活动的本质上揭示证候的本质，另一方面也为功能基因组学的研究提供新的视角与内容，产生具有中国特色的创新性研究成果。要实现中医证候与功能基因组学的完美交叉，笔者认为需真正理解中西医学之间的差异，做到三个统一。

一是整体与局部的统一。证候的形成是先天体质与后天环境共同作用的结果，是机体对疾病的整体反映，并随着病程的进展发生相应变化，因此，我们说证候是宏观的、整体性的＆西医学则认为疾病是由于单个基因或多基因调控紊乱而引起，完全从微观、局部的角度阐述发病学机制。所以我们在进行中医证候基因组学研究时，必须考虑到基因组是一个相互联系的整体，从一个机体或一个组织、一个细胞等不同层次"整体"的基因角度来揭示和阐明中医证候形成与发展的基本规律，只有这样才不会走向局部的还原论，而保持中医的整体特色。

二是经验与实验的统一。目前对于证候的评价有八纲辨证、脏腑辨证、经络辨证、气血津液辨证、六经辨证、卫气营血辨证等。一方面由于中医证候的辨证标准尚不统一，各学者的辨证观点不尽相同；另一方面由于对证候的把握，很大程度上依赖于医家对中医文化的理解及临床经验的积淀，因此，在主观上对同一疾病得出不同的辨证分型就在所难免，影响了中医证候的客观化、标准化、量化。中医证候基因组研究，则可以利用基因芯片等技术，发现不同证候基因表达谱之间的差异，了解基因表达调控的共性与个性，从而确定证候相关基因，有助于证候量化标准的建立。

三是治人与治病的统一。中医学在治疗疾病过程中，注重的是对人体功能的恢复，新平衡的建立以及证候的宏观变化，而很少关注某一局部形态或结构的改变；西医学在治疗中则更多的是对某一指标、某一结构的客观改变。中医证候基因组学研究，必须做到治病与治人的统一，结构与功能的统一，在研究中医对证候改善的同时，探索是否在调控、修饰疾病的相关（易感）基因表达及表达产物上发挥着重要作用。只有在临床中将二者结合起来，相互促进才能有助于中医药的现代化。

（文章来源：何清湖，周兴．从中西医学的异同探讨中医证候基因组学．湖南中医药大学学报，2012 年第 3 期）

二　追求国际范勿忘本色

观点采撷

• 标准化、规范化、现代化是任何一个行业冲出国门与世界接轨所必须遵循的"游戏规则"，中医中药亦不可避免，总的来说这一趋势和努力方向是积极有利的；但如果中医人在追逐"国际范"的过程中忘记"本色"而将标准视为唯一目的，则极有可能舍本逐末、南辕北辙、削足适履而危害中医。

• 进行中医药标准化工作，要明白其重心首先是放在中医药次而才是标准化，在制定标准的过程中需要尊重中医中药的特色。标准化的目的在于服务中医药，而非桎梏中医药。要以标准化能利于中医药发展为目的，不能为达到标准化的目的而禁锢甚至否定中医药的个性化诊疗方案。

• 中医药标准并不是对特色优势的限制，反而特色优势因标准的制定得到固化，并通过标准的推广实施放大到整个行业，最终提升全行业的核心竞争力。要用科学严谨且灵活发散的思维进行医学研究以把握现有标准的实际适用性并加以积极地改进完善，才能最终真正制定出实用性强而合理的中医药标准规范。

毫无疑问，标准化是国家在国际竞争中体现核心实力的重要标志，也是规范经济和社会发展的重要技术制度。我国中医药行业从 20 世纪 80 年代以来就已经开始进行标准化工作。近年来，中医药标准化工作的进程逐步加快，中医药标准化工作的规划及体系构建逐步加强，不仅逐步建立起了中医药标准化工作机制，也在不断完善着标准化工作人才队伍和机构的建设，加大了中医药标准化工作修订的支持力度，颁布和实施了一批国家标准和行业标准，促进了中医药向规范化、现代化和国际化发展。在中医药标准化如火如荼的建设工作中，我们也经常听到不同的声音，有人认为"标准化是医学未来的必由之路，是中医中药发展完善的最终体现"；也有人认为"医学因为生物的多样性、复杂性而很难制定标准、进行规范，更何况中医作为极其讲究个性化的学科更是无从标准"。但笔者认为：标准化、规范化、现代化是任何一个行业冲出国门与世界接轨所必须遵循的"游戏规则"，中医中药亦不可避免，总起来说这一趋势和努力方向是积极有利的；但如果中医人在追逐"国际范"的过程中忘记"本色"而将标准视为唯一目的，则极有可能舍本逐末、南辕北辙、削足适履而危害中医。

标准制定古已有之

标准的制定是学科成熟的重要标志，是衡量学科发展水平的重要表现，它不仅是一个学科技术水平的体现，同时也能积极有效的促进学科发展。"标准化"是以制订标准和贯彻标准为主要内容的全部活动过程，其目的在于为取得国民经济的最佳效果，依据科学技术和实践经验的综合成果，通过充分协商，将生产技术活动中具有多样性、相关性特征的重复事物，以特定程序和特定形式而颁发统一规定。从行业学科的管理角度看，标准是由人为制定形成的。而从其内容上说，标准其实就是客观事物内在的联系及其规律性的反映，是生产技术发展要求的反映。没有规矩不能成方圆，没有标准，会对正常良性地生产和开展科学研究造成阻碍。"标准化"的提法是现代概念，但实际上却并非新鲜事物，就中医药而言早在古代就产生了一系列制定标准规范的机构和官职。

周朝《周礼·天官》载有"掌医之政令，聚毒药以供医事"之机构，秦、汉设有太医令丞之职专主医务，宋设"太医局卖药所"规范药材市场、推《药局方》以标准用药，金元有太医院"掌诸医药，总判院事"等。这些医疗管理官职、机构实际上在当时就是起到了标准、规范中医药行业的作用，是一个时期中医中药蓬勃发展的高度体现，对整个社会的医疗活动起到了指导、促进良性发展的巨大作用，也为中医药学术发展的阶段性成果起到了保护和总结的作用。因此，中医中药的"标准化"可谓古已有之，作为今人的我们就更不应该把精力放在置疑标准化是否有害于中医发展，是否违背中医特性上。只是古时候不像信息时代能够做到事无巨细，更不会面临巨大的文化差异问题，因而其标准化、规范化工作相对较为宏观简单。时间转回到今天，中医药的发展在许多领域达到了新的高度，也出现了许多新的学术理论、成果，同时中医中药面对的不仅仅是中国人，还要在世界范围内为人类健康服务。因此，新的标准化工作必然要求我们在达到对中医药新的阶段性成果进行科学合理总结升华的同时还要遵循国际规则以取得国际地位。

尊重特色寻律定规

进行中医药标准化工作，要明白其重心首先是放在中医药次而才是标准化。这就要求在制定标准的过程中需要尊重中医中药的特色，在中医药最终能行之有效且发挥优势的前提下制定标准、进行规划乃至进行现代化才有利于中医的传承与传播，才是科学、合理的中医药标准化工作。

众所周知，不单单是强调辨证论治的中医中药，就医学来讲制定标准都是一件十分困难的事情。多年前，有一位名叫琳恩·贝厄的作家写了一本题为《医学与文化：美国、英国、联邦德国和法国的不同医疗方法（Lynn Payer：Medicine & Culture：Varieties of Treatment in the United States，England，West Germany and France）的书，将四个国家中常见的医学诊断进行比较，发现差异极大。例如，在这些国家中，医生处方的药量会有十至二十倍的差别；因为临床指征认定的不同，美国的人均外科手术率是英国的两倍、乳房切除术的比例是英国的三倍、冠状动脉手术是英国的六倍；美国的高血压到了英国是正常的，而在德国却是症状；欧洲使用的抗生素量远远小于美国等。欧美国家之间的交流和沟通可谓世界一流，但医学领域的巨大差异不禁让人疑惑，不少学者包括作者贝厄在内将其归结于文化差异。笔者认为：不仅仅是文化差异构成了不同地域之间对于医学标准不同的划定，同时也是生物、环境、心理等方方面面的差异而造成的非人为因素而是自然形成的医学差异；在精密科学如物理、数学、化学等皆在国际上形成板上钉钉的标准之际，目前的科学技术、生产力水平还不足以将医学提升到精密科学的地步，现代科技还很难推演掺杂"天、地、人"等各个因素造成的生物复杂性，因此造成的差异性使其标准制定注定不能一帆风顺，也因此，西方经常会将医学与科学并列为不同学术。但这样的差异并不代表医学不能进行标准化，而是说医学进行标准化应该有其特殊性、灵活性。

反观中医药，她以中医先贤后学千百年来与疾病作斗争的经验总结为基础，其对疾病独特的认知理论和诊疗方法源自个体化诊疗实践形成的汗牛充栋般的验案文献，防治疾病不但遵循中医基础理论和诊疗方法的指导，且尤其注重辨证论治、三因制宜，讲究同病异治、异病同治，为每一位病人都提供个体化的诊疗方案。这些正是中医中药对付生物复杂性，从身心、内外全面考量人体的重要特性。因此，中医药的理、法、方、药可谓充满个性。但标准一般是根据重复性的事物或概念所做出的统一规定，用科学、技术和实践经验的综合成果为基础，凝集行业专家的智慧结晶，经有关管理机构的协商认定最终批准，以特定形式发布的行业共同遵守的准则和依据，简单来说，标准往往代表了共性。个性与共性之间的统一协调也成为中医药标准化工作的难重点。但如前所述，标准化的目的在于服务中医药，而非桎梏中医药。因而我们在制定标准的过程中就不能以标准化为唯一目的，而是以标准化能利于中医药发展为目的，不能为达到标准化的目的而禁锢甚至否定中医药的个性化诊疗方案。正是基于这样的目标，时至今日，尽管中医药标准化、规范化、现代化成为我国中医药工作的重点，但国家依然将名医经验传承、民间验方搜集、验案文献整理等特色个性的中医药研究方法视为重心，并在这些个体化诊疗活动中寻找规律、完善标准并最终推广开来。那么，作为中医人，我们就更不能在标准化的研究中泯灭对于经验理法、单方验方等中医的个性化案例的研究意义。

灵活变通杜绝僵化

作为医务工作者，我们应当认识到标准、规范对行业、学科的积极作用，同时也应当灵活变通的突出中医药的特色、优势，而不是僵化在标准的条条框框之内。因为要知道，制定标准并非是一成不变、一劳永逸的事情，标准服务于客观事物，也必然会随着客观事物变化而变化，因此标准与因实际要求而形成的中医药特色应该是相辅相成的关系。

历史上，中医中药也出现过因为僵化于标准而贻害无穷的情况，如宋时推出《局方》规范用药，却造成《局方》一时盛行而导致时医多有不论病因病机而滥用温燥的弊象，幸而朱震亨能突破桎梏而著《局方发挥》才振奋医学；又如明时吴又可作《瘟疫论》开创温病先河正是因为当时医界多有"守古法而不合今病"者。正是因为古人用灵活变通、实事求是的态度致力临床，才使得中医药并未停滞不前，而是在不断进步、不断完善的过程中催生出新的标准、规范为人民健康保驾护航。对于中医药标准与其灵活特色之间的关系，许多学者专家已然达成共识：从传承角度来看，标准和规范的制定实际是用以系统、完整地保存中医药现有的理论成果和诊疗方法，特别是在中医药治疗具有特色和优势的病种上形成诊疗指南，起到指导和规范医疗行为、保证临床疗效进而强化优势、特色的作用；而从创新的角度，中医临床特色优势突出，才能在大量临床实践中检验诊疗指南，优化、创新诊疗方案，形成成熟的技术，有利于促进已有标准的完善和新标准的制定。因此，中医药标准并不是对特色优势的限制，反而特色优势因标准的制定得到固化，并通过标准的推广实施放大到整个行业，最终提升全行业的核心竞争力。基于这些原因，就要求中医人不仅在行业内部严格的遵守标准、按规做事，同时也不能因为标准的存在而放弃自主判断，反而更要用科学严谨且灵活发散的思维进行医学研究以把握现有标准的实际适用性并加以积极地改进完善，才能最终真正制定出实用性强而合理的中医药标准规范。

总而言之，中医中药的标准化、规范化乃至现代化是中医药学科总结医学成果、步入国际舞台的重要工作，也是中医药优势最大化体现的重要途径，更利于行业肃清阻碍发展的弊端。但标准是为学科服务的，标准化也只是学科研究的一个方面而并非全部目的，中医人不应为了迎合标准而束缚手脚，而是要从不同方面、不同角度进行中医药研究，并最终催生出本学科令人信服而合乎"国际范"的标准规范。

（文章来源：何清湖，孙相如．追求国际范勿忘本色．健康报，总 9567 期）

三 中医应适当后现代化

观点采撷

• 不同历史社会背景中的不同文化群体都以自己的方式来阐释对人体、生命、健康和疾病世界的解读。无论中医学还是西医学，都只是另一种不同的可供解读的"文本"，是不同文化背景下的"社会构建"，体现着不同的话语诉求。

• 中医后现代化过程包括：去现代化结构，摆脱现代主义的唯科学主义的纠缠；发展成为以中医为本的后现代医学；重视中医的个体性、复杂性和浑沌性，适当"返魅"：改变"唯科学主义"的观念，肯定和允许现代科学尚不能解释的中医理论和疗效的存在；反后殖民主义，抵制西化；回归中医的普世价值。

• 中医具有典型的主客体融合的后现代特征，以遵天道、合人道、天人合一的观念为突出表现，这些后现代特征是可贵的，应予尊重和发扬。

• 中医的人道关怀体现在对人来说至关重要的生活价值、文化意义和社会纲常，无时无刻不忘天人合一的大智大爱。这已超越了现代主义简单的"人类中心主义"，而是后现代的人与宇宙的主客融合、生态共存。

后现代主义是产生于 20 世纪 60 年代西方学术界的一种文化思潮，从对现代主义的继承与反叛，对工业化文明和现代科技的反思，对西方传统哲学的"形而上学的在场""逻各斯中心主义"等的批判和解构，转而注重非理性（相对于现代主义的理性至上）、相对性、混沌性、系统性、复杂性、协同性、自然性、个体性、多元性等。后现代主义和中医在许多方面不谋而合。笔者试图用后现代主义的观点来重新阐释中医，思辨中医的科学性与现代化、西化、中西医之异同与结合、中医的未来发展等中医界内经典命题。

中医的后现代阐释

后现代主义的认识论——"构建"后现代主义者认为人类认知的世界是被"构建"的世界，是客观的世界与观察者观察到的东西的某种结合，因为观察者总是在构建着被观察到的事物。Hassan 敏锐地提出，人类的知识是"社会构建"的结果，真理是"发明"的，而不是"发现"的。于是，知识的形成——科学活动成为一种阐释的过程，科学活动的结论不等于具有本体论意义的客观真理。

"构建"的知识是阶段性的认知没有人能否定，认知是无穷的。科学是人类当前对时间和空间的理解下的阶段性产物，相对于无限的认知是有待考证的，或者说是马克思所指的"相对真理"。费耶阿本德（Feyerabend）指出：所谓实在只是人为的产物，当人们的认识与新的观察方式、新的知识概念相结合时，它便会获得新的物理实体。真理是暂时的，是在一定背景下的阶段性结论，也只存在于一定的语境和关系之中。因此，对医学的审视必须谦逊、警醒：目前世界上的任何一种医学知识相对于无限的认知来说都是非常有限的，对这样的阶段性认知的笃信甚或鼓吹都是目光短浅的，犯了把"相对真理"当"绝对真理"的错误。科学在不断的自我审视和否定中发展，现在的真理换一个时间、空间就不一定还是真理，更没有必要用现行的"科学真理"来盘查中医，中医的后现代特征是现代科学无法度量的。

知识是一定历史文化条件下的"社会构建"知识是人类认知活动的产物。知识的构建虽然有时是个体行为，但个体是处于社会互动中的；知识的产生、认可和传播都是复杂的社会行为。因而知识是"集体性"（collective）的结论，是"社会构建"的成果。而且，这种"社会构建"必然是在一定历史文化条件下进行的，是一种文化构建。人的认识是建立在过去的经验或理论的基础上的，这些已经存在的体系是继续进行"构建"的历史文化背景。

文本性：中医是一种"话语（discourse）""叙说（narrative）"我们所"认知的世界"并非一个实在，而是语言的"社会构建"。虽然任何人都不能否认世界的客观实在性，但是，一旦我们尝试去观察、描述、记录、思考、讨论它们的时候，客观世界就被我们的语言构建了，因为这些活动都经由语言达成，人一旦学会语言就再也逃不开它对思维方式的先在性的"构建"。所以我们所认知的世界是一个被语言"构建的世界"。而且，需要注意的是，语言绝不是价值中立客观的，而是被历史、地理、文化、社会、政治、经济等各因素深刻影响着。"阴阳"是一个典型的例子，它是中国历史文化背景中产生的语言中的一个元素，是被中国式的思辨思维"构建"出来的，而又反过来"构建"着这种思维，进而"构建"了中医对宇宙、生命、健康、疾病的认知体系。

语言以"文本"的形式构造了世界。维特根斯坦指出，任何关于世界的知识体系都是一种文本。科学理论与人类行为本身都是可供解读的"文本"（text），只能进行"解构""释义"，不能进行真假判断。大卫·伯姆（DavidBohm）更进一步地指出：科学知识或真理，归根到底只是人的一种信念和价值判断，科学与哲学、艺术一样都是"一种文化样式"，"一种人类谈话中的声音"。

所以，从后现代主义的角度看，中医是一种"文本"，是一种"话语（discourse）"或者说"叙说（narrative）"。在不同的历史社会背景中的不同的文化群体都以自己的方式来阐释对人体、生命、健康和疾病世界的解读，中医是其中一种"阐释"的方式。无论中医学还是西医学，都只是另一种不同的可供解读的"文本"，是不同文化背景下的"社会构建"，体现着不同的话语诉求。如果意识到这一点，我们能更中肯地包容地看待中医。利奥塔（Lyotard）说后现代主义"增强了我们对差异的敏感，促进我们对不可通约事实的宽容能力"。

中医后现代化

笔者想呼吁的"中医后现代化"是对"中医现代化"的继承和反思，是试图把具有后现代特征的前现代的中医发展成后现代医学。"化"是变化过程，中医后现代化这个过程包括但不止于以下几个方面。

第一，去现代化结构（如按西方方式构建的中医教育、科研和医院体系），尤其是摆脱现代主义的唯科学主义的纠缠：中医教育需加强哲学和文化教育，减少西医课程，加强中医与中药的联系，减少专科设置，加大师承教育的比例，加强临床经验积累，培养中医药全科医生；科研需从宏观上调整动物实验研究所占比例，加强临床循证研究和临床经验提炼，建立中医自身的标准，加强中医哲学和文化研究，发掘中医的"核文化"，继承发展基础理论，重视经典和古代医案的传承和应用；中医院注重提高中医临床疗效以扩大中医的创收效益，减少以西医诊疗获得短期效益的行为，减少专科设置，发挥中医整体治疗优势；从国家层面改革医疗体制，使中医全科医生进入社区医疗，并使中医在社区发挥保健养生（"治未病"）的作用。

第二，批判地引入现代科学和后现代科学对中医进行可行、可持续的发展，审慎而积极地进行中西医结合，使中医发展成为以中医为本的后现代医学，如：引入复杂科学、系统论、生态医学等概念对中医理论和实践进行发展。

第三，重视中医作为诸多"话语"中的个体性，即独特的社会文化背景和内涵：保持中医的专业术语及其文化内涵，改革中医行业标准使其更符合中医自身规律，发挥中医的本土文化优势加强在民众中的宣传。

第四，尊重中医的复杂性和混沌性，适当"返魅"：改变"唯科学主义"的观念，肯定和允许现代科学尚不能解释的中医理论和疗效的存在。

第五，反后殖民主义，抵制西化：从国家层面大力支持发展中医，适当保护和扶持中医院和中医相关机构，为中医教育量身定制培养方案，与高中教育接轨，给予就业扶持。

第六，回归中医的普世价值：提倡医疗行业返璞归真，济世救人，天人共存。

"化"作为"文而化之"的"化"，对象包括至少3个层次：第一，化政府，更新观念，促进中医相关科研、教育和行医的体制改革；第二，化群众，改变对中医的理解和态度，合理运用中医进行养生保健和治疗，把中医化为生活方式，培育中医生存的土壤；第三，化中医业内人士，清醒和坚定认识，对中医的传承和发展做出积极的贡献。

中医应该适当地后现代化，因为中医必须与时俱进；而现代主义对中医的发展是有局限性的，所以我们必须考虑后现代化。现代主义的弊病在西方后现代主义思潮中已得到深刻反省，我们可以吸取经验教训防止其在中国重蹈覆辙。

中医后现代化的意义

"后现代主义最突出的特点是对世界知觉方式的改变"。后现代主义思维为扭转思维定式，解决中医界内的经典命题提供了一种豁然开朗的新思路。

中医科学性的重新定位：去"唯科学主义"

中医是被"构建"的另一种范式。如前所述，"科学"是"社会构建"

的阶段性产物。库恩指出，科学进步是某科学共同体用一种范式取代另一种范式的革命。库恩所谓的范式，是指一个科学共同体在某一历史时期所共同持有的基本观点、基本原理、基本方法、基本信念。牛顿的经典力学和爱因斯坦的相对论是不同的范式，同样地，西医学和中医学也是不同的范式。每一套范式都建立在某科学共同体的一定的"元哲学"和价值观体系（或者说文化体系）的基础上。每一种事物在不同范式中的阐释可以是不同的，范式决定着"是与否"以及"是什么"。后现代主义的态度就是不再相信任何"元叙说"（metanarratives）具有绝对权威的或榜样的地位。离开特定的历史文化和社会背景（context），范式是失去意义甚或不成立的。

中医是在中国文化和历史社会中"构建"出来的，作为一种范式应该具有和西医同等的地位。中西医的差异根植于所从属的文化类型、信念、价值观和方法论的不同，他们之间并非只有是与非、正确与错误的关系，他们具有不同的解释力，为我们了解世界提供了不同的观察方式和视角。因此，用西方现代主义的"科学"来作为中医的评价标准是不恰当的。以机械论、还原论为代表的现代主义世界观与方法论无法包容中国传统文化的世界观、方法论以及其衍生的中医学知识系统，这两者是平行的、不对等的。"中医是否科学"是一个本身有认识论错误的伪命题。费耶阿本德指出："科学与非科学的划分不仅是人为的，而且对知识的进步也是有害的"。近百年来中医界在此问题上的挣扎该结束了，我们应该理智地把精力放到自身的发展上去。

对"科学"实验方法的批判方法的本质是主体性的，是文化的产物和规定，方法与相应的学术范式的精神是内在一致的。动物实验方法是典型的西方现代主义的以经验事实和统计学原理为基础的认识方法，是西方文化的亲骨肉。这种方法极大地促进了人类对世界的认知，然而，这种方法论本身也是有先天缺陷的。

第一，忽视了人与动物的本质差别，无法全面正确地揭示人所特有的身心活动的健康与疾病规律。

第二，为了便于统计而设定的严格的实验条件，把研究对象简单化（科研实验往往只选取有限的因素进行研究），忽略了事物的复杂性和不确定性。

第三，统计学方法把不符合结论主流的因素当做干扰因素或偏离忽略掉，但进行忽略的标准是可疑的，不能反映事物的个体性和模糊性。

第四，对价值的冷淡。后现代主义认为科学的依据不仅有经验事实，还应该有价值。动物实验所追求的可重复性与不同背景中的价值是脱离的。

第五，实验的客观性是可质疑的。汉森（HansenJ.）指出，任何观察都是在一定背景理论指导下进行的，因此，从中获得的经验材料不会是价值中立的和客观的，都已经受到了污染，不可能从这些已经被污染的经验材料的基础上建立起客观合理的科学知识体系。

由于有这些缺陷，我们需要清醒地认识到依赖于动物实验是不能发展中医的。笔者并非全盘否定中医的实验研究，个人认为，它的意义在于积累达到真理的素材。正如马克思指出的，无限发展的实践将会给认识的无限前进提供条件、手段、动力和可能性，无数的相对真理的辩证性的总和是可以达到绝对真理的。从这个层面来说，动物实验方法作为认识事物的一个方法是有意义的。但是，我们需要警醒的是，这种方法只是众多途径中的一种，不能过热，要把握度。当中医界大多数经费和精力都投入到动物实验中时，这种局面就成了宏观上的方向的偏离。

消除简单的二元对立现代主义科学以经验主义为基础，认为用客观的方法可以使观察者得到永恒的客观真理。在这种认识观中隐含着主客二元论，主体与客体、主观与客观、物质与精神、事实与理论是分离或对立的，事物要么是符合"客观真理"的要么就不是。这种科学观在西方科技发达国家已引起质疑和反思。后现代主义提出超越二元论的局限性，把知识和真理的形成看成是社会互动的结果，观察者和被观察者之间没有绝对的界限，观察的结果是二者的结合。

中医具有典型的主客体融合的后现代特征，以遵天道、合人道、天人合一的观念为突出表现，人与天是互感共通的，肉体和精神是一体融合的，"天地之大纪，人神之通应也"（《素问·至真要大论》）。这其中有显而易见的文化根源：庄周梦蝶中的我亦蝶、蝶亦我的主客体模糊性，释家的"无我"提示着对主体性的超越，道家所说的"道无处不在"揭示出主客体的通融一致。中医的这些后现代特征是可贵的，应予尊重和发扬。

另眼解读西化

目前中医的西化有目共睹，这方面著文颇多，在此不再赘述。笔者试图提示一个看待西化的人类学视角，也希望能有中医文化人类学同行们在此方面做出进一步揭示性的工作。

　　法国大哲学家福柯经由他著名的"权利知识论"揭示出知识体系建构过程中的历史政治性：知识的拥有产生了权利；权利由话语构成，而话语活动则形成了知识的文本；被压制的知识意味着丧失话语权，反之亦然。由此笔者不禁想到中医在现代背景下的失语，实际上正是某种"历史政治性"的压制。传统医学丧失话语权，成为被压制的知识甚或消失中，正是西方文化霸权的结果。尴尬的是，在中国这样一个意识形态严重的国家，科学已成为一种意识形态，中医西化过程中霸权压制的执行者有时候不仅仅是别人，却是自己。文化霸权无孔不入的影响有一个例子，正说明文化霸权比政治经济霸权更可怕：中医学生之所以难以把握中医有一个重要的原因是，他们在学习中医之前就已经被相当程度地西化了。一方面，在进入中医院校前的 12 年里接受的大部分教育都是西式的现代主义的教育，包括学科划分（知识分类）和思维方式的形成；

　　另一方面传统文化教育薄弱，与中医相关的文化基底不深。张其成教授提出，中国传统文化的复兴是中医复兴的根本途径。笔者同样认为，文化自立自荣是打破文化霸权的必需方式。另一方面，与政治和文化霸权相伴行的还有经济利益。科学和利益在近现代社会中常常是一种捆绑在一起的姿态，科学的发展常常由利益驱动。做动物实验的中医科研盛行正是因为这样的课题更容易申请到经费，中医院西化很大原因是为了获取更大的利润。可以说，中医西化实际上正是中医的市场和利润被掠食的结果，中医在现代经济环境下如何保持经济自立和发展是一个亟需解决的重大课题。

　　在后现代化中，中医要面对反后殖民主义、反文化霸权主义、反政经霸权主义、全球化等问题，后现代主义的认识论可以用来武装自己，清醒地坚定自我，找到新的立世形象和行为方式。"中医学的百年困惑其根源即在于岌岌于以彼证我、以西证中，以现代'化'古代，而忘记了'我心即佛'，'求人不如求己'"。令人鼓舞的是，中央领导们已经认识到文化霸权的危害，胡锦涛总书记在党的十七届六中全会上指出："我们必须清醒地看到，国际势力正在加紧对我国实施西化、分化战略图谋，思想文化领域是他们进行长期渗透的重点领域。我们要深刻认识斗争的严重性和复杂性，采取有力措施加以防范和应对"。

中西医的异同与结合

中西医学是不同文化社会背景中并行的两种范式，没有孰高孰低，各有其长，各有其短。两者有基本相同的对象，都是人的健康与疾病，不同的是认知和阐释的方式。自从 19 世纪 50 年代以后西医进入中国并产生重要影响，中医界在中西冲突困境中的姿态大致可分为两个方向：保守复古和中西汇通。保守复古必然是行不通的（但其主张的对经典的尊重和传承是必需的），中西汇通的本意是好的，但在怎么汇通上却是至今争论不休、没有定论，而且走了不少弯路。"近百年来中国传统医学的力量几乎完全消耗在了'中医'为'自己'辩护上。而这种辩护实际上并不能为中国传统医学挽回任何颜面……真正交流不能借助相互之间的争执，只能通过更高视角上的汇通"。个人认为，作为两种具有文化特异性的医学范式，目前的中西医从理论层面（认识观和方法论）是不可能融合的，这如同语言的不可翻译性；目前可行的是中西医在临床层面的结合，而且效果瞩目（但还存在疗效评判标准西化等问题）；从长远看，中西医终究会结合的，这需要西医和中医各自不断发展，各自突破自身的一些缺陷，将来到达一定阶段的时候才可能出现一种新医学。但在那之前，目前当务之急是把握好原则性，避免在中西汇通的大旗下做着中医西化的蠢事，还没汇通就把自己先消灭掉了。

后现代主义对价值的肯定和回归

现代主义科学观认为科学系统是不受外部价值观影响的，只遵守客观的逻辑规则或事实原则，因而科学知识对所有对象都是普遍成立的。现代西医学由生物医学发展而来，秉承的也是典型的现代主义价值观，即对人的等效的适用性。然而事实证明，西医学也是要受到文化价值的摆布的。里恩·贝厄（LynnPayer）的《医学与文化：美国、英国、联邦德国和法国的不同医疗方法》一书中描述的四国（西医）医疗中的巨大差异就是一个有利的例证。对现代西医学的反思直接为后现代主义观点提供了证据：科学既包含理性又包含非理性的价值。任何研究只有与认识主体的目的相关联才能把握对象，因此，科学过程包含事实和理论、行为与价值、认识与人性的统一，科学的基础不仅有事实，应该还有价值。

中医在这一点上先天地显著不同于现代西医，即中医包含价值体系。中医对"上工治国，中工治人，下工治病"的划分提示着传统中医的价值是包含着治国平天下的抱负、遵天道合人道的理想等普世价值的。而且中医的人道关怀还体现在中医所提倡的养生或养病不仅仅是医疗保健手段，而是一种生活方式，渗入到衣食住行的方方面面，这是人类生活的最基础的部分，而这些日常细节也正是最体现对人来说至关重要的生活价值、文化意义和社会纲常之处，而且无时无刻不忘天人合一的大智大爱。这已超越了现代主义简单的"人类中心主义"，而是后现代的人与宇宙的主客融合、生态共存，这或许才是哲学和科学的终极目标。这亦是中医后现代化的根本。《道德经》说，"大道周行"，"大曰远，远曰逝，逝曰返"，"返者道之动"。笔者乐观预见未来的医学在这一点上必然是与中医一致的。

中医后现代化也要把握分寸

人的认知是有限而又不断发展的，通过反思获得新的思想。没有任何一种思想能完整说明世界，指导人类的行为。后现代主义思想也不例外，它是对现代主义的理性进行的理性反思，反对过分的对客观的强调，立场明确地拔高非理性的地位，尊重主体和价值，但同时也具有流于主观唯心主义的风险。所以中医后现代化也要把握分寸，扬长避短，避免极端主义。后现代化是对现代化的补充和超越，用以避免中医现代化中显而易见的错误。这个适度的后现代化并无意否认客观实在而完全颠覆现有的知识体系以及道德体系，更不能成为任意扭曲事实或失德的借口，其目的是友善而热诚地指出不要迷信现代主义，为中医发展拓开另一些可能性。

以上冗述良多，笔者希望能对中医后现代化的重要意义揭示一二，抛砖引玉。后现代主义在西方已经影响了半个多世纪，也几乎同步地引入中国，但一直未形成气候。中医之所以被争论良久、几度废存，与后现代主义思想在中医学界和中国民众中的薄弱不无关系。

（文章来源：严暄暄，何清湖．中医应适当后现代化．中华中医药杂志，2012 年第 6 期）

四 构建中医健康管理服务标准体系

观点采撷

· 健康管理服务作为健康服务业的重要内容之一,其标准体系的建设应与时俱进,紧跟国家政策的步伐,借助各级政府的力量尽快成型并落实。

· 健康管理服务应与中医预防保健服务工作结合起来,以适应中国国情的需要,也更利于健康管理服务的实施与推广。

· 在市场的迫切需求下,首先要解决的是标准的出台,提供给广大从事中医健康管理服务的从业人员相关的统一标准。

· 健康管理与中医学的交叉、结合更利于推广与发展,中医健康管理服务标准的体系要突出中医特色,充分发挥中医学在健康管理领域的优势。

《国务院关于促进健康服务业发展的若干意见》中明确指出,到 2020年,健康管理与促进服务水平明显提高。《中医药健康服务发展规划(2015—2020 年)》提出,开展中医特色健康管理,将中医药优势与健康管理结合,以慢性病管理为重点,以治未病理念为核心,探索融健康文化、健康管理、健康保险为一体的中医健康保障模式,指导健康体检机构规范开展中医特色健康管理业务。

国家政策对于中医健康管理的应用与推广都做了重点的强调。健康管理在健康服务业市场中扮演着重要的角色。产业发展,标准先行。在这样快速发展的朝阳产业中,如何规范市场,使中医健康管理的事业保持健康、良性的发展势头,势必首先要落实到中医健康管理服务标准的建设上来。目前,中医健康管理服务的发展还处在起步阶段,市场较为混乱。大部分注册为"健康管理"的公司实际运营项目与健康管理的实际内容并不契合,多数在从事保健品销售、健康体检、美容养生等项目;即使引入了健康管理的服务项目,也只是对健康管理概念的简单移植,缺乏规范的服务流程、有效的专业技术和高素质的专业人才。因此,亟须中医健康管理服务的系列标准作为整个行业健康发展的基石，中医健康管理服务标准体系研究迫在眉睫。

与时俱进，促进健康服务业发展

健康服务业是近几年来快速发展的朝阳产业，也是未来几年推动国民经济持续快速发展的重要组成。《国务院关于促进健康服务业发展的若干意见》中提出，到 2020 年，健康服务业总规模达到 8 万亿元以上，成为推动经济社会持续发展的重要力量。同时，40 号文件中还提出要全面发展中医药医疗保健服务，提升中医健康服务能力。国家政策的导向是推动行业发展最强的推动力。健康管理服务作为健康服务业的重要内容之一，其标准体系的建设应与时俱进，紧跟国家政策的步伐，借助各级政府的力量尽快成型并落实。

此外，还要结合中国的国情，健康管理服务应与中医预防保健服务工作结合起来，以适应中国国情的需要，也更利于健康管理服务的实施与推广。要借鉴现有模式，提出创新设计。健康管理是对健康人群、亚健康人群、疾病人群的健康危险因素进行全面检测、分析、评估、预测、预防和维护的全过程，其中包括三大步骤：健康状态信息采集；健康危险因素评价和预测；健康促进、行为干预、咨询指导。健康管理的实质是预防医学与临床医学的结合，实现三级预防，降低疾病的发生率。它的"未病先防"的理念正好符合了我国医疗卫生政策战略性前移的方向。

中医健康管理服务是健康管理概念引入到我国后，充分吸纳中医学的优势与特色形成的。因此，在建立其标准体系的框架可借鉴较为成熟的现代医学健康管理模式，但并非是简单的概念移植与模式复制。要满足我国国民的实际需求，还需作出创新的设计。突出特色，发挥中医优势中医健康管理服务标准体系是针对我国国情的，健康管理与中医学的交叉、结合更利于推广与发展。因此，中医健康管理服务标准的体系要突出中医特色，充分发挥中医学在健康管理领域的优势。

首先，要突出中医理论的优势。中医理论的优势在于：①整体观念。中医学认为，人体内在的脏腑与体表形体官窍是相互联系、相互影响的有机整体，同时人体与外界的社会环境和自然环境之间也是密切相关的。这与现代医学"生物—心理—社会医学"新模式不谋而合。②辨证论治。辨证论治是中医学认识疾病和治疗疾病的基本原则，其治疗方法是基于"证"的基础上的。"证"是基于人体在疾病过程中某一阶段的气血阴阳盛衰的综合概括，是个体化的诊断结论。因此，辨证论治的原则体现了中医治疗疾病的个体化、人性化的特点。而现代健康管理方案的制订也是建立在个体健康状态评估结果的基础上的。③"治未病"思想。"治未病"的思想是中医学理论的重要特点之一，早在《黄帝内经》中就有"不治已病治未病，不治已乱治未乱，此之谓也"的论述，其核心体现了"未病养生、欲病救萌、已病防变、瘥后防复"的预防思想。"治未病"的思想是中医学在目前健康服务业市场背景下充分展现其优势与魅力的核心之一。因此，充分吸纳中医"治未病"的思想，并融入健康管理服务标准体系的研究中是非常必要的。

其次，要结合中医特色干预方法。中医具有丰富的防病治病方法，如推拿、拔罐、针灸、药浴、药膳、刮痧等，其"简、便、廉、验"的特点更加符合我国的国情。干预手段相对较低的成本使中医健康管理方案的整体价格定位更趋于平民化，能够让更多大众群体接受；简单、方便而有效的方法确保了中医健康管理方案的可实施性和有效性；健康教育包含的简便灵验的自我保健方法更易于掌握，提高了大众群体的自我保健意识和能力。

此外，中医趋于自然的干预手段迎合了现代人们提倡回归大自然，崇尚自然疗法的潮流。中药源于自然界的植物、动物和矿物质，广泛应用于内服、外治方法中。且药食两用的材料更是居家调养的必备，在"民以食为天"的中国传统文化中发挥着维持健康的重要作用。其他干预方法如推拿、拔罐、刮痧、药浴、传统体育、五行音乐等皆具有较好的疗效，且安全性高、副作用小，尤其在非医疗养生保健机构得到了广泛的应用与推广。

最后，发挥中医传统文化优势。中医学发展数千年，是中华民族在长期的生产与生活实践中认识生命、维护健康、战胜疾病的宝贵经验总结，是中国传统文化的结晶。《后汉书·丁鸿传》曰："若敕政则躬，杜渐防萌，则凶妖消灭，害除福凑矣。""防微杜渐"的思想最初由政权斗争中防患于未然的意思渗透到中医学领域，体现了预防为主的原则。中医十分重视早期诊治疾病。《内经》说："善治者治皮毛，其次治肌肤，其次治筋脉，其次治六腑，其次治五脏"，充分体现了中医学防病养生的思想是中医传统文化的淬炼。

定位中医健康管理服务标准体系

2015年3月11日国务院印发了《深化标准化工作改革方案》，明确将培育和发展团体标准作为一项重要的标准化工作改革措施，由此确立了团体标准的地位和重要性。中医健康管理服务标准体系属于我国团体标准的范畴。中华中医药学会作为中国科学技术协会 12 个全国团体标准试点工作单位之一，批准立项中医健康管理标准服务体系的研究是一项推动健康服务业良性发展的开拓性工作。

标准是指为了在一定的范围内获得最佳秩序，经协商一致制定并由公认机构批准，共同使用的和重复使用的一种规范性文件。标准产生的基础是科学、技术和经验的综合成果。因此，标准代表了一段时期内的科学、技术和经验的最高水平。

随着科学的不断发展、技术的不断进步和经验的日渐丰富，旧的标准需要不断修订与更新。因此，标准是相对的概念，是随着时代发展，科学技术的进步而不断修订的。每一个标准的产生都是从无到有、从较低水平到较高水平的渐进过程，而并非是一成不变的。在市场的迫切需求下，首先要解决的是标准的出台，提供给广大从事中医健康管理服务的从业人员相关的统一标准。因此，中医健康管理服务标准体系在现有科学、技术及经验的基础上汲取提炼，尽快出台一系列标准是目前工作的重点。

按照标准中技术内容的要求程度进行分类，标准可以分为规范、规程和指南，这三类技术内容的要求程度逐渐降低。参照现代医学健康管理的概念，中医健康管理标准体系中不同的部分按照对技术内容的要求程度进行合理定位。

规范是指规定产品、过程或服务需要满足的要求的文件，其是由要求性条款组成的"要求"。而规程主要是针对设备、构件或产品，是对其设计、制造、安装、维护或使用而推荐惯例或程序的文件。指南是指给出某主题的一般性、原则性、方向性的信息、指导或意见的文件，其内容限定在信息、指导或建议等方面，而不会涉及要求或程序。

中医健康管理服务的各部分在内容上重点突出中医特色与优势，在要求上有不同层次的定位。健康信息采集内容主要是建立在中医"望、闻、问、切"基础上的；而健康危险因素评价主要考虑外伤六淫、内伤七情及不内外因等不良因素干扰；健康促进与干预则主要结合中医药特色疗法，如汤药、药膳、传统体育、五行音乐、推拿、拔罐等不同干预手段。对于中医健康管理来说，健康信息的采集内容及流程是需要统一的硬性要求，因此其定位于规范较为适宜；健康危险因素评价的内容及指标也需要做统一的规定，是普适于所有人群的，因此也应该定位于规范；健康促进、行为干预、咨询指导的环节，其流程可以做硬性规定，属于规范的范畴，但个性化的健康计划内容则无法做统一的规定，因此这部分则适宜以指南的形式，只限定原则性与方向性的信息。

（文章来源：洪净，何清湖，张冀东，等．构建中医健康管理服务标准体系．中国中医药报，2016 年 4 月 1 日第 3 版）

五 以规范保障中医健康管理长足发展

观点采撷

• 中医学与健康管理学科的融合与交叉即形成中医健康管理学，这是时代发展的必然，也是中医学现代化发展的重要体现。

• 中医健康管理的应用实践是需要规范管理的，必须分别对信息采集、评估、调理和跟踪服务四个基本环节进行规范，才能促进其健康长远的发展。

• 健康管理应充分发挥中医特色与优势，符合我国国民的实际需求，这对于规范我国健康管理服务业市场具有重要指导意义。

• 健康管理与中医学的交叉、结合更利于推广与发展，中医健康管理服务标准的体系要突出中医特色，充分发挥中医学在健康管理领域的优势。

随着医学的不断发展，医学模式逐渐由单一的生物医学模式开始向多维度的"生物—心理—社会"模式发展，健康的定义不再是简单的非疾病状态，而是躯体、心理、社会适应能力等多个维度完好的综合表现，也表明人们对于健康的认识不断加深，对健康的追求不断提高。

中医"治未病"的思想是中医学的重要组成部分，其"未病养生、欲病救萌、已病防变、瘥后防复"的核心内容涵盖了健康、亚健康、疾病不同生命状态下的全过程，其"预防为主"的基本原则与我国医疗卫生政策战略前移的大方向不谋而合。

中医健康管理学是中西交叉与融合的新学科。"健康管理"是 20 世纪 50 年代由美国提出的新概念，随着民众健康意识的不断提高迅速发展成为一个较为成熟的学科体系。而"健康管理"的概念引入中国必须要融入中国的特色才能落地生根。中医学是我国传统文化的精髓，是中华民族赖以生存、繁衍至今的独特医学学科体系。现代科学概念的引入与渗透，也促进了中医学学科的向前发展与分化。中医学与健康管理学科的融合与交叉即形成中医健康管理学的新学科。这是时代发展的必然，也是中医学现代化发展的重要体现。

中医健康管理服务亟须建立标准。中医健康管理学的快速发展也在催生着中医健康管理服务产业的繁荣。有关统计显示，我国健康管理市场潜在规划大约 600 亿元，而现阶段仅完成了 30 亿左右，超过 500 亿市场空缺有待填补，健康管理产业未来发展空间巨大。在我国一系列大力扶持中医药及健康服务业发展的政策背景下，融入中医特色的健康管理服务市场前景极为广阔。然而，中医健康管理服务市场起步较晚，管理不规范，专业人员素质不高，技术流程不规范，制约了健康管理服务的水平。古人云：不以规矩，不能成方圆。作为一门实用性较强的学科，中医健康管理的应用实践是需要规范管理的，必须以健康管理服务为基本内容，分别对信息采集、评估、调理和跟踪服务四个基本环节进行规范，才能促进其健康长远的发展。

市场需求是标准形成与应用实践的原动力，在引入"健康管理"概念的同时，应充分发挥中医的特色与优势，符合我国国民的实际需求，对于规范我国健康管理服务业的市场具有重要的指导意义。市场的蓬勃发展必然带来巨大的需求，同类别的标准也会相继出台。如何能够在健康管理服务业中真正成为行业指导性的权威性标准，需要在实践中进行检验。出台的标准也需要在指导实践的过程中反复完善与修订，才能适应不断变化的市场需求。

（文章来源：何清湖，张冀东．以规范保障中医健康管理长足发展．中国中医药报，2016 年 12 月 9 日第 3 版）

六 中医药文化应如何进行科普传播

观点采撷

· 中医药文化的科普传播应把握传统与现代的关系，杜绝内容重复、不加思考的互相抄袭，结合社会关注的健康热点，打造具有原创性的科普力作。

· 中医药文化科普传播应注意避免碎片化和精深化，要充分体现知识的传承性、整体性、系统性，让公众对中医药文化进行全面、整体、历史地把握。

· 科普作品应面向大众注重"因材施教"，创作时可旁征博引、深入浅出，吸引不同领域公众的兴趣，更可广泛地运用现代化的多媒体设备，创作形式活泼、新颖多元的中医药文化科普作品。

· 中医药文化科普传播与创作要充分发挥作品和科普专家的个性特色，融科学、教化、娱乐、个性为一体，打造一批极具个性的个人品牌科普力作，以促进我国文化软实力的多元发展。

开展中医药文化的科普传播和创作，一方面将有助于加深广大人民群众对中医药知识的认知、理解和应用，促使公众在防病治病的过程中能从中医药中获益，提高公众维护健康的能力；另一方面则将有益于弘扬和传播中华传统文化，促进中医药文化在民间的传承、发展和创新，使得中医药文化不仅在专业学术层面，更在社会民间获得历久弥新的精神魅力。

目前，为积极响应国家政策号召和满足民众需求，我国的中医药科普事业正在快速进入黄金期，一大批中医药科普读本应运而生，但也随之产生了许多诸如内容重复、良莠不齐、过于枯燥或泛娱乐化等一系列问题。要科学、深入地开展中医药文化的科普传播和创作，可从以下六大方面来集中把握。

科普传播应坚持中医"四性"

在进行中医药文化的科学普及、传播和创作时，首先应坚定支持中医

"四性"的根本，即科学性、经验性、文化性和原创性。

中医药学是一门独立于西方医学体系的，采用我国传统思维方式的，独树一帜的医学科学。尽管目前大众对于"科学"一词的概念尚有疑义，各种词典、教材上的解释也仁者见仁，智者见智。然而，中医药学既具备系统的理论体系和诊疗知识，又有理有用，能将理论性与实践性相结合，为中华民族的繁衍昌盛和世界医药文明的发展做出杰出贡献，其毫无疑问具有科学的涵义。因此，在我们的中医药文化科普传播和创作中，首先应该尤其明确和坚持中医的科学性，将中医科学性的态度严肃地贯彻到科普作品的精神实质中，为广大人民群众创作经得起科学考量和时间考验的科普作品。

同时，中医药文化深受中国传统文化和哲学的影响、熏陶，是几千年来历代医家在理论、临床、经验上的集体综合，是一门十分注重经验性和文化性的医学。因此在进行中医药文化的科普传播和创作过程中，也应牢牢把握中医的经验性和文化性。譬如，相较于西医倾向于进行分科知识点的阐述，我们在科普创作时可广泛加入中国的传统历史文化知识和人文哲学观念，甚至一些著名医家的临床验案小故事，来增加中医文化科普内容上的人文性和形式上的趣味性，突出中医"治未病"的养生防病思维理念，使公众在潜移默化之中了解中医的哲学思维和基本理论。

此外，中医药文化还具有原始创新的宝贵优势，其原创性是我们进行科普传播与创作的重要保障。中医药并非模仿或借鉴来的"二手医学"，其扎实的原创基础来源于中医的科学性、经验性、文化性，中医药文化的伟大之处就突出体现在其既传统又现代的原创性上。因而，中医药文化的科普传播与创作也应把握传统与现代的关系，杜绝内容重复、不加思考的互相抄袭，结合社会关注的健康热点，打造具有原创性的中医药文化科普力作。

科普传播应活用"中医＋"思维

"中医＋"思维是我在深入思考"互联网＋"大环境中运用实践、融合、创新、重构等概念进行开放性探索时，所提出的新时代中医药行业发展创新思维。简单来说，"中医＋"思维就是指以中医药为概念核心，开放理念、勇于创新，多元整合各种有利于专业和行业的资源以实现突破发展。开放、多元、创新的理念是"中医＋"思维的精神主题，其意义可以涵盖两个方面的主要内容，对于我们的中医药文化科普传播与创作颇有裨益。

一是"中医药学科内部＋"，即整合中医药领域的内部学科和专业，在原有分科的基础上实现学科内部的交叉和融合。在进行中医药文化科普传播与创作时，应注意不要将科普知识制作得过于碎片化和精深化，而要充分体现中医药文化知识的传承性、整体性、系统性实质，让公众对中医药文化进行全面、整体、历史地把握。

二是"中医药学＋X"，即实现中医药学与其他学科的多元化交叉，多方位促进中医药学和其他各学科的发展创新。因此，中医药文化的科普传播与创作也应尽可能打开思路，科普作品是讲给所有大众听的，应注重"因材施教"，创作时可旁征博引、深入浅出，吸引不同领域公众的兴趣，更可广泛地运用现代化的多媒体设备如视频、音频、动画、交互平台等，创作形式活泼、新颖多元的中医药文化科普作品。

科普传播应重视个人品牌

"胡说"的典故出自我国著名的思想家胡适先生，据说胡适先生上课喜欢引用孔子、孟子等巨儒的名言，美其名曰"孔曰""孟曰"，当轮到胡适先生自己发表意见时，他戏谑自己是"胡说"。我们的中医药文化科普传播与创作也应当善于"胡说"，"胡说"在这里的意思是指突出科普创作者和传播者本人的个性，将个人的经验、观点和科研成果融入中医药文化的科普传播之中。

目前，局限中医药文化科普创作的重要障碍之一就是科普内容枯燥、重复，很多科普作品只是将教材上的内容稍作删减就编纂成科普书籍出版，许多科普专家也只是没有感情地照本宣科，这在一定程度上造成了公众对一些中医药文化科普知识的反响十分平淡。面对公众愈来愈对这类枯燥的科普宣教持排斥态度，以及社会对科普资源提出更高要求的现状，需要我们调整传统科普思路，充分发挥作品和科普专家个人的个性特色，融科学、教化、娱乐、个性为一体，打造一批极具个性的个人品牌科普力作以促进我国文化软实力的多元发展。

（文章来源：何清湖，魏一苇．中医药文化应如何进行科普传播．中国中医药报，2017 年 1 月 11 日第 3 版）

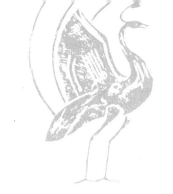

第八章 中医百态

一 中西医结合高等教育的开拓者与
践行者——何清湖

编者按

　　作为中西医结合高等教育的开拓者和践行者，湖南中医药大学副校长何清湖教授20余年身体力行、殚思竭虑，用一名中西医结合教育者的信念和理想，擎起中西医结合高等教育的大旗，用实际行动做出了诸多改革和创新，实现和见证了一个学科、一个专业星火燎原的光辉历程，带给每一个中西医结合人深切的鼓舞与感动。

　　他是中西医临床医学专业规划教材体系构建的总协调，亲历了中西医结合教育由零散走向规范的里程碑式发展。他是中西医临床医学专业目录的执笔人，见证了中西医临床医学专业正式获得本科招生资格的历史性时刻。他是中西医结合高等教育的探路者，构建了"一体两翼"人才培养模式获得全国同行的广泛认可。他就是中西医结合高等教育的开拓者与践行者——何清湖教授。20多年来，何清湖教授坚定不移地带领他的专业团队在中西医结合高等教育的道路上披荆斩棘、破浪前行，并凝聚全国中西医结合教育方面的有识之士和有生力量，实现了湖南中医药大学中西医临床医学专业办学的一个个突破，有力助推了中国中西医结合高等教育事业发展的进程。

最早提出中西医临床医学专业规划教材体系的构建

　　20世纪90年代以来，中西医结合本科教育快速发展，已办中西医结合本科教育的院校规模不断扩大，许多医学院校、中医院校也逐步开展中西医结合本科教育，但是各校之间在培养模式、课程体系特别是教学内容方面存在着较大差异，在某种程度上影响中西医结合人才培养质量。同时，中西医结合的广泛开展，需要规范、标准的中西医结合临床诊疗规范体系进行指导；中西医结合执业医师、中西医结合中级技术资格考试等也需要规范、公认的国家规划教材作为考试蓝本。这时，中西医临床医学专业规划教材的编纂显得尤为重要。

中西医临床医学专业规划教材建设的主体是临床教材，如何体现中西医临床教材的特点和特色，是判断这次教材建设水平与质量的一个重要因素。何清湖教授认为，突出中西医临床教材的特点和特色，应在以下几个方面下工夫：①充分认识到病证结合是中西医结合临床的主体思维模式，应该将病证结合的思维模式贯穿于临床教材的始终。②正确认识中、西医两种医学体系在基础理论与临床诊疗方面的异同、优劣，以辩证的思维方法评价中西两种医学体系，做到优势互补。③充分反映中西医结合所取得的最新成果，又要实事求是，认识到中西医结合研究在不同学科、不同疾病发展的不平衡性。2005 年，以何清湖教授为总协调人，凝聚全国 40 多所医药院校和中医药院校 200 余名中西医结合专家心血的我国第 1 版中西医结合规划教材正式编纂出版，这是中西医结合高等本科教育事业发展过程中具有里程碑意义的事件，标志着中西医结合教育由零散走向规范。

对于基础课程教材的编写，何清湖教授认为基础课程教材建设的思路应该与教学模式相一致，尊重学科发展的现状，既要有先进性，突出特点特色，又不能理想化，过分强调超前。充分考虑课程的设置是否能支撑中西医结合临床这个主体，中医学基础（包括四大经典）、西医学基础应该让学生系统掌握，保持学科知识的完整性。中医学基础教材应该有本专业特点，其主体内容应该在系统、完整介绍中医学的基本理论、基础知识的同时，充分反映现代中西医结合基础理论相应的研究成果；西医学基础教材应该根据专业教学要求的不同，在知识的深度与广度方面，区分中医学专业和临床学专业，也可考虑西医学基础教材课程内容的重组与改革。2006 年，由中国中西医结合学会教育工作委员会组织，中国中医药出版社协助，何清湖教授总策划的我国第一版中西医临床医学专业行业规划教材第 2 阶段的基础课程教材编纂工作启动，2008年出版投入教学使用。中西医结合临床教材及基础教材的编写，系统构建了中西医结合教材体系，这是学科建设成果的重要体现。

执笔并审定中西医临床医学专业目录

20多年来，中西医结合高等本科教育经历了从无到有，从小到大，从零散走向规范的光辉历程。2000年，教育部回复人大代表、政协委员，中西医临床医学暂不作为专业，可在七年制中医学专业试办中西医临床医学方向，各校可自主成立中西医结合系（学院），中西医结合高等教育事业得到国家政策支持；2002年，教育部批准泸州医学院、河北医科大学、湖南中医药大学等部分院校在专业目录外设置中西医临床医学专业；2003年，中西医临床医学专业作为目录外专业获教育部批准办学。

正是在全国中西医临床医学专业迅速发展的大好形势下，湖南中医药大学将筹建中西医结合学院的任务提上议事日程，并决定由何清湖教授具体负责筹建工作。历经时间的反复考验和锤炼，2012年国家教育部第四次修订本科专业目录时，明确把"中西医临床医学"作为国家教育本科专业。何清湖教授执笔中西医临床医学专业目录的制定，并参与了最后的审定工作。专业目录的制定进一步明确了中西医临床医学专业的专业名称、学制、培养目标与要求、主干学科、课程体系等，促进了中西医临床医学专业本科教育的规范办学。这是中西医结合教育史上的一个历史性时刻，"中西医临床医学"专业正式得到了国家教育部的支持，并正式开始本科专业的招生，从而为培养中西医结合专业本科人才起到极大的推动作用。

构建一体两翼人才培养模式，强调一体化的教学方法

由于中西医结合高等本科教育是新生事物，无经验可循，在探讨中西医结合高等本科教育培养模式问题上，不同的专家有不同的主张，一直存在争议。在教学实践过程中，何清湖教授等在全国较早提出"一体两翼"的培养模式，即"两个基础、一个临床"的培养模式和课程体系设置，即中医基础和西医基础课程分别由中医、西医讲，临床课程中、西医结合在一起讲，要求临床课程教师用"一张嘴"说话。"两个基础，一个临床"的培养模式的优点在于"一个临床"能充分反映中西医结合临床学科发展的现状，使中、

西医的"病证结合，优势互补"融入教学之中，体现中西医临床结合的特色与优势；"两个基础"能使中、西医的基础理论得到系统学习，为进一步的中西医结合临床课程学习打好基础。"两个基础，一个临床"的一体两翼的培养模式更适合目前中西医结合发展的现状和水平，现已得到全国同行的认可。

中西医结合事业本身就是一个不断探索的过程，特别需要改革意识和创新精神。实行"两个基础，一个临床"的培养模式，对从事该专业教学教师尤其是临床课程教学教师的理论素养和知识结构提出了许多新的要求和挑战。"一个临床"的教学模式要求从事中西医结合临床课教学的教师，既要懂中医，又要懂西医，还要掌握所讲授课程中医、西医、中西医结合研究的最新进展及动态，将其吸收于教学中。这就要求临床教学教师除了要有较扎实的中、西医学知识和专业能力之外，还要有创新意识，要勇于创新教学方法，改革教学模式。在何清湖教授的带领下，目前湖南中医药大学中西医结合学院的 30 余位临床专职教师队伍中，大部分具有博士学历，理论素养较高，而且形成了浓厚的科研和创新氛围，教研和科研成果卓著。教师自身具有较好的创新意识和科研素质，自然而然地在其教学过程中会向学生灌输创新思想，培育创新的沃土。

优化课程体系建设，培养高素质创新人才

开设方法论课程，系统提出中西医结合思路与方法

由于医学科学中的现象相当复杂，而且中西医结合过程谬误的来源深远又极多，故思维方法与技术方法的作用同样显得特别重要。何清湖教授认为，一个学科的不断创新，关键在于其思路与方法的不断创新，"工欲善其事，必先利其器"；一个专业人才的培养，尤其是高层次研究生的培养，不仅要传授本学科的专业基础知识和专业技能，更要授之以"渔"，传其"道"而解其"惑"，为中西医结合专业的学生以后从事中西医结合临床诊疗、科学研究提供思路和方法学的启迪。

1996 年，"中西医结合思路与方法"课程首次在湖南中医药大学中西医结合本科班开设，先后由凌锡森、何清湖、雷磊 3 位教授主讲。作为一门指导性课程，中西医结合的内涵和外延、中西医结合研究与实践的指导性原则

和基本方法的介绍，让学生掌握中西医结合的思维方法和技术方法，增强其专业兴趣和专业意识。课堂教学中着重回答以下 5 个问题：①科学阐释中西医结合的概念；②说明中西医结合的可能性和必然性；③宏观角度指出中西医结合的基本原理；④详细地分析中西医结合各分支学科的具体研究思路与方法；⑤展示中西医结合事业发展的前景。课程所使用的教材《中西医结合思路与方法》为何清湖教授主编。现在这门课程已成为深受学生欢迎和好评的一门必修课，同学们都纷纷表示，通过学习不仅提升了学科理论水平，更激发了学科创新思维和科研能力。

开设创新素质课程，全面提升学生创新素质

课程的改革与创新是我国当今改革教育培养创新性人才的基础和核心。为了提升学生的创新素质，湖南中医药大学中西医结合学院在教学过程中，除了完善优化必修课程的设置外，还开设了"中医科研设计与统计方法"等创新性课程。中医科研设计与统计方法旨在通过对中医药科研设计基本方法的介绍，让学生从本科阶段起就掌握科研创新的基本原则和方法，充实其科研创新的基本素质，激发其创新灵感。这些专业特色浓厚的创新课程的设置，为学生创新素质的培养提供了时空条件和知识、技能、方法的准备。在培养高素质创新性人才的思想指导下，学院积极拓开教学时空，充分开辟第二课堂，发展和完善"课堂教学——校园文化和科技活动——多种社会实践"三位一体的培养途径，给学生创造一种全方位培养创新能力的氛围、环境和机会。

通过优化课程体系设置、开设创新素质课程、开辟第二课堂等多措并举，湖南中医药大学培养了一批具有创新意识的中西医结合人才，有力地促进了学科的建设和发展。

在中西医结合思维指导下建立具有特色的二级学科

在中西医结合思维的指导下，何清湖教授提出了具有特色的中西医结合男科学和中医亚健康学。

在中西医结合男科的学科建设方面，何清湖教授提出，中西医结合男科的临床研究思路可从以下几个方面着手：①病证结合，探索男科疾病的辨治的规律与诊疗体系；②微观辨证，促使中西医结合男科更加丰富与深入；

③基础研究，使中医男科的病因从抽象到具体，从宏观到微观；④药理研究，更加科学地阐释了有效治法和方药的男科病的治疗机理；⑤病证研究，为部分男科病中医治法的创新提供理论依据。

2008年，由中华中医药学会亚健康分会和湖南中医药大学合作，在中和亚健康服务中心和中国中医药出版社的大力支持下，何清湖教授作为总主编，组织百名余专家、学者编纂了中医亚健康学系列教材，系统构建了中医亚健康学的理论体系。在中西医结合思维的指导下，中医亚健康学的构建充分突出了中医学特色与优势，加强了中医与现代医学的理论与技术的相互交叉融合，满足了快速发展的亚健康市场需求，学科建设与产业发展形成相互促进，相互推动的良性循环。

作为中西医结合高等教育的开拓者和践行者，何清湖教授20余年身体力行、殚思竭虑，用一名中西医结合教育者的信念和理想，擎起中西医结合高等教育的大旗，用实际行动做出了诸多改革和创新，实现和见证了一个学科、一个专业星火燎原的光辉历程，带给每一个中西医结合人深切的鼓舞与感动。

（文章来源：张冀东，陈洪，魏一苇．中西医结合高等教育的开拓者与践行者——何清湖．中国中西医结合杂志，2016年第36卷第8期）

二 熟读经典，回归本源
——湖南中医药大学副校长何清湖谈中医经典阅读

编者按

随着湖南省"三湘读书月"活动的层层推进，湖南中医药大学充分发挥自身特色与优势，积极倡导中医经典阅读风尚，在广大师生当中反响良好。近日，笔者就学中医与读经典的有关问题采访了该校副校长、博士生导师何清湖教授。

笔者：湖南中医药大学在"三湘读书月"活动中积极倡导中医经典阅读风尚，您如何看待这一举措？

何：随着经济文化发展到一定程度，传统文化的回归已然成为一种趋势，当今社会国学热、汉学热正悄然兴起。我校"经典热"的兴起可以说是追根溯源，回归根本。中医本身是关于传统医学的学科，阅读经典原著，从本源上把握中医的文化内涵、理论思维和诊疗经验，是在走一条夯实基础、求真务实的继承学习道路。所以，我认为倡导经典阅读是一项很有意义的举措。

笔者：目前学界对于经典的含义存在不同的见解，谈谈您的看法。

何：对于经典的理解，我认为有广义和狭义之分。广义的经典是指历代医家对中医学术的发展起到了创造性贡献，对现代临床仍具重要指导意义的中医著作，可以涵盖具学术价值和临床意义的历代医家名著。当前我校鼓励学生多读中医经典，也是从广义经典的角度出发，希望学生结合自身具体情况，有意识地阅读中医理论及临床方面具有创造性价值的医家著作。关于狭义的经典，现有三种说法，除《黄帝内经》《伤寒杂病论》《金匮要略》外，争议集中在《神农本草经》《难经》和"温病"三者之间。目前，我们教学中通常所说的"四大经典"包含的是"温病"。严格意义上说，"温病"并非一部单一的经典著作，它是明代温病学家系列著作的合称，以叶天士的《温热论》和吴鞠通的《温病条辨》为主要代表作。

笔者：读经典对于中医学习有何意义？

何：学好中医，首先应该熟读经典。中医经典是构成中医基础理论的核心内涵，是中医临床思维观点的源头。例如，《黄帝内经》提出的"整体观"，《伤寒杂病论》提出的"辨证论治"思维，都是中医临床思维的核心观点。同时，中医经典也是临床诊疗的主要依据和方法。例如，《伤寒杂病论》包含的113个经方，《金匮要略》详载了262首方剂，这些都为中医临床提供了宝贵的诊疗技术和经验。由此可见，熟读经典是扎实中医基本功，系统掌握中医理论和诊疗体系的行之有效的方法。

笔者：与过去相比，现在的中医药学习者在读经典方面面临哪些困难和问题？

何：过去学医主要采取跟师的方式，强调在临床中读书，读书内容主要取决于临床需要。现代中医药人才的培养呈现出多层次、多模式的特点，随着中医人才培养走向精细化、专业化和现代化，在彰显优势的同时，各种学习问题也应运而生，我们今天谈论的经典阅读就面临着许多现实困难。中医经典产生于古代，其古文表达和文理思维造成文字理解上的困难。同时，受到文化背景、历史条件、医家自身经历等方面因素的制约，医理理解方面也成为一大难题。思维方式的差异是对现代中医人才的一大考验。随着西方自然科学和哲学的进入，西方医学的思维和研究方法成为中医学的挑战。当代学生一直接受的是现代科学思维方法的教育和训练，讲求客观化、科学主义和实验主义，对于中医这样一门经验科学，缺乏判断评价的方法和标准成为影响中医信仰和学习信心的重要因素。再则，过去我们学习知识相对单纯固定，而现在学中医的学生必须同时掌握计算机、英语、西医等多门学科知识，因此熟读经典就精力和时间而言也存在着实际困难。

笔者：学习中的困难是现实存在的，我们该如何通过读经典来提高自己呢？

何：首先我们要明确一个观念，读经典不能一概而论、笼统要求，不同研习阶段、不同培养层次的人读经典都应有其相应的要求。在大学阶段，我们需要培养的是中医的意识和思维方法，读经典的目的在于加深对中医基础理论的掌握。通过一段时间的临床实践后，我们需要深化对中医理论的理解，进一步掌握经典的内涵和独特方法，从而对临床实践产生更好的指导作用。而对科研人员而言，读经典则不仅仅止于一种传承，更重要的是要从经典中找到创新的源泉，让经典成为现代医学研究的源头活水。一言概之，我们需要根据自己的不同需求分层次掌握经典，有重点研读经典，从经典中有效地吸收自己需要的部分，并利用现代科学技术和研究不断丰富与提升中医经典的内涵和价值。

笔者：对于读好经典，您有没有好的建议可以和大家分享？

何：就具体方法而言，理解经典、背诵经典应当是首要基本功。当然，中医是一门强调临床的学科，在理解、背诵的基础之上，还必须在临床中加以把握。"纸上得来终觉浅，绝知此事要躬行"，学习中医要做到用经典指导临床，从临床中领会经典。同时，还要结合自身专业学习情况，包括在临床实践的专科、专病特色等方面，进行有选择的学习，做到一般照顾、宽泛知识；同时精读要点，有所专攻，甚至可就与自身学习实践密切相关的某一经典段落、词句反复研读。读经典虽以继承性学习为主，但我们要有批判性继承、创造性学习的意识，尤其主张研究性学习，做到古为今用，通过中医现代化发挥传统医药的最大价值和效用。例如青蒿素的提取，就是源于科研人员大量查阅《肘后备急方》及其他医药典籍、资料，从中得到启示，最终从青花蒿里提取到了"青蒿素"这一高效、速效的抗疟药。我们可以看到，中医经典既是伟大的文化瑰宝，也是无价的医学宝库，更是潜力无穷的科研宝藏。希望广大中医药学习者能够熟读经典，相信中医，热爱中医，学好中医，并致力于发展中医。

笔者：日前，随着"三湘读书月"活动的深入开展，全民阅读的理念已深入人心，您作为一位"多产"的医卫类书籍学者，可以谈谈自己在读书方面的心得体会吗？

何：读书是一件苦中作乐的事情，尤其读经典更需凝思聚神，用心领悟体会。我谨以王国维的"治学三境界"与大家分享共勉："昨夜西风凋碧树，独上高楼，望尽天涯路"，此为第一境。凡做学问成大事业者要有明确的目标与方向，并贯之以执着的追求。"衣带渐宽终不悔，为伊消得人憔悴"，此为第二境。成大学问者必须坚定不移，孜孜以求，以辛勤的劳动和不悔的付出追寻目标和成果。"众里寻他千百度，蓦然回首，那人却在灯火阑珊处"，此为第三境。要达到这个最终最高的境界，必须要有专注的精神，反复追寻、研究，下足功夫，自然会豁然贯通，有所发现，有所发明。亲爱的朋友们，让我们做到：好读书，读好书，以书本精华滋养人生的"精气神"。

（文章来源：陈洪．熟读经典，回归本源——湖南中医药大学副校长何清湖谈中医经典阅读．中国中医药报，总第 3237 期）

三 后世养生文化的源头活水
——湖南中医药大学副校长何清湖谈马王堆古汉养生文化

编者按

马王堆汉墓出土的古医书作为比《黄帝内经》存在更早的医学古籍，其思想内涵和学术价值值得深入挖掘并发扬光大。湖南中医药大学副校长、博士生导师何清湖教授领衔数位专家、学者，通过收集大量原始资料，进行严谨的论证研究，凝练出以"聚精、养气、存神"为主线的马王堆古汉养生理念，并在《马王堆古汉养生大讲堂》一书中得以全面展现。随着该书的面世和传播，马王堆汉墓文化尤其是古汉养生文化再次引发人们的高度关注。那么，马王堆古汉养生文化到底有哪些独特之处？我们应当如何看待马王堆养生文化与《黄帝内经》养生文化之间的关系？带着这些疑惑，笔者采访了何清湖教授。

笔者：为什么要用"聚精、养气、存神"来作为马王堆古汉养生文化的主线？

何："精、气、神"一直被古人誉为人生三宝，故有"精脱者死，气脱者死，失神者死"的说法。精是构成人体和维持机体生命活动的物质基础，也是产生神的物质基础；神包含整个人体的生理、心理活动，是人体生命活动的中心；气是生命活动的原动力，通过气化功能协调精与神的关系，实现两者的相互转化。因此，精充可以化气，气盛可以全神，神全则阴阳平衡、脏腑协调、气血畅达，"聚精、养气、存神"是人体养生的根本。马王堆古医书对我国秦汉时期养生保健理论进行了最早的、较全面的记载和论述，其中包含了大量生动、丰富的养生思想和方法。我们通过研读文献、考查史料、实践论证等多种方式，对《养生方》《十问》《合阴阳》《天下至道谈》《导引图》等养生医籍进行了深入研究和思考，总结书中所涉及的顺其自然、注意饮食、调节情志、药物保健等多个方面，高度凝练出了"聚精、养气、存神"这一养生理念。《马王堆古汉养生大讲堂》一书正是围绕这一理念，对马王堆古汉养生文化进行了较为通俗、全面的阐释。

笔者：请结合马王堆古汉养生文化，谈一谈如何"聚精"？

何：马王堆养生关于"聚精"主要有两个方面，一个是"食养生精"，一个是"房中守精"。人体之精主要有两个来源，一个是禀受于父母的先天之精，一个是来自于饮食的水谷精微，即后天之精，食养生精即是通过良好的饮食来积聚后天之精。从现存史料来看，首论"食物补益"之说的当推马王堆汉墓出土的医书《十问》。书中在论食养之道时，谈及韭菜为百草之王，长期食用能够补肾益胃、聪耳明目、强健筋骨；并且提出了众多房中养生的食疗方法，比如要持之以恒地使用柏子仁、牛羊乳等滋阴食物；房事频繁时可用鸟类补养，如春雀之卵、刚开鸣的雄鸡等。房中养生是马王堆养生文化中的重要部分，《十问》《合阴阳》

《天下至道谈》将房中养生视为"至道",重点通过"七损八益"论述了房中守精的原则和方法,倡导固精少泄,不可房劳。

笔者:请结合马王堆古汉养生文化,谈一谈如何"养气"?

何:马王堆汉墓出土的《脉法》一书首次提出了"寒头暖足"的养生原则。头面为人体阳经汇聚的地方,阳气最为充足,要通过常洗冷水脸、适度保持头部低温等方式来养生;而脚底为人体阴经集聚的地方,阴气并走于下部常易下肢寒冷,要通过泡脚、按足、散步等方式来暖脚。导引是加强人体气化作用的重要保健手段,马王堆三号墓出土的导引图通过 44 个不同姿态的男女,展示了导引的徒手运动、器械操作、行气吐纳、意念活动等方面的内容,这些功法和术式具有辅助医疗或养生保健作用。此外,马王堆汉墓中还出土了大量装有芳香中药的香囊、药袋或药枕,通过药气挥发达到清暑化湿、醒脾和胃、避秽安神等目的。

笔者:请结合马王堆古汉养生文化,谈一谈如何"养神"?

何:《十问》中有这样一段话,其义为倘若一个人遇到祸害和不幸,就容易情绪失控,使得阴精泄漏,百脉废弛,容易导致身体的生机、朝气的丧失。这句话还明确提出"喜怒"是引发疾病的重要原因。那么,怎样才有一个好心情呢?《十问》主张要神和内得,精神和谐,这样就能精力充沛、五脏固健、容颜焕发,从而达到强身、健体、长寿的目的。《十问》还论述了人与自然的关系,认为人要了解并遵循天地自然的变化规律,遵循天地阴阳的运动法则,按照四时变化调摄情志,保持精神内守,远离世俗,追求天人合一的精神世界,这样才能实现健康长寿,生生不息。

笔者:相比《黄帝内经》所倡导的养生思想,马王堆古汉养生文化有哪些特点和理念?

何:两者最大的不同在于前者侧重原则与思想,后者侧重方法与实践。《黄帝内经》提出了"天人合一""阴平阳秘""形神合一""辨证论治"等一系列基本法则,构建了整体的中医基础理论体系,并为后世养生及实践提供了指导原则。马王堆古汉养生文化处在经验传承的层面,更加侧重养生的方法,具体涉及饮食养生、运动养生、起居养生、情志养生、房中养生等百姓生活的各方各面。这众多的方法又可以归结到"聚精""养气""存神"这条主线上来。所以,研读《黄帝内经》文化文化像一部小说,主旨鲜明、环环相扣,而品读马王堆古汉养生文化则更像一篇散文，有的放矢，形散而神不散。

笔者：如何看待马王堆古汉养生文化与《黄帝内经》养生文化之间的关系？

何：作为一种经典的主流养生文化，《黄帝内经》根植于中国传统哲学的沃土，具有深厚的文化亲缘性和先天优势，是当前养生理念和养生实践的大势所趋。相比之下，形成年代更早的马王堆古汉养生文化在表现形式上趋于零散、朴素，以一种更为具象、更为初始的形态徘徊在主流养生文化的边缘。由于缺乏系统的研究、整理，马王堆古汉养生文化一直以古医书的残破片段、出土文物的片语讯息呈现在世人面前，长期处于一种被忽视、被埋没的境况。近年来我们做了一些挖掘、整理工作，尝试对马王堆古汉养生思想做一个相对完整的建构，使之成为一个相对独立的系统，并在这个系统中开枝散叶，通过在研究和实践中不断扩展和丰富，使之成为一种相对独立的、具有自身立场和独特理念的养生文化。《马王堆古汉养生大讲堂》一书正是这项工作的一个基础和开端。马王堆古汉养生文化的价值和地位是不容忽视的。无论从前人经验传承的角度来看，还是从理论建构素材的角度来看，马王堆古汉养生文化对于中医理论之大成者《黄帝内经》皆有奠基之功，可以称之为后世中医理论及养生原则的源头活水。

（文章来源：陈洪．后世养生文化的源头活水——湖南中医药大学副校长何清湖谈马王堆古汉养生文化．东方食疗与保健，2013 年第 9 期）

四　中医亚健康学：健康路口的"红绿灯"

编者按

2013 年 12 月 28 日，由湖南中医药大学中医亚健康学科指导的湖南省首届养生大会在长沙召开，会上发布了湖南健康蓝皮书。近日，《光明日报》记者唐湘岳采访了中医亚健康学科创始人、湖南中医药大学副校长何清湖教授及有关专家，就中医亚健康学科体系建设以及中医亚健康服务等问题进行了探讨。

你是否有过这样的经历：感觉身体不舒服，去医院做了一堆检查，却没有被确诊为任何病症。这个时候你会怎么办？你会放下心中的忐忑，欣然接受自己没有患病的事实吗？这件"小事"在湖南中医药大学中医亚健康学的老师和学生眼里，不那么简单："不舒服的感觉就是身体发出的警告信号，这时你已经处于亚健康状态，必须主动寻求有效的帮助。"

亚健康是介于健康和疾病的之间的概念，涵盖的方面很广，主要表现在身体亚健康、心理亚健康和社会适应能力亚健康三个方面。

2013 年 12 月 28 日，由湖南中医药大学中医亚健康学科指导的湖南省首届养生大会在长沙召开，会上发布了湖南健康蓝皮书。数据显示，湖南省亚健康人数达 4597.87 万人，占全省总人口的 70%。

许多人站在健康的十字路口徘徊不知如何向前。

红灯：十个人中有七个是亚健康状态

根据中国国际亚健康学术成果研讨会公布的数据：我国有 9 亿人处于亚健康状态，占总人口的 70%，15% 的人处于疾病状态，只有 15% 的人处于健康状态。

2013 年 2 月底，《小康》杂志联合清华大学媒介调查实验室，并会同有关专家及机构，在全国范围内开展"中国中青年人身体健康状况大调查"。结果显示：中青年人体质堪忧，25 岁成为"健康"与"亚健康"状态的分水岭，颈椎病、肥胖、便秘成中青年群体最高发的三大疾病。

亚健康人群是病患群体的强大"储备力量"，不及时干预则容易演变成疾病。

2013 年末，温州的 28 岁兼职淘宝店主阿蔡在双 11"前夕，一头栽倒在键盘上，再也没有醒来。2013 年 7 月 15 日，36 岁的淘品牌御泥坊前董事长吴立君因长期辛劳，突发脑部静脉窦血栓过世。这是"过劳"亚健康付出的代价。

亚健康日趋年轻化。2012 年，由于接二连三的大学生跑步猝死事件，武汉、西安等地多所高校取消长跑运动项目，深圳市区两级中小学生田径运动会也取消长跑项目，不少人对此表示深深的忧虑。

中医亚健康学科创始人、湖南中医药大学副校长何清湖教授说，根据他最近讲课时做的随机小调查发现，一年之内没吃过药的人都很少，12 月他在广州讲课时问过 60 多个人，只有 5 个人举手；而去年他在长沙问过 1500 多个人，也只有几十个人举手。

对于大多数人来说，亚健康是个有点模糊的概念，通常人们就以医院的确诊书来判定自己是否需要救治，更有"讳疾忌医"的错误观念。

湖南中医药大学第一附属医院治未病中心副主任、中国营养与健康协会常务理事李定文认为："随着社会的发展，诸如环境污染，生态平衡失调，医源性、药源性疾病激增，人口老龄化，疾病谱改变等一系列威胁人类生态的问题日益凸显，形势紧迫。随着人们健康观念的进一步更新，'亚健康'已经成为维护健康、延年益寿不得不重视并加以干预的病态范畴。"

绿灯：中医学精神指导亚健康学科体系建立

众所周知，中西医的治疗理念大有不同。许多医生都这样形象地描述：西医治的是"病"，而中医治的是"人"。

这样的区别在对待亚健康的不同举措上体现得更为明显。何清湖说，面对亚健康状态，西医的一般建议都是以常识性的健康知识为主，比如改善环境和饮食，需要时段较长，且依赖个人自律，往往大多数人都无法坚持；而中医的特色则在于可依据症状进行调整，秉承"整体观念，辨证论治"的理念，根据患者的年龄、性别、症状不同，采取不同的调理和干预方法，强调把人当做一个整体，而非"头痛医头，脚痛医脚"。

"在中医文化中，十分注重阴阳平衡。事实上，亚健康就是一种健康失衡状态，一旦出现不舒服，就是失衡，那么就是身体出了问题，有问题就得治。"中医亚健康学博士张冀东说，这就是中医让他感兴趣的地方，"以人为本，个性化的诊治方式，就像一套量身定制的健康项目。"

国家政策支持为中医亚健康学的发展提供了有利的外部条件。党的十八大报告提出：到 2020 年实现全面建成小康社会宏伟目标，在"提高人民健康水平"部分再次强调"扶持中医药和民族医药事业发展"；2013 年 10 月，《国务院关于促进健康服务业发展的若干意见》提出全面发展中医药医疗保健任务等。

何清湖及团队得到了国家中医药管理局的大力支持，在中和亚健康服务中心和中国中医药出版社的协助下，以中华中医药学会亚健康分会、湖南中医药大学为主，相继出版《亚健康学基础》《亚健康临床指南》等系列中医亚健康学教材，以中医学为主要理论基础，结合现代亚健康检测技术和干预手段设置课程，构筑了亚健康师所必备的基础知识与能力。

如今，"中医亚健康"已经成为一门学科。湖南中医药大学在全国首创中医亚健康学科，在这片从未有人踏足的学科绿野中，何清湖及团队做了大量工作，包括组织教材编写、召开各类专家研讨会、争取中医亚健康学硕士和博士的培养资格。

2013年，湖南中医药大学开始招收中医亚健康学硕士和博士，成为全国唯一一所具有中医亚健康学硕士和博士授予权的高等院校，目前拥有从事中医亚健康学的博士后2名，博士研究生2名，硕士研究生2名。依托丰厚的学科资源，湖南中医药大学成为湖南省亚健康专业人才培训示范基地之一，多次成功举办了中医亚健康的专业人才培训。

黄灯：寻求专业的亚健康建议

作为中医亚健康学博士，张冀东被家人和朋友询问得最多的就是"怎么吃？"

张冀东说，很多人都以养生理念来应对身体的亚健康状态，这是十分正确的选择。他表示，对于亚健康的人来说，食疗是最简便和有效的方法。

"老百姓不是不注重自己的健康。"何清湖说。亚健康的严峻现状催生了人们对生命健康、延年益寿的渴望与追求，高水平、高质量的亚健康服务成为时代的急切召唤。然而，现状并不尽如人意。

以中医中药为根本的养生保健市场"热象"的背后隐藏着种种"乱象"：宣扬"绿豆治百病"的张悟本倒台、宣称"红薯防癌"和"生吃泥鳅去火"伪养生专家被拆穿、海口不规范的"中医按摩"撂倒游客、足浴洗出血压高、"永久美白，迅速祛斑"的"宫廷秘方"占据各大药店一壁江山……

出现亚健康现象应该怎么办呢？

何清湖提醒大家，不要轻信各类养生保健信息，应该在专业平台上寻求帮助。目前，各大中医医院设有"治未病"中心，能够提供体质辨识、健康咨询和健康干预服务；相关医学权威机构的网站也可进行资料查询和在线咨询。湖南中医药大学与中华中医药学会亚健康分会、中和亚健康服务中心合作建立中国失眠网，致力于"调理路径"的推广，以及养生机构的星级评定工作。

"往近处看，中医亚健康学能帮老百姓防病省钱，在老百姓生病服药前消除隐患；往远处看，这门学科的兴起能够节约社会医疗资源，小病小疼的人可以把药物和床位资源让给那些重症患者。"何清湖认为中医亚健康学科很有意义。

学科建设仍处于初级阶段，还有大量的工作等待完成。年关已至，何清湖和他的团队没有放缓步伐，仍然奋战在中医亚健康学科第一线。

家住河北的张冀东今年春节不打算回家，他要继续完成学科研究论文。

（文章来源：光明日报记者/唐湘岳，通讯员/谭鑫，银洁．中医亚健康学：健康路口的"红绿灯"．光明网中医频道，2014年1月18日．该文另题《方兴未艾的中医亚健康学》刊载于《光明日报》2014年1月22日5版）

五　壶丹济世，万象回春

——我看方回春堂

> **前记**
>
> 2010年秋，我与全国人大代表、老百姓大药房董事长谢子龙先生专访浙江杭州方回春堂，观后感触甚深，口述所见所闻，由学生银洁整理成文。其中，谈到什么是中医、中医的特色与优势、中医应如何发展、中医的文化与传播等内容，希望能对中医人有所启发。

这便是方回春堂了。高大宏伟的青砖石窟门山墙，青灰色石板，黑色遒劲大字，细致雕花，古色古香的门牌坊沉默中诉说着岁月的厚重和传奇。而阳光慵懒，斜斜射在"回春堂"三字上，粲然生辉。这透亮阳光，更穿透历史烟尘，让362年中，筚路蓝缕一路而来的足迹，次第清晰。

1649年，钱塘名医方清怡先生创办国药号方回春堂，为人间留下"逢凶化吉，妙手回春"的美好祈愿；民国初期，方回春堂成为享誉杭城药业的"六大家"之一；新中国成立前夕，历经民国动荡，方回春堂业务停顿，濒临倒闭，1956年公私合营国有化大潮中作为批发商行并入杭州医药站，暂时退出历史舞台；直至2001年，随着历史街区的改造与保护正式启动，方回春堂在一片修复声中重新开业，满目疮痍的旧址被重新修缮，装饰一新，以崭新的面貌，再次扬帆起航，开始了新征程；十年耕耘，新一代方回春堂掌门人将现代企业的经营理念注入古老药铺，使这家百年老字号重新走上了发展振兴之路。

建筑面积达 3000 平方米的回春堂，宽敞高雅，楼阁高耸，雕饰精致，不论是"壶丹济世"的金字大匾，还是门牌坊背面"万象回春"的高悬明志，无一不向世人诠释着方回春堂的济世宗旨和经营之道。

山不在高，有仙则名。方回春堂以高门槛、大诚心、好待遇，筑巢引凤，吸引、齐聚了百余位国家级、省、市级名老中医加盟坐堂，更有中医界泰斗、国医大师何任老先生、近代杭城"四大名医"嫡传后人李学铭、史奎钧、魏睦森、潘毓仁、浙江省卫生厅原厅长张承烈、王绪鳌、省中医药管理局原局长吴康健等名家常年坐诊，阵容强大，堪称经典，精湛医技与高尚医德赢得了市民百姓的众口交赞。

"许可赚钱，不可卖假"，传承三百多年的祖训至今铿然有声，"做药就是做良心"成为方回春堂安身立命的做药宗旨。方回春堂的药材！择料考究、道地纯正、采制务真、配制务精、选工尽善、品种务全。在这里，荟萃了上千种来自五湖四海的道地药材，东北长白山的百年参王来了；北美洲原始森林中的野生西洋参来了；海南原始森林中的野生灵芝来了；海拔 3500 米以上的那曲、玉树的冬虫夏草来了；泰国、越南的顶级燕窝来了……方回春堂成了顾客淘宝寻药的健康天堂。

继承创新，才有优势。膏方制作，是方回春堂一道亮丽的风景线。在继承传统膏方的基础上，大胆创新，严格规范，滋补膏、阿胶膏、龟鹿二仙膏、紫皮石斛浸膏、红花瑞丽浸膏、冬虫夏草浸膏……一人一方，辨证施治，浸、煎、榨、化、滤、熬、收，不急不缓，添料加炭，一味味充溢着浓浓药香的膏方，方回春堂传统中医膏方制作工艺入选浙江省非物质文化遗产保护名录。

医乃仁术，必具仁心。怀抱"济世回春"理念的方回春堂，广施善举，回馈社会。春秋义诊，每年名医出诊场次四五千人次；四季养生茶，免费茶水每日平均两千杯；编辑健康指南，每月馈赠顾客四五千册；更有社会义捐，资助贫困学子、受灾同胞；出资建亭，为市民百姓挡风遮雨……最温暖的人性关怀，彰显岐黄仁术最深刻的内核。

做医，做药，更要做文化。有文化，才有市场，才有传承。膏方节、参燕节、腊八粥节、端午节、"走近西洋参"展、"走近燕窝"珍品展……年年岁岁，方回春堂精心组织打造的一系列传统节日与活动，使中医药与百姓走得更近，使百姓与中医药挨得更紧，弘扬岐黄精髓，光大民俗文化。

360年一瞬间，方回春堂代代相传，生生不息。悠久的历史渊源，赋予了回春堂深邃的文化内涵，也赢得了"名医好药，方回春堂"的社会美誉，"中华老字号""杭州特色药店""浙江省非物质文化遗产名录""杭州市十大金牌老字号"……串串光环更歌吟着今日的骄人业绩。

悠久的历史荣誉，属于过去的先辈；当今的繁荣兴旺，更要感谢这个时代。让我们期待方回春堂更灿烂的辉煌，让我们再来一起品尝中医复兴的美酒。

（文章来源：何清湖．壶丹济世，万象回春——我看方回春堂．中国中医药报，总第3512期）

六 追溯湖湘中医源流，解读现代中医养生
——走进《马王堆古汉养生大讲堂》

> **编者按**
>
> 2009年12月，由国家中医药管理局中医药文化建设与科普专家委员会专家、湖南中医药大学副校长何清湖教授等编著的《马王堆古汉养生大讲堂》一书出版。该书以马王堆汉墓出土的古医书为基础，以大讲堂的形式阐述了马王堆汉墓文化、中医养生理念、具体的养生方药、气功导引等内容，以及与现代养生理念结合后的体会与应用。下面请跟随笔者一起走进《马王堆古汉养生大讲堂》，听听该书作者对于现代中医养生及湖湘文化研究有关问题的独特见解。

中医养生成为时尚潮流

何清湖认为，在当前多元社会经济文化背景下，中医养生之所以能在养

生新潮中焕发旺盛的生命力，主要得益于三个方面：首先，中医历来重视养生，在养生理念上历史渊源深厚、内容博大精深，养生方法亦丰富多彩。同时，中医养生也是社会需求所致。现代医学模式已由纯生物模式转变为"生物—社会—心理"综合模式，因而完整的健康观应涉及身体、心理、社会适应能力等多个层面，这与中医养生的整体观是高度一致的。现代疾病谱已发生明显变化，慢性疾病、心脑血管疾病、各类老年病以及亚健康状态等正日益威胁着现代人的健康。而人们在疾病防治方面也愈加讲究，中医养生作为一种绿色、安全、均衡的养生方法成为人们的首选。此外，中医养生与中国民众之间具有深厚的文化亲缘。中医文化与中国传统文化一脉相承，这种源自民众的东西往往具有非凡的亲和力，因而与中国民众的心理容易沟通。此外中医的养生理念、方法与日常生活密切相关，可以说它源自于医学却贯穿于衣食住行的方方面面。

聚焦《马王堆古汉养生大讲堂》亮点

《马王堆古汉养生大讲堂》是国内第一本对马王堆古汉养生文化、理念和方法进行系统整理与研究的书籍。书中充分尊重马王堆古医书的学术性，只对其养生方面内容进行研究，不涉及疾病治疗。其内容尊重文献、尊重史料、取材规范，力求有据可依，这种科学求实的态度有别于市面上部分自我揣摩、主观阐释的文献研究书籍。同时，语言通俗易懂、简明扼要，在援引原文的基础上结合现代养生方法进行详细阐释，实现了学术价值与实用价值的统一。书中提出了大量对现代养生具有指导意义的养生理念，如"人生三宝'精气神'""生命在于导引""七损八益之房事养生""饮食养生""芳香疗法"等，这些都与现代人的日常生活息息相关，并具备与现代医药保健企业进行产业、文化接轨的优势和基础。

从"寒头暖足"谈现代人不良生活习惯

可以说，现代人的生活习惯尤其是年轻朋友的潮流衣着其实是与经典养生理念相悖的。马王堆汉墓帛书《脉法》中指出"圣人寒头而暖足"，据考证这是古医书中首次将"寒头暖足"四字紧密联系而立论。顾名思义，"寒头"就是指要保持头部寒凉，同时还应让头部尽量适应自然温度的变化；

"暖足"则要让脚经常处于温暖的状态,由冬入夏,顺应四时,祛寒就温。回头看看我们现代人的生活习惯:不分季节戴帽成为时尚,冬天穿短裙着丝袜走向主流,崇尚"以车当步"的便利生活……由此可见,树立"寒头暖足"的养生理念,走出不良生活习惯的伤害,对于现代人而言非常必要。养生要从"头"开始,"寒头"有三诫:一是常洗冷水脸,二是忌蒙头睡觉,三是戴帽要适时。健康始于"足"下,"暖足"亦有三大法宝:一是泡足,二是按足,三是远足(即散步)。

何清湖在书中提出了"生命在于导引"的观点。中医学认为,导引通过各种练功手段加强人体的气化作用,可以对机体起到平衡阴阳、调和气血、疏通经络、培植真气、强筋壮骨的作用。马王堆彩绘帛画《导引图》开创了中国导引运动养生之先河,因此书中以图文并茂的方式对其进行了详细介绍。《导引图》的特点主要体现在:需肢体运动、呼吸运动、意念运动三者结合;集调身、调息、调气于一体;可根据不同人群体质、疾病、性格、爱好等个体差异采取不同的运动方式。

现代中医湖湘文化的发展潜力和方向

湖湘中医文化研究是何清湖的重要研究课题,他表示,发展、繁荣湖湘中医文化大致有以下几条思路。第一,探索湖湘中医文化发展源流;第二,研究、整理、学习历代湖湘名医及近代中医"五大家"的学术思想、临床经验、治学方法等;第三,开发利用湖湘中医文化现象、人文自然景观以及非物质文化遗产,促成"马王堆汉墓—炎帝陵—仲景祠—药王庙—苏仙岭"等中医名胜古迹向旅游产业链发展;第四,对现代名老中医学术思想、临床经验等进行传承、研究,探索中医人才培养模式,打造新一代湖湘名医;第五,对各类中医院校、医院、企业、科研单位、旅游景点等进行文化层面的系统总结、提炼、借鉴,促进湖南省中医药文化事业的发展;第六,加强对湖湘中医文化的地方特色和湖湘历代名医群体特质的研究;第七,推进马王堆中医文化研究由单纯的文献考证向医学、文化成果的现代化、产业化转化,以此丰富湖湘文化的内涵与价值,促进现代中医药事业和学术研究的发展。

(文章来源:陈洪. 追溯湖湘中医源流 解读现代中医养生——走进

《马王堆古汉养生大讲堂》. 中国中医药报，总第 3293 期）

七 医不贵能愈病 而贵于能愈难病

——评《中医创造奇迹——熊继柏诊治 疑难危急病症经验集》

编者按

> 　　身为医者，每每面对疑难怪病、危急重症，熊继柏不能拒绝，更不会逃避，唯有至意深心、详察形候。他屡屡用中医药从疑难病症和危急病症的凶险苦痛中，创造了一个又一个生命的奇迹。《中医创造奇迹》一书，正是这位医者以近 60 年临床所遇疑难杂症为蓝本、以传统中医理验方技为基础而撰写编著的一部难病验案辑录，其论病严谨规矩，叙事生动翔实，堪称一部给予晚辈后学智慧信念的典范之作、飨与医学爱好者的诚意心血之作。尽管这部书仅载 81 则典型的疑难杂症，是熊继柏临床经历的微窄缩影、冰山一角，但其中的险难奇观、丰富经历对于阅读者而言无异于一场医学学习的饕餮之宴。

　　"医不贵于能愈病，而贵于能愈难病。"这句话来自张景岳之《景岳全书·病家两要说》，意思是医生行医以诊治疑难杂症为贵。在笔者看来，这句话言简而意奥，一语道出了医学之真谛——作为医生，当然首先应能对已知的、易治的常见病信手治愈；而于患者而言，难病重症犹如附骨之蛆、切肤之痛、形影之弊、举家之难，身为医者更可贵在其能精究方术、博极医源而极尽才技与疑难重症博弈、与大病危候对峙，视解决难病为己任、发拯危救急之宏愿方不负医者之责；而医学，也就在医者对疑难杂症的挑战与克服中不断地取得进步。综观熊继柏教授《中医创造奇迹》一书，正是一位医者以近 60 年临床所遇疑难杂症为蓝本、以传统中医理验方技为基础而撰写编著的一部难病验案辑录，其论病严谨规矩，叙事生动翔实，堪称一部给予晚辈后学智慧信念的典范之作、飨与医学爱好者的诚意心血之作。特此，仅择该书两处亮点略述于下。

方有渊源　理必据典

准确地说，熊继柏教授是一位典型的传统中医传人——自幼拜师，便以中医诸家经典为根基开蒙入学；不及弱冠，便独自临床而阅证无数；及至而立，则入大学授教，浸淫理论研究及教育教学数十载，其间又坚持临床不辍。这一特殊而难得的受教、实践及研究经历正是一直所提倡之"研读经典、跟学名师、反复临床"的中医成长轨迹，从而也促使熊继柏教授于临床而言是标准的经方家、于理论而言则是优秀的学院派。因而，观其书我们便可见到，熊继柏论病凡方必有渊源、凡理必据经典，由此而使得该书对于医学者而言具有重要的借鉴参考价值。

如书中所载一案：治一身出黑汗之病人。病人身出黑汗，呈阴虚之象，经西医诊治无效之后，由熊老以知柏地黄丸加减治愈。在案例之后，熊老详细分析了病机及选方原因。通观熊继柏对于该病的论治分析，其理论依据必然是源于经典而论据充分，本来色黑属肾是基本的中医五行理论，然仅言五行对应五脏而有囫囵之处，但熊继柏以扎实的经典理论多方印证而坐实了病位在肾之医理；之后论及选方，熊继柏对地黄丸之来源流变烂熟于胸，进而丝丝入扣精准用方。遍览该书，熊继柏在论病选方的过程中几乎均是以这种经典互证、辨方析药的方式抽丝剥茧、开云散雾，使得这些疑难重症的分析辨治能真正地以理服人且规矩井然。

对于时下多数医学者而言，尤其是科班出身的年轻学子往往面临着理论与实践的结合难题，经典的理论能不能够指导临床、经典的方剂能不能有验于今时，我想熊继柏这本书理据充分、源变清晰的论病处方应该能够给予大家启发与示范。

病状驳杂　蔚为大观

源于熊继柏教授临床早、临床多且临床久，因而他临床所遇病案可谓宏丰繁杂、不胜枚举，该书仅举案例 81 则，但其中病状怪难奇险、蔚为大观，且内外妇儿均有涉及。如书中所载 52 例内科病症，有狂躁不休的精神分裂症等疑难病症，有高热昏迷的脑脊髓膜炎、感冒发热而突发昏迷等缠绵怪病。此外，还有妇科如经前便血 20 年病人、妊娠后抽搐昏厥病人、产后心衰病人等，儿科如癫痫频发7年儿童、梦游重症儿童、高热不退儿童等；外科如全身肤色发黑、全身遍发脂肪瘤、一身毛发脱落等病人，都是寻常临床经历闻所未闻、见所难见的罕见症状。作为一隅名医，熊继柏教授早年临证于缺医少药的农村基层，之后入大学授教而又行医于环境复杂的省会城市，每每坐诊面对病患可谓天南海北、五花八门，很多病人远道而来、慕名求医，其每日接诊量至少100人以上，不完全统计近60年的临床经历已诊治患者约近百万。面对疑难怪病、危急重症，身为医者，熊继柏不能拒绝，更不会逃避，唯有至意深心、详察形候，最终一次又一次的挑战成功了大量的所谓不治之症。可以说，尽管这部书仅载81则典型的疑难杂症，是熊继柏临床经历的微窄缩影、冰山一角，但其中的险难奇观、丰富经历对于阅读者而言无异于一场医学学习的饕餮之宴。但这饕餮之宴在熊继柏娓娓道来、生动翔实的描绘叙述下，以理据充分、规矩井然的方式铺陈开来，使得各个案例如烹小鲜般引人入胜，不仅让阅读者能感同身受、身临其境的体验其中，同时在阅览错综复杂的病情时紧随他的指引而抽丝剥茧的消化知识、汲取智慧。

在驳杂的病状之中能凿开径路、拯危救厄，熊继柏教授的《中医创造奇迹》不仅是一部凝聚智慧与心血的学术著作，更是给予中医人直面生死、勇攀医险的力量之源、信心之作。

（文章来源：何清湖．医不贵能愈病，而贵于能愈难病——评《中医创造奇迹——熊继柏诊治疑难危急病症经验集》．中国中医药报，2016年2月29日第8版）